A HISTORY OF
THE GREAT
Influenza
Pandemics

DEATH,
PANIC
AND
HYSTERIA

流感
大历史

1830—1920
一部瘟疫启示录

[英]马克·霍尼斯鲍姆———著

马百亮———译　张文宏 王新宇———校

MARK
HONIGSBAUM

格致出版社　上海人民出版社

中文版推荐序

2020 年，一场袭遍全球的新型冠状病毒肺炎疫情让我们不得不再次审视人类自身应对新发传染病的能力。当我们回首历史，发现早在 1918 年那场致命的大流感中，人类已经遭遇了和现在相似的经历。

19 世纪末，工业革命带领人类进入全新时代，经济文化空前发展，犹如凡尔纳的《八十天环游地球》中所描绘的场景，环球旅行也变得越来越普遍。医学领域，随着微生物学和免疫学的发展，人类逐渐揭开了一张又一张传染病的神秘面纱。白喉、伤寒等危害人类的疾病被发现是由细菌引起的，继而血清学疗法和疫苗相继出现。霍乱、鼠疫、结核，甚至是疟疾等危害人类上千年的疾病的病原被人类发现，并且随着公共卫生事业的发展逐步得到了控制。然而流感在全球的流行却给充满自信的人类当头棒喝。

人们对于流感的流行感到束手无措。当时流感在科学技术最为先进的、城市化最为发达的欧美各国肆意流行。当时所有的卫生措施似乎对流感并不能起到阻止传播的作用。直到国家的首脑和王室成员都发生感染，甚至病亡时，人们不得不接受无奈的现实——任何治疗和防疫措施似乎都没有作用。当时的科学家试图从流感感染者的体内分离细菌，并且自认为分离到了导致流感的罪魁祸首。但很快被证明，从病人身上分离到的细菌并不是导致流感的元凶。

当人们认识到流感是由一种病毒引起的，并且成功从猪身上分离出第一株流感病毒时，已经是 1930 年了。1935 年，随着世界上首支流感疫苗诞生，流感才开始有了真正有效的预防手段。此后，虽然流感病毒依旧通过其极强的传染性和变异性在全球流行，但是再也没有造成过形如 1918 年大流感一般的杀伤力，流感疫苗和抗病毒药物成为人们手中的有力武器。全球的传染病学家和公共卫生专家总在不同场合告诉大家：新的流感大流行迟早会降临人间，然而人们发现即使是 2009 年的 H1N1 流感也不过是"虎头蛇尾"，真正可以堪比 1918 年大流感的大流行并没有到来。

直到 2019 年末，一场突如其来的新冠疫情才让大家意识到，"狼"终于来了。只不过等来的并不是计划中的流感病毒，而是一种全新的冠状病毒。因此，人类之前为流感大流行所做出的种种准备似乎都不再有效。一开始不少人低估了它的传播能力，认为它会像 2003 年 SARS 流行一样，自动消失。也有人寄希望于短时间内开发出特效的药物和疫苗，迅速控制疫情在世界范围的传播。然而事实并非如此，短短不到 1 年时间，全球新冠疫情感染人数已经超过 7 800 万人，死亡人数超过 170 万人。无论是传播速度、感染人数和致死人数均成为一个世纪以来传染病之最。此时，我们开始担忧人类的命运和未来，人类再也回不到新冠疫情流行前的世界了吗？

而此时，英国作家马克·霍尼斯鲍姆的《流感大历史：一部瘟疫启示录》放到了我们的书桌前。马克·霍尼斯鲍姆是一位以记录传染病历史题材而获得业内好评的作家，他的作品《人类大瘟疫——一个世纪以来的全球性流行病》记录了从流感到寨卡病毒流行近一个世纪人类与不同传染病的斗争历史，可以说是一部通史。而这本《流感大历史：一部瘟疫启示录》记录了更早的一百年，1830—1920年间，流感在西方流行的情况。本书和《人类大瘟疫》相比，从历史记录中寻找到了更加多的细节，描述了流感最为猖狂的时期，同时对于人类来说也是最为黑暗的时期。

回顾这段历史，或许可以让我们认识到人类的发展历史始终是和传染病纠缠在一起的。人类虽为地球上的特殊生物种群，但也不可能离开微生物而独立存在，而微生物作为绝大多数传染病的致病原也不可能被人类彻底消灭。一部传染病史，就是人类和微生物的相互依存和相互斗争史，人类的生存与进化离不开微生物，但是也数次遭受险被消灭的命运。传染病的大流行时期是病原微生物在一定阶段占据了优势。这个阶段，大量人口死亡，人类会恐惧，甚至变得歇斯底里。但恐惧过后，人类会通过主动和被动的行为来抑制病原体的传播。这样的场景在人类的历史上总是一再上演。

我们既不应该过于自信，认为人类已经具有征服所有传染病的能力，也不应该过于悲观，认为新的传染病会征服人类。面对传染病，多了解一点传染病的历史，我们将站在更高的角度来看待现在正在流行的这场传染病。虽然历史总是如此雷同，但微生物在进化，人类也在进化，每次流行都各有特点。人类必须保持谦卑之心，依靠科学，既要跑得比微生物更快，也要学会和微生物共生共存。

张文宏　王新宇
2020年岁末于上海

目　录

A HISTORY OF THE GREAT Influenza Pandemics

引 言

流行病中的斯芬克斯

流感这个词不会让人闻之色变。人们对流感太熟悉了，可以说是司空见惯。我们大多数人一生中可能都曾经得过流感，并且大部分人都能安然度过并将其作为谈资，但正是因为流感如此稀松平常，我们反而很少讲述这样的经历。[1]就像弗吉尼亚·伍尔夫1925 年所指出的那样，这样的讲述将是极其枯燥乏味的。当时她正在从一场类似流感并且反复发作的疾病中康复。她是这样说的：

> 公众也许会说一部关于流感的小说缺乏情节，他们会抱怨说里面没有爱情……英语里有词语可以表达哈姆雷特的思绪和李尔王的悲剧，却没有词语来描述流感带来的寒颤和头疼。[2]

毫无疑问，苏珊·桑塔格也会同意她的说法。她认为我们将隐喻性的疾病看作那些往往会给身体留下疤痕或缺少有效疗法的疾病。她写道："首先，内心最深处所恐惧的对象（腐败、衰减、反常、虚弱）被等同于疾病，""其次，以疾病的名义（即利用疾病作为隐喻），恐怖被强加于其他事物之上。"[3]但流感不是这个意义上的隐喻。它通常不会在脸上或身体上留下明显的痕迹，也不会像天花和霍乱那样，使受害者形容枯槁，面无人色。桑塔格指出，结果是流感"从来不会引起最深层的恐惧"。[4]她可能还会说，虽然 1918—1919 年的西班牙流感大流行被认为是人类历史上最致命的疾病，但似乎并没有激发伟大的诗歌或文学作品的创作，也没有在公众的记忆中留下多少印记，因此历史学家称其为"被遗忘的流行病"。[5]

本书认为，流感之所以会让历史学家和文化评论家困惑不解，是因为它总是千变万化，不断改头换面。最常见的流感症状是干咳，伴有发冷、严重头痛、乏力、鼻炎（急性鼻炎）和肌肉酸痛，尤其是在背部和腿部。虽然季节性流感的症状往往很常见，但具有大流行潜力的毒株可能很可怕，会引发致命的肺炎和一种被称为紫绀的疾病，如果发生了后者，患者的脸会变成可怕的紫黑色，因为他们的肺里充满了令人窒息的液体。[6]大流行性流感也会导致腹泻、恶心和呕吐，因为发冷经常会与发烧和出汗交替出现，在热带地区这些症状有时会跟登革热和疟疾混为一谈。此外，即使是轻度流感，也有可能会引起令人不安的神经症状，根据程度不同包括疲劳、抑郁和精神病。

这么多不同的症状给作为隐喻的流感提供了很大的灵活性。正如维多利亚时代著名的咽喉病专家莫雷尔·麦肯齐（Morell Mackenzie）爵士于 1891 年所言："流感就像希腊神话中变幻莫测的海神普罗透斯（Proteus），它会呈现出很多不同的形态，似乎不是一种疾病，而是所有疾病的缩影。"[7]此外，尽管流感通常并不被认为是一种可怕的疾病，但它千变万化的症状使它本身很适宜隐喻的生成。就像罗马神话里司掌大门和开端的两面神雅努斯（Janus）一样，流感也有两张截然不同的面孔。一张面孔与高死亡率和极大的痛苦有关，因此西班牙流感被经常和黑死病相提并论。[8]而在两次流行病暴发之间的时期，流感通常呈现出第二张面孔，更多被视作是一种不便，而非致命的威胁，因此被认为和普通的感冒一样"微不足道"，不予理睬。[9]我这里要指出的是，流感这些截然不同的特征使生命政治话语（biopolitical discourses）变得复杂化，影响了医学界管控人们对流感大流行健康风险预期的努力，将流感的诊断与潜在的道德判断联系到了一起。[10]

自 20 世纪 70 年代初以来，人们对 1918—1919 年大流行病的兴趣稳步增加。[11] 如果说有什么不同的话，那就是对被一位作家称为"历史上最严重的疾病大屠杀"[12] 的迷恋近年来愈演愈烈，仅过去十年就出版了 11 本书。[13] 然而，尽管历史学家仔细研究了 1918—1919 年的大流行，这种学术研究通常没有延伸到 1889—1893 年的"俄国流感"大流行或者是维多利亚女王统治末期流感的明显复发。[14] 前者之所以得名，是因为第一次被报道的流感暴发发生在 1889 年秋天的圣彼得堡。在很大程度上，医学史家也没有对 19 世纪 30 年代和 40 年代的流感流行表现出多大兴趣。

本书试图通过结合传染病的医学史、近些年兴起的情感史和物质文化的社会学来纠正这种平衡。根据官方的医疗调查和报告，同时代报纸的报道，著名医生和名人患者的文章，我认为流感的"现代"概念是对这种疾病新的科学理解的产物，这种理解最早出现在 19 世纪 90 年代。到 90 年代中期，这些医学话语越来越关注流感的呼吸和神经系统并发症。我认为，新电报技术和维多利亚时代大众报纸之间的竞争放大了这些话语，使得俄国流感成为一个耸人听闻的话题，并成为更广泛的世纪末社会和文化焦虑的晴雨表。这些焦虑部分是上述电报技术发展的结果，部分是医学统计、细菌学和情绪病理学理论发展的结果。通过对旨在管控传染病"恐惧"的生命政治话语的研究，可以很好地理解它们。通过追溯流感大流行间隔期间的这些话语，我发现，在英国处于和平时期时，对流感的恐惧是生命政治和生命权力（biopower）的工具。然而，到了 1918 年，英国处于战争状态，却导致恐惧被政治化，负面情绪受到严格管控。西班牙流感既利用了这些话语，也破坏了这些话语，破坏了宣传努力和医学界规范平民应对疫情方式的努力。

　　流感具有多个层面，它吸收了社会、文化和史学的内容。这并不是要否认流感的生物学实质，只是要从思想上更加重视知识形式和社会过程，因为用乔丹诺娃（Jordanova）的话来说，流感是通过这些内容"创造"出来的。[15] 1890 年，距离上次流感大流行已经有 42 年之久。在大多数英国医生看来，流感不过是重感冒或卡他（catarrh）的同义词。每年秋季和冬季，这种卡他都会来到不列颠群岛，有时会成为流行病，但除非伴有支气管炎或肺炎，否则很少会危及生命。俄国流感改变了这一切，三波大流行横扫欧洲和北美洲，毋庸置疑地显示了它的致病力和杀伤力。仅在英国，就有约 400 万人在 1889—1890 年的大流行中患病，约 27 000 人病亡。如果把 1891 年和 1892 年的两波大流感也考虑进来，估计约有 11 万英国人丧生，这个数字接近于更广为人知的西班牙流感的病亡人数。[16] 然而，尽管到了 1918 年，医学上有了广泛的共识，认为流感是一种传染性疾病，正如当时大多数科学家认为的那样，它是通过一种传染性杆菌传播的，但是在 1890 年，没有人能确定流感是一种疾病还是数种疾病，更不用说它是由微生物还是由瘴气（miasmaticgas）引起的。

　　因此，俄国流感的突然暴发为当时的医学界和媒体提供了大量的叙述机会。就像"开膛手杰克"阴森可怕的身影一样，就在两年前，他在白教堂地区大街上的残忍行径让伦敦人毛骨悚然，流感也是一个无法确定身份的杀手，它突然神秘地降临，散播恐慌、歇斯底里和死亡，然后又同样突然地消失。然而，随着流感日益成为医学和科学关注的对象，这种情况开始发生变化。不久之后，流感也开始被视为更广泛的社会病态的晴雨表，而这些社会病态与维多利亚时代对疲劳、堕落和现代生活的技术化过程的担忧有关。

特别是在流感大流行初期，加剧人们对俄国流感的歇斯底里和恐惧的，既有关于整个欧洲疾病蔓延的令人震惊的新闻报道，也有流感与新的全球运输技术之间的相关性，更有媒体对名人患者的关注，例如英国时任首相兼外交大臣索尔兹伯里勋爵（Lord Salisbury）。到了 1890 年，当时的人认为更好的卫生条件和细菌学的进步已经驯服了过去的传染病。然而，俄国流感沿着铁路从一个欧洲国家首都传播到另一个欧洲国家首都的速度，以及其受害者中名人之众，打击了人们对医学进步的信心。结果，在1892 年的寒冬，威尔士亲王的儿子、王位第二继承人克拉伦斯公爵（Duke of Clarence）死于"流感性肺炎"的消息传来，维多利亚时代的人开始意识到流感是一种严重的公共卫生威胁。医生们注意到，流感似乎加重了已经患有的肺部疾病，事实证明它对支气管炎、哮喘和肺结核患者往往是致命的。我认为，随着对这些继发性呼吸并发症造成的超额死亡率的统计变得越来越普遍，对医生和公众来说，与流感相关的风险都变得更加"可见"。

在日常用语中，风险是危险的同义词，但风险并不是简单地存在于自然界中，等待被发现，而是人类知识体系和科学话语的产物。这一点在公共卫生领域表现得最为明显，避免风险的言论被用来说服人们注意健康威胁并相应调整其行为。就像福柯所指出的那样，在 18 世纪欧洲出现的现代自由主义国家，公民越来越发现自己处于一个个知识网络的中心，这些知识网络的目的是要管控生命本身。通常，这种"治理术"（governmentality）要么通过集体化的人口政治来实现，要么通过个体化的自我规训来实现。[17]正如拉比诺（Rabinow）和罗斯（Rose）所指出的那样，在自由社会中，个人不会受到压迫性政策的过度管制，而是被鼓励要自愿实行自我治理，作为限制中央行政权力的交换条件。[18] 正如我希望表明的那样，这种策略在俄国流感中被证明特别有用。这是一种医学科学无法预见的流行病，公共卫生管理部门基本上无力防控。在 19 世纪 90 年代，那些被认为有风险的病人被越来越多地鼓励成为医学社会学家大卫·阿姆斯特朗（David Armstrong）所说的"医药代理人和自己的医师"。[19]

正如阿尔卡布（Alcabes）所指出的那样，关于流行病的话语通常使用恐惧和"集体恐惧"作为规范和管控行为的一种方式。[20]我想问的问题是，这些情绪最初是如何与流感产生关联的，又是如何随着时间而发展变化的？对流感的恐惧主要是流行病学、细菌学的产物，还是维多利亚时代思维模式的产物？此外，维多利亚时代的报纸和编辑是如何理解这些医学和科学建构，并将其翻译成通俗话语的呢？在使流感对医学研究人员和公共卫生官员更加"可见"方面，流行病学和细菌学发挥了什么作用？这些"了解"流感的新方法是如何影响试图管控人口健康的生命政治话语的？此外，关于流感的这些建构是如何利用更广泛的对疲劳、堕落和城市化的文化焦虑的？关于世纪末性别角色的建构和维多利亚时代的身份和能动性的概念能告诉我们什么？

最后，尽管在维多利亚时代晚期和爱德华七世时代早期，欧洲大陆经历了一段长时间的和平，但到了 1914 年，英国和其他欧洲大国都卷入了第一次世界大战。这场战争见证了英国社会的迅速军事化，以及旨在提振平民士气的大众宣传新技术的使用。这些政治话语是如何影响恐惧和其他负面情绪（比如愤怒和对德国的仇恨）的产生和物化的？它们是如何与关于对社会主体的其

流感大历史：一部瘟疫启示录

他威胁的生命政治话语相互作用的？1918—1919 年的大流行又对这些话语产生了什么影响？

† † †

在第一章中，我指出在 19 世纪中期之前，流感并没有约定俗成的疾病分类学或固定的医学定义，尽管从 12 世纪的史料记载中就已经可以找到流感暴发的证据了。这种暴发与不列颠群岛定期发生的其他流行性"热病"和"瘟热"没有区别。[21] 直到 19 世纪 30 年代，这种情况才开始发生改变，当时一连串的流感暴发开始与霍乱和斑疹伤寒交替出现，使流感成为医学和流行病学日益关注的对象。然而，关键的转折点出现在 1847—1848 年的大流行，这一时期英国登记总署（General Registry Office）有了一种新的登记制度。我要特别指出，正是对登记总署每年死亡率数字的回顾性统计分析，通过将流行病与超额死亡率的波动联系起来，流感才第一次对医疗卫生系统变得"可见"。与此同时，临床医生区分了这种疾病的三种不同形式，即呼吸性的、神经性的和消化性的，这强调了流感和其他形式的"发酵性"疾病（'zymotic' disease）* 之间的联系。然而，在 19 世纪中叶，还没有廉价的晨报和晚报来放大这些科学话语。因此，总的来说，这些见解仍然局限于公共卫生专业人员和专业医学杂志的读者。

---

* 当时的人一般不谈论传染性疾病。相反，他们倾向于将传染性疾病与非传染性疾病混为一谈，统称为发酵性疾病。对发酵性疾病的介绍可参见本书第一章。——译者注

第二章将焦点转移到俄国流感大流行，以及在 1889—1890 年、1891 年和 1892—1893 年席卷不列颠群岛的反复暴发。这次大流行期间，维多利亚时代的大众报纸市场和独特的"现代"传播方式已经出现。俄国流感沿着欧洲铁路系统快速传播，而全球电报网络几乎对其进行了即时报道，使流感相关的信息轰动一时。我要特别指出，正如《柳叶刀》所言，"对疫情的恐惧"是由于报纸记者能够在英国本土疫情暴发之前，就从欧洲其他各国首都将疫情的严重程度通过电报传达出去。大众对流感的这种极大兴趣与对这种流行病不断加强的科学审查是并驾齐驱的。本章特别关注了地方政府的医疗部门为绘制疫情图和描述流感的临床、流行病学和细菌学特征所作的努力。本章认为，虽然在大流行的最初阶段，助长对俄国流感普遍恐惧的正是关于发病率的耸人听闻的报道，到了 1891 年，更密切的临床和流行病学监测意味着，这种恐惧越来越多地与潜在的致命性肺部并发症联系在一起。同时，流感被证实与特定杆菌相关的微生物感染有关。然而，尽管流行病学和细菌学将流感归类为如医务官员乔治·布坎南（George Buchanan）所说的"明显具有传染性的疾病"，但它从未成为国家支持的医疗干预或强制性卫生管理的目标。

　　在第三章中，我进一步探讨了对流感的恐惧，展示了这种建构如何借鉴了 19 世纪晚期关于"神经"疾病的医学和文化话语，特别展示了在俄国流感发作后频繁出现的神经痛、失眠、抑郁和精神病等症状，是如何利用了当时有关神经功能障碍的医学理论以及疲劳和熵的概念的。男性患者尤其被认为是患"流感精神病"的高危人群，因为他们的职业使他们面临"过度工作"和"过度忧虑"。与俄国流感大流行的最初阶段一样，维多利亚时代的新闻媒体放大了流感和神经质之间的联系，特别是，报纸以耸人听闻的方式报道了与先前流感发作有关的自杀和杀人事件。然而，我认为与这一时期流感模型最相似的是神经衰弱，正如对神经衰弱的诊断为诸多精神和身心疾病提供了可接受的医学诊断一样，在19世纪90年代，流感精神病的诊断也同样流行。

第四章着重讲述了1895年初春首相罗斯伯里勋爵（Lord Rosebery）与流感后失眠症长达6周的斗争，说明了对流感的神经反应也可以被理解为一种疑病症和歇斯底里。流感之后的神经症打破了维多利亚时代关于身份和能动性的观念。人们之所以会对罗斯伯里的病更感兴趣，是因为失眠症发生在他执政的关键时刻，使他执掌的政府陷入瘫痪，引发了人们对自由党格莱斯顿派能否幸存下去的猜测。另一个因素是社会上的谣言暗示罗斯伯里与昆斯伯里侯爵（Marquess of Queensberry）的长子弗朗西斯·道格拉斯（Francis Douglas）有同性恋关系，而这位弗朗西斯·道格拉斯同时也是奥斯卡·王尔德的同性情人阿尔弗雷德·道格拉斯（Alfred Douglas）的哥哥。还有一个事实是，罗斯伯里生病恰逢王尔德因诽谤罪接受刑事审判。然而，尽管罗斯伯里的疾病利用了社会对"分裂的"资产阶级男性主体的焦虑，但流感带来的神经后遗症却从未被污名化。相反，报纸对罗斯伯里精神崩溃的报道倾向于突出他是政治贵族和身价百万的赛马主人这一事实，从而引起了公众对他患病的广泛同情，并引发了关于其他"名人患者"的大量报道。

第五章从1892年冬季克拉伦斯公爵因流感后的肺炎突然死亡开始讲起，探讨了流感、名人和轰动效应之间的关系。通过将报纸上关于克拉伦斯病情的报道与他主治医生的私人描述进行对比，讲述了威尔士亲王是如何通过发布一系列误导性的医疗公告来控制公众对他儿子病情的反应的。结果，克拉伦斯病情的严重性被故意隐瞒，直到最后一刻才向公众披露。然而，消息一传出来，就通过电报迅速传遍了整个国家和帝国，形成了一连串的"轰动效应"，将公众的悲痛之情放大了，并把克拉伦斯的葬礼变成了一场公共的"盛大表演"，维多利亚时代的人们受邀分担皇室的痛苦。接下来，我分析了著名的卡利尔诉石炭酸烟丸公司案（Carlill v Carbolic Smoke Ball Company），展示了维多利亚时代的专利药品行业是如何利用消费者对流感的恐惧，向轻信的公众推销"万能药"的。在一个传统药物无法预防流感的时代，这种"微生物"可以杀死这个国家最富有和出身最高贵的人。其实，伊丽莎白·卡利尔购买石炭酸烟丸首先是出于对它神奇力量的信任。本章还研究了19世纪90年代后期的"保卫尔"（Bovril）和其他常见流感药物广告对隐喻和象征的使用。通过追溯这些产品从世纪之交至1914年的历史，可以看到，在和平时期，保卫尔的广告随意利用了消费者对流感的焦虑和对传染病的恐惧，但是到布尔战争时，保卫尔却再也不能诉诸这种促销策略了。随着恐惧开始被视为一种可能会削弱后方士气的情绪，保卫尔开始越来越多地使用民族主义相关的话语来赞美恬淡寡欲和坚忍不拔的美德，同时开始使用像"抵抗""攻击"这样的军事隐喻和医学概念。

　　第六章追溯了这些隐喻从第一次世界大战一直到1920年的发展。我并不像一些社会历史学家那样认为西班牙流感被战争所"掩盖"，而是通过回顾有关大流行的历史编纂，以考察西班牙流感利用军事隐喻和战时宣传的方式。通过比较和平主义者和文化历史学家卡洛琳·普雷尼（Caroline Playne）的回忆录和诺思克

流感大历史：一部瘟疫启示录

利夫出版的报纸（主要是《泰晤士报》和《每日邮报》）的民族主义言论，我认为，在和平时期，恐惧对社会秩序几乎没有构成威胁，但是在1914—1918年，它成为社会和政治控制的重要工具。为了团结英国人对抗共同的敌人，压制国内的异议，政府在报社所有者的自愿合作下，故意培养对德国的恐惧和仇恨情绪。与此同时，英国在宣传上的努力旨在通过强调平民的坚忍和"持久力"在后方建立团结。起初，西班牙流感的出现对这些话语没有什么影响。这是因为，与1890年不同，新闻审查意味着第一波流感没有被媒体大肆渲染，同样，它也没有成为由国家发起的流行病学调查的对象。相反，报纸编辑和首席医务官似乎有意识地要忽视这一流行病。然而，随着西班牙流感死亡人数的增加，有必要去说服患者规范自己的行为，以避免这种疾病造成更加严重的破坏，因此医生和公共卫生官员恢复了早些时候强调风险的话语。结果是，对流感导致的呼吸系统和其他并发症的恐惧再次成为生命权力的目标。

第七章探讨了西班牙流感可能会破坏创伤性记忆这一精神分析概念和历史概念的方式，在这些方式中，社会失忆症和创伤的概念通常被用来揭示关于过去的主观"真相"。我关注的是弗吉尼亚·伍尔夫与精神和身体疾病的终生斗争，包括她反复发作的流感。生活和工作中的伍尔夫的例子表明了疾病对叙事和历史记忆概念的挑战。伍尔夫的传记作者回溯性地运用精神分析的解读方法，声称她的症状表明她将疾病与被压抑的童年时的性虐待记忆联系在了一起。这种解读与社会历史学家对1918—1919年大流行的回顾性解读相类似，后者将这次大流行视为一种"集体创伤"，其记忆不知为何已经被"遗忘"或从现代记忆中抹去。这样的解读把创伤记忆的概念视为理所当然。但是，如果西班牙流感不像历史学家所想象的那么令人痛苦或悲惨呢？这就是伍尔夫的流感经历所带来的方法上的挑战。事实上，伍尔夫非但没有把她的流感反复发作视为一种创伤，反而似乎从中获得了文学和美学的灵感。我也展示了伍尔夫是如何在有关疾病的作品中，明确地与流感对叙事的抗拒作斗争的，所以才有了"公众也许会说一本关于流感的小说缺乏情节"这样的说法。

第八章以对 2009 年猪流感大流行的一些思考作为总结，这种传染病"恐慌"促使科学家和公共卫生官员将其与 1918 年流感大流行进行比较。事实上，墨西哥疫情信息的迅速传播和媒体对该事件的大肆渲染更像是 1890 年的情形，而不是 1918 年，并且导致了类似的恐慌反应。然而，这种反应不仅是媒体的错，也可以归因于流感是一种迅速变异的病毒感染这一新科学概念和历史流行病学。特别是，我认为史学界对 1918—1919 年大流行的"教训"的关注影响了对大流行应对方案的制定，推动了关于潜在的"末日"大流行病周期性重演的假设。因此在 2005 年和 2009 年有了这样的预测，说禽流感和猪流感分别预示着一场与 1918 年规模相当的灾难。其结果是一种"新的歇斯底里"，出现这种情形的原因与其说是流感对神经系统产生影响的过时理论，不如说是历史流行病学和有关病毒的现代科学知识。

通过考察 19 世纪流感的漫长历史，我的目的是为对 1918 年大流行的研究提供一种更广阔的历史视角，并纠正这种神经过敏现象。与此同时，我希望表明流感具有一种不寻常的能力，它可以动摇科学知识，无论这些知识的目的是要阐明流感的病因学和记忆的运作，还是历史书写本身。1901 年，《展望》杂志的一篇社论将流感描述为"流行病中的斯芬克斯"。[22] 这个比喻是本书所要探讨的核心。

注释

1 《牛津英语词典》将"flu"的首次使用追溯至 1839 年。为了方便阅读，本书中"influenza"和"flu"互换使用。

2 Virginia Woolf, 'On Being Ill' in *The Moment and Other Essays* (London: The Hogarth Press, 1981, first publ. 1925), pp.14—24 (p.15).

3 Susan Sontag, *Illness as Metaphor* and *Aids and Its Metaphors* (London: Penguin, 1991), pp.59—60.

4 同上，p.126。

5 例如，Arthur W.Crosby, *America's Forgotten Pandemic: The Influenza of 1918* (Cambridge; New York: Cambridge University Press, 1989); Pete Davies, *Catching Cold: 1918's Forgotten Tragedy and the Scientific Hunt for the Virus That Caused It* (London: Michael Joseph, 1999); Mark Honigsbaum, *Living With Enza: The Forgotten Story of Britain and the Great Flu Pandemic of 1918* (Basingstoke; New York, NY: Palgrave Macmillan, 2008).

6 紫绀是 1918 年"西班牙流感"的一种显著症状。Honigsbaum, *Enza*, pp.80—1.

7 Morell Mackenzie, 'Influenza', *Fortnightly Review*, 49, 394 (June 1891): 877—86, p.881.

8 *The Times*, 18 December 1918, p.5; Arthur W.Crosby, *Epidemic and Peace, 1918* (Westport, CT: Greenwood Press, 1976), p.207.

9 H.Franklin Parsons, *Further Report and Papers on Epidemic Influenza 1889—92* (London: HMSO, 1893), p.15; *Nature*, 19 December 1889, p.145.

10 我将用生命政治和福柯与此密切相关的生命权力的概念，来指代集体试图将人口的实存带来的问题（如健康、卫生、长寿和种族）合理化的尝试，以及更加微妙的在个性化的规训层面操作的自治实践。Michel Foucault, *The Will To Knowledge, The History of Sexuality*, volume I (London: Penguin, 1998), pp.139—43; Michel Foucault, *The Birth of Biopolitics: Lectures at the College de France 1978—1979* (Basingstoke: Palgrave Macmillan, 2008); Thomas Lemke, *Biopolitics: An Advanced Introduction* (New York; London: New York University Press, 2011).

11 例如，Richard Collier, *The Plague of the Spanish Lady: The Influenza Pandemic of 1918—1919* (London: Macmillan, 1974); Crosby, *Epidemic and Peace*; W.I.B.Beveridge, *Influenza: The Last Great Plague, An Unfinished Story of Discovery* (London: Heinemann, 1977)。

12 Amy C.Norrington, '*The Greatest Disease Holocaust in History*': *The British Medical Response to the Influenza Pandemic of 1918—19* (Unpublished BSC dissertation, Wellcome

Institute for the History of Medicine, 2000).

13 Davies, *Catching Cold*; L.Iezzoni and D.G.McCullough, *Influenza 1918*: *The Worst Ep-idemic in American history* (New York, NY: TV Books, 1999); Gina B.Kolata, *Flu*: *The Story of the Great Influenza Pandemic of 1918 and the Search for the Virus that Caused It* (London: MaCmillan, 2000); Howard Phillips and David Killingray, *The Spanish In-fluenza Pandemic of 1918—19*: *New Perspectives* (London; New York: Routledge, 2003); Carole. R.Byerly, *Fever Of War*: *The Influenza Epidemic in the U.S. Army Dur-ing World War I* (New York; London: New York University Press, 2005); John M. Barry, *The Great Influenza*: *The Epic Story of the Deadliest Plague in History* (New York, NY: Viking, 2004); Geoffrey W.Rice and Linda Bryder, *Black November*: *The 1918 Influenza Pandemic in New Zealand* (Christchurch, New Zealand: Canterbury Uni-versity Press, 2005); Niall Johnson, *Britain and the 1918—19 Influenza Pandemic*: *A Dark Epilogue* (London; New York: Routledge, 2006); Esyllt Wynne Jones, *Influenza 1918*: *Disease*, *Death*, *and Struggle in Winnipeg* (Toronto; London: University of To-ronto Press, 2007); Honigsbaum, *Enza*; Nancy K.Bristow, *American Pandemic*: *The Lost Words of the 1918 Influenza Pandemic* (Oxford; New York: Oxford University Press, 2012).

14 例外包括 F.B.Smith, 'The Russian influenza in the United Kingdom, 1889—1894', *Social History of Medicine*, 8 (1995): 55—73; James Mussell, 'Pandemic in Print: The Spread of Influenza in the *fin-de-siècle*', *Endeavour*, 31, 1 (2007): 12—17; Mark Honigsbaum, 'The Great Dread: Cultural and Psychological Impacts and Responses to the "Russian" Influenza in the United Kingdom, 1889—1893', *Social History of Medicine*, 23, 2 (2010): 299—319; Kevin D.Patterson, *Pandemic Influenza*, *1700—1900*: *A Study in His-torical Epidemiology* (Totowa, NJ: Rowan and Littlefield, 1986), pp.49—82。

15 Ludmilla Jordanova, 'The Social Construction of Medical Knowledge', in Frank Huis-man and John Harley Warner (eds), *Locating Medical History*: *The Stories and their Meanings* (Baltimore: Johns Hopkins University Press, 2004) pp.338—63 (p.346).当然，所有的疾病都可以被称为社会建构，就此而言，其他疾病也是如此。然而，我认为流感尤其如此，因为流感包含了如此广泛的临床表现和不同的症状和体征。

16 *Fifty-fifth Annual Report of the Registrar General for England and Wales*, 1892, p.xiv.

17 参见本章注释 10。

18 Paul Rabinow and Nikolas Rose, *The Essential Foucault*: *Selections from the Essential Works of Foucault*, *1954—1984* (New York; London: The New Press, 2003), pp.xxviii—xxxi.

19 David Armstrong, *A New History of Identity*: *A Sociology of Medical Knowledge* (Basing-stoke: Palgrave, 2002), pp.72—73.

20 进一步讨论参见 Philip Alcabes, *Dread*: *How Fear and Fantasy have Fueled Epidemics from the Black Death to Avian Flu* (New York: Perseus Books Group, 2010), pp.1—6, p.95。

21 August Hirsch, *Handbook of Geographical and Historical Pathology*, trans. by Charles Creighton, 3 vols., volume I (London: The New Sydenham Society, 1883), pp.7—54.

22 *Outlook*, 4 March 1899, p.153.

流感大历史：一部瘟疫启示录

A HISTORY OF THE GREAT Influenza Pandemics

第一章

前现代的流感

1732 年秋，一场猛烈的瘟热横扫德国和荷兰，并于 12 月底抵达不列颠群岛。次年 1 月的前三周，伦敦的死亡率是 1588 年鼠疫以来最高的。[1] 2 月初，瘟热已经蔓延到德文郡和康沃尔郡，当月中旬，它到达了普利茅斯，外科医生约翰·赫克萨姆（John Huxham）称其为"我记忆中最具传染性的流行病"：

> 没有一个家庭不受影响。乞丐的小屋和贵族的宫殿都同样难逃它的侵袭。无论是城市还是乡村，无论是年老还是年幼，无论是强壮还是孱弱，都难逃同样的命运。[2]

由于对这场流行病很感兴趣，赫克萨姆仔细记录了其症状，指出尽管它很像是"由感冒引起的"，事实证明这种瘟热更加危险，伴有发烧、发冷和"剧烈咳嗽"。他提到，患者普遍会有"剧烈的"头痛以及背部和肺部疼痛，还会大量出汗，而且"普遍会感到乏力和头晕"。几乎没有人能逃过这一流行病，但赫克萨姆观察到，尽管发病率很高，但瘟热"只对少数人是致命的"，主要的受害者是婴儿和老年人。[3] 另一位观察者、苏格兰数学家约翰·阿巴思诺特（John Arbuthnot）也对这种"值得注意的"症状印象深刻，他注意到，除了赫克萨姆所描述的咳嗽和神经性疼痛之外，这种疾病还会造成"食欲不振和精神萎靡，其程度与疾病的严重性和持续时间很不成比例"。[4]

　　赫克萨姆和阿巴思诺特描述的流行病是什么，它和我们今天所说的流感是一样的吗？答案是，我们不得而知。在他们写作的时候，还没有病毒分析或聚合酶链反应测试，虽然赫克萨姆建议在发热开始时放血，但他并没有想到要留存血样以备将来的血清学检测。即使是一个世纪之后，医学也无法更好地区分某种流行性瘟热与另一种流行性瘟热，更不用说预测这种流行病的病因了。

然而，西德纳姆学会（Sydenham Society）的杰出人物、肺结核病专家西奥菲勒斯·汤普森（Theophilus Thompson）在其1852年的著作中写道，他很有信心能够回顾式地"解读"赫克萨姆和阿巴思诺特对1732—1733年那场流行病的描述，他把他们的报告纳入他的《流感编年史》（Annals of Influenza），这是一份追溯到1510年的流感流行的综合年表。[5]虽然承认流感的症候和流行病学特征在不同的暴发之间有很大的差异，但汤普森认为"流感的稳定性和不变性不受民族习惯的影响"：

> 在本书所涵盖的时期内，我国饮食结构的变化已经对人们抵抗疾病的能力产生了显著的积极影响。不过，就流感而言，这些变化并没有产生任何明显的影响。[6]

结果是，用汤普森的话来说，虽然有关流感的讲述"不容易获得……有时……隐藏在主要探讨其他主题的书中"，尽管医疗记录经常充斥着"错误的、不完美的观察"，他却能够"准确地勾勒出原来的观察者所描绘出来的流感的景象"。[7]

像先前和后来的许多历史流行病学家一样，汤普森并不认为他对流感病因和发病机理的无知是方法论上的问题。不管流感是像天花那样的传染性疾病，还是像斑疹伤寒那样的发酵性疾病，还是与火山爆发以及气体和粒子扩散到上层大气有关的地球性疾病（telluric disease），它的症候学非常独特，不同时间和地点的

流感大历史：一部瘟疫启示录

临床表现非常相似，这让他觉得做回顾性诊断是很有道理的。他认为"从结草而居的古代到大厦林立的今天，这种疾病的症状都是很相似的。"[8]汤普森总结说，只要保持开放的心态，不将16世纪和17世纪观察者们留下的描述作为"偏见"或"错误"而置之不理，历史流行病学家应该可以利用过去的"反射光"来照亮现在，因为"通过将新旧事实进行比较，它们可以互相参照，从而获得一种前所未知的价值"。[9]

今天我们可以说，汤普森的这部作品完全属于辉格派历史的范畴，因为在他用过去来阐释现在的努力背后，有这样一个假设，即在他那个时代，人们能够以一种过去不可能的方式来"了解"流感。事实上，正如科学社会学家所指出的那样，独立于社会过程的"科学事实"的概念是很有问题的。科学和其他形式的知识生产一样，受到持续不断的范式转换的影响。[10]即使承认存在着一种本体论上的可能性，即流感具有本质的、不变的生物学特征和属性，但是流感和任何其他疾病一样，都不能脱离产生它的认识论框架和社会框架。换句话说，它现在并不比过去更加"可知"。[11]

本书没有将流感视为一种超越时间和空间的生物实体，而是采用了一种不同的方法。我认为，就像其他会变化的疾病一样，最好将流感视为医学科学话语和文化叙述的产物。本书的中心论点是，在维多利亚时代国家医学出现和复杂的统计方法用于阐明流行病之前，流感并没有固定的定义。就像疑病症一样，前现代时期的流感具有多个层面，是有待于可信诊断的一系列症候的集合。由于没有统一的分类，流感与英国潮湿、大雾弥漫的冬季常见的瘟热、感冒和卡他是很难区分开来的。1824年冬天，英国散文家兼诗人查尔斯·兰姆（Charles Lamb）在给朋友、贵格会诗人伯纳德·巴顿（Bernard Barton）的信中问道："你是否患过顽固性感冒？有没有连续六七个星期浑身发冷，神志不清，满怀绝望和恐慌，对什么都了无兴致？这就是我几个星期以来的命运，请原谅——我的手指在这张纸上沉重地拖着，在我看来，从这儿到这半页纸的末尾的距离，感觉似乎遥不可及。"[12]

就像赫克萨姆和阿巴思诺特对 1732—1733 年那场瘟疫的描述，或者是约翰·邓恩 1623 年对于疾病所做的著名结论："没有人是一座孤岛"，兰姆的描述似乎穿越了时间，给现在的读者一种能够直接接触到他过去疾病经历的幻觉。[13] 也许这就解释了为什么医学历史学家在 1918—1919 年流感大流行之后重读兰姆的信时，能够自信地将他的症状归因于流感，并将他的信纳入对该疾病"早期认知"的综述中。[14] 事实上，尽管兰姆的描述中提到了他"无精打采""偶尔的痉挛性咳嗽和持久性的胸部疼痛"，这些症状都强烈暗示他得了流感，但他并没有提到流感。[15] 此外，尽管在 1803 年、1831 年、1833 年和 1837 年都有充分史料记载发生过流感暴发，但在 1823—1824 年英国似乎并没有出现疫情。[16] 这并不是说兰姆没有得流感，只是说因为他没有提及这个词，我们无从得知。

为流感命名

那么，流感是如何被命名的呢？它是如何被英国的医生们所熟知的呢？几乎可以肯定，这个词来源于意大利语，意为"影响"。从 16 世纪开始，意大利作家就常常把流行性重感冒的暴发

流感大历史：一部瘟疫启示录

归咎于火山爆发以及彗星和流星的出现，于是就有了这样一个意大利短语 "influenza coeli"，意思是 "天体或星星的影响"。[17] 然而，流感也有法语名字，一个是 "grippe"，源自法语动词 "agripper"，意思是 "抓住"；另一个是不太常用的 "coqueluche"，源自法语中修道士兜帽的表达，这是因为那些患病者把自己裹在兜帽里以抑制自己的颤抖。[18]

1510 年，一场被称为 "气喘"（gasping oppression）的大流行沿着贸易路线从亚洲传播到非洲、意大利和法国，这可能就是一场流感大流行。这种疾病的特点是咳嗽、发烧和心肺收缩，发病率非常高。时年 8 岁的未来教皇格列高利十三世（Gregory XIII）和一些法国主教、高级教士和大学教授都未能幸免。[19] 根据贝弗里奇（Beveridge）的说法，1580 年、1732—1733 年和 1781—1782 年也发生过类似的 "大流行"。[20] 结果是，到 18 世纪末，流感已经被认为是一种独特的疾病，其主要流行病学特征是爆炸性的传播和高发病率，还有就是暴发时间的不可预测性。具有讽刺意味的是，在专业英语中第一个使用这个词的是赫克萨姆。在 1750 年发表的《论发烧》（Essays on Fevers）中，他称其为 "在 1743 年春天以流感之名传遍整个欧洲的卡他热。"[21] 然而，正如玛格丽特·德蕾西（Margaret DeLacy）所指出的那样，流感在 18 世纪有如此多不同的名称，以至于临床医生很难交换意见或形成一致的疾病分类。此外，症状轻微的病人很少去看医生，而教区记录簿经常将最初的流感发作引起的病亡归因于更好识别的继发性疾病，如肺炎。随着集体调查的出现，这种情况开始逐渐改变。集体调查利用德蕾西所说的 "通信网络"，汇集有关流行病的多种医学观点。[22] 诸如医学期刊、地方报纸和邮政服务等新形式的交流极大地促进了这种调查。其结果是，到 19 世纪初，这些网络能够越来越好地提醒乡村医生他们所在地区出现的流感，并前瞻性地分享知识。1782 年，皇家医师学会将流感作为正式命名，而英国医学作家往往对这个从拉丁语派生出来的术语持谨慎态度，他们倾向于用"一般性卡他热"来描述轻度的季节性流感，用"流行性卡他热"来描述疾病的流行性暴发。[23]

　　然而，和他们的意大利同行一样，他们也倾向于将这些流行性的卡他热和瘟热与天文现象以及大气和气象变化联系起来。因此，在描述 1578 年秋季肆虐整个欧洲的"恶性流行性卡他热"时，托马斯·肖特（Thomas Short）博士多次提到这场持续六周的疫情暴发之前出现的地震、彗星和"寒冷干燥的北风"。[24] 同样，在描写 1675 年秋天暴发的那场伴有发烧、头疼和四肢疼痛的咳嗽流行病时，西德纳姆描述了流行病暴发之前不同寻常的温暖天气和其后"突然的寒冷和潮湿"，他认为这些气象条件汇合起来，预示着"现在和去年整个秋天的气候都对这种流行性热病暴发产生了极大的影响。"[25] 我们将看到，直到 20 世纪，西德纳姆的"流行病气候"（epidemic constitution）概念对汤普森和其他英国流行病学家都产生了相当大的影响。[26]

流感和统计学

　　让汤普森和维多利亚时代的其他卫生改革者们意识到流感流行病之重要性的，并不是流行病学这个神秘的学科，而是一门更加实用的学科，即统计学。统计学在保险和年金业务中应用已久，但直到 19 世纪三四十年代才开始被系统地用来衡量人口健康和寿命的变化，而这是公共卫生专家为制定控制疾病发病率和流行病发生率的常规法律所做的努力的一部分。在公共卫生专家的工具箱中，最有力的工具之一就是"超额死亡率"的概念。计算超额死亡率的方法是用流行病期间的死亡人数减去非流行病期间的死亡人数，这给那些不愿意认真对待流感的医生留下了深刻的印象，表明了仔细记录疾病发生情况的重要性。

威廉·法尔（William Farr）是这方面的开拓者。1839 年，法尔被任命为英国登记总署的首席统计学家，他将统计学转变为维多利亚时代医学专业可用的最强大的人口统计和流行病学工具之一。法尔认为，问题在于英国许多医生都有一种"只看到局部疾病"的倾向。[27] 其结果是，他们往往意识不到流感可能对整个人口产生的破坏性影响。

法尔的主要创新是利用全国登记和人口普查数据构建生命统计表，测量所谓的"健康"地区与粗死亡率高于全国平均水平的地区之间在死亡率方面的差异。就像气压计测量大气压、温度计测量温度一样，法尔认为这些生命统计表是一个"寿命表"，一种测量任何给定人口群体生命力的方法。除了使用人口普查和登记数据制作生命统计表以及计算粗死亡率，法尔还设计了一种用来统计疾病的分类法，将报告的死亡情况制成表格，使登记总署能够计算一系列发酵性疾病的年死亡率。这种疾病分类法彻底改变了发酵性疾病的分类，使法尔能够测量一系列流行病、地方病和传染病的死亡率，法尔将这种方法推广为发酵性疾病死亡率。[28]

正如艾勒（Eyler）所指出的那样，法尔的创新使生命统计表成为衡量健康和生命力的"最值得信赖"的指标。到 19 世纪

40 年代，总登记官按年度粗死亡率对大城市进行排名的季度报告已成为报纸的常客，读者对其熟悉程度就像对每日天气和股票市场报告一样。[29]正如哈代（Hardy）所指出的那样，统计学绝不局限于流感，在 19 世纪后期，随着霍乱、斑疹伤寒和天花的威胁消退，呼吸系统疾病开始取代传染病，成为发病率和死亡率的主要原因，统计学变得越来越重要。[30]更重要的是，统计学还开创了被哈金（Hacking）称为"印刷数字雪崩"的局面，这一进程将维多利亚时代的人从"不会算术变成会算术"，并产生了"对数字病态而可怕的迷恋"。[31]

罗伯特·格雷夫斯（Robert Graves，1797—1853）是最早将回顾性统计技术应用于流感流行问题的人之一，他是都柏林米斯医院（Meath Hospital）的主任医师。格雷夫斯注意到流感是怎样"在几个星期的时间里笼罩了整个国家"，他将 1835 年 12 月—1836 年 3 月在都柏林郊区格拉斯内文展望公墓（Prospect Cemetery at Glasnevin）埋葬的人与 1836—1837 年的同一时期进行了比较。格雷夫斯发现，1837 年的死亡人数是 1836 年的三倍，而罪魁祸首就是这种流行病，于是他将这个数字延伸到邻近的墓地，最后发现都柏林地区的超额死亡人数多达 4 000 人。他指出，这个数字超过了同年都柏林霍乱造成的死亡人数。格雷夫斯的结论是，尽管流感"无论如何都不像霍乱那样严重或迅速致命……但是它造成的死亡率更高，因为它几乎影响到社会上的每一个人。"[32]此外，流感经常被证明对有潜在健康问题（如支气管炎、哮喘和结核病）的人"非常致命"。[33]

格雷夫斯对典型和非典型病例症状的仔细观察，也使他假定流感是一种神经系统疾病。早在 1732 年，阿巴思诺特就注意到

流感大历史：一部瘟疫启示录

流行性感冒伴随着抑郁症和其他神经症状。他指出，在那一年的暴发中，出现了"大量的歇斯底里、疑病症和神经症状"。他还补充说，在有些情况下，"病情非常严重，甚至会导致死亡或疯狂"。[34] 在 1775 年的流感暴发中，乔治·贝克（George Baker）医生也同样注意到伴随流感而来的"罕见的倦怠、不安和焦虑"，而在 1782 年的疫情报告中，英国皇家医师学会指出，"倦怠、虚弱和沮丧远远超出了所有其他症状的程度"。[35] 然而，据我所知，格雷夫斯第一个提出呼吸困难和支气管堵塞的症状是一种特定的"毒素"作用于神经系统的结果。正如我们后面将看到的，这一认识在 19 世纪 90 年代中后期变得越来越重要，因为英国遭受了连续好几波"俄国流感"的打击。

对于法尔来说，问题是多数英国医生不像格雷夫斯那样熟悉这种疾病的流行形式。更糟糕的是，他们没有意识到流行病对人口的影响。1847—1848 年的流感暴发让人们明白了这一点。这场从 1847 年 11 月肆虐到 1848 年 1 月的流感在伦敦造成了 5 000 多人死亡，比 1832 年霍乱流行造成的死亡人数还要多，但是由于很难将流感与其他呼吸系统疾病区分开来，医生记录的流感死亡人数仅为 1 157 人，将其余部分归因于更常见的疾病，如哮喘、支气管炎和肺炎。[36] 在法尔看来，这种狭隘对卫生改革事业是有害的，因为它使得医学界和普通公众都对流感视而不见。人们认为流感和其他形式的发酵性疾病源自污秽，因此认为只要清理污秽就够了。法尔注意到流感流行似乎在斑疹伤寒和霍乱流行之前或之后发生，他指出，1847 年最后一个季度的流感死亡率高于新登记制度开始以来的任何一年。[37] 尽管流感对老年人的致命性最强，但是他指出，"流感攻击了患有各种疾病的人和健康的人"。[38]《泰晤士报》也表达了同样的看法,一篇社论指出,如果流感的症状"更令人震惊,更加奇怪",或许这种流行病就会对公众的想象产生更大的影响:

> 在这种受凉和卡他热流行的季节里,我们把死于感冒的英国人视为是自然死亡,把感冒造成的死亡率上升仅仅看作是时髦的离开……最让人对流感闻之色变的是这样一种暗示,即它发生在霍乱之前,而其实霍乱的破坏性比它要小很多。[39]

与霍乱的比较很能说明问题。与霍乱或鼠疫相比,流感并不是一种特别可怕的疾病。在大多数情况下,疾病持续 3—5 天,典型的症状是喉咙痛,并伴有寒战、头痛、乏力和风湿性疼痛。其结果是,尽管流感的发作会使人极度虚弱,但它通常被认为是一种不便,而不是对生命的致命威胁。相比之下,如果不予以治疗,40%—50%的霍乱患者会死亡,它杀人的方式实在是惨不忍睹,使受害者陷入昏迷、麻木的状态,眼睛深陷,皮肤呈蓝灰色,几乎发黑。在霍乱弧菌进入肠道的数小时内,会出现剧烈的呕吐和腹泻,并伴有疼痛的肌肉痉挛。死亡来得很快,通常在三四天内,有时甚至在几小时内,受害者就在一摊恶臭的米泔水样粪便中死亡。[40]

法尔的解决方法是通过使用每周死亡率报告来梳理出不同年龄段和人口群体的死亡率差异,让人们对流感心生畏惧。在此过程中,法尔发明了呼吸系统疾病超额死亡率和总死亡率的方法,此后一直被用于确定和量化流感的流行。[41] 在法尔看来,城镇人口健康状况恶化并不是不可避免的。正如自由放任政策和维多利亚时代的技术创新刺激了国家财富的大幅增长一样，他希望通过将生命统计数据应用于健康问题，也能在城市人口的存活率方面带来类似的进步，从而"消除恐慌"。[42]法尔认为，那些只关注农村地区健康状况而忽视城镇人口健康的人有可能不得要领。他说："有理由相信，人类聚集在城镇并非会带来不可避免的灾难。"[43]尽管这种知识对于像霍乱这样的水传播疾病可能是有用的，因为在缺乏有效处理人类废物系统的城市地区，这个问题特别突出，但是对于像流感这样在卫生科学范围之外的传染性疾病来说，这种知识意义不大。我认为，法尔统计学思维的话语强化了对流行性感冒的恐惧，却没有提供一个明显的公共卫生解决方案，因此动摇了生命政治话语。在 19 世纪 90 年代，在一波又一波俄国流感反复暴发的过程中，这些话语被广泛传播。19 世纪 40 年代的不同之处在于，当时没有廉价的晨报和晚报网络来以耸人听闻的方式对疫情大肆渲染，也无法迅速传播在欧洲其他国家首都暴发疫情的消息。对于与这种疾病的流行形式有关的风险的了解在很大程度上是统计学家和专业医学出版物的特权。只有当流行性感冒在霍乱暴发之前或之后暴发时，才会出现例外，使得人们猜测这一现象可能与霍乱有关，1848 年《泰晤士报》上的观点就是基于此。[44]

流行病 "气候"

认为流感和霍乱有联系的观点是基于酵素理论（zyme theory）和几百年前希波克拉底关于空气、水和地点的理论。维多利亚时代的卫生官员和卫生活动家一般不谈论传染病。相反，他们倾向于将传染性疾病和非传染性疾病混为一谈，统称为发酵性疾病。这些疾病被认为是由外部腐烂释放的"酵素"引起的，在适当的环境条件下，它们可以侵入动物的身体并释放化学物质，从而引发疾病，就像星火燎原一般。[45]一端是非传染性疾病，如疟疾、霍乱和斑疹伤寒。人们认为，在这些疾病中，发酵是由腐烂的有机物自发产生的，并通过地下水或有毒气体产生的瘴气传播。另一端是高度传染性的疾病，比如天花，其中酵素被认为是一种"毒素"或"病毒"，被认为是从另一个动物体内孕育出来的，通过直接污染进行传播。然而，重要的是要意识到，这些类别并没有什么排他性，发酵性疾病既不完全具有传染性也不完全不具有传染性，只是在病毒性和传染性方面可能有所不同，而这取决于季节、当时的气象条件以及不同个体的遗传倾向和体质。[46]此外，传染性微粒可能以"病毒"的形式存在，也可能以微小粒子或"污染物"的形式存在，它们可能会附着在灰尘和其他物体上，比如包裹、信件、被褥和亚麻布。

作为一种典型的瘴气疾病，流感通常被认为是在空气中传播的，当人们吸入周围大气中的污染物时就会发生感染。这种病因学的吸引力在于，它似乎解释了流感在没有任何明显人际接触情况下的迅速扩散。同时，通过西德纳姆的流行病"气候"这一概念，追随希波克拉底的英国流行病学家可以解释在流感流行时其他形式的发酵性疾病发病率的增加。

因此，在格雷夫斯得出这一发现几年之后，汤普森也注意到流感似乎会通过增加其他疾病的死亡率来提高人口死亡率。他说："这一课题的重要性不能简单地通过记录在案的直接归因于这种疾病的死亡人数来衡量，因为在流感流行期间，死亡率通常会上升，而且往往会非常显著。"他接着说，流感似乎"可以改变任何可能与它结合在一起的已存在疾病，从而增加受影响地区的人口感染其他疾病的可能性，同时也削弱了抵抗这些并发疾病可能具有的致命倾向的能力。"[47]流感是"传播最广泛的"流行病，同时也是"最不容易因明显的气候变化或人类控制下的卫生条件而发生重大改变的疾病"：

> 它不像天花，可以通过接种来传播；然而，它的致命性可能会受到排水系统缺陷的影响。它不像斑疹伤寒那样是因为人们的忽视而发生。与霍乱不同，它的传播速度超过了人际接触的速度。它不像黑死病那样，一旦曾经肆虐过一个地方，很长时间不会再次降临；也不像寒热病那样，以任何明显的方式限制它对特定国家或种族的攻击。它不受民族习惯的影响，这种坚定不移的精神令人叹为观止。[48]

和法尔一样，汤普森也注意到流行性感冒经常发生在霍乱之前或之后，他写道，"在流行病交替发生的历史上，没有比流感和霍乱之间的交替发生更令人印象深刻的了。"[49]

1846 年，法尔认为流行病"气候"助长了霍乱的传播，但在 1847 年夏天，流行性斑疹伤寒和流感开始流行，使死亡率上升到新登记制度开始以来的最高水平。总而言之，1847 年登记的死亡人数是 215 000 人，比 1839—1845 年的修正平均值多出 35 000 人。法尔进一步分析了这些数据，发现大多数死亡病例集中在 1847 年的最后一个季度，也就是流感流行的时期。根据法尔的统计，从 11 月 27 日的流感暴发到 1848 年 1 月初的高潮，大约有 11 339 名伦敦人丧生，相当于"超过这一阶段正常死亡人数 5 000 人"。这个"超额"主要是由于肺炎、支气管炎和哮喘等相关呼吸系统疾病造成的死亡。法尔指出，与此同时，这种流行病增加了因百日咳、麻疹和斑疹伤寒造成的死亡人数。尽管这表明流感袭击了患有"其他发酵性疾病"的人，医生却认为仅有 1 157 例死亡是流感造成的，因此他和格雷厄姆批评英国许多医生都有一种"只看到局部疾病"的倾向。[50]

根据法尔的估计，总共有 50 万伦敦人（即总人口的四分之一）遭到了流感的袭击。不仅如此，他的分析还表明，在伦敦"不健康"地区（如东区的圣乔治），死亡率比健康地区（如刘易舍姆和埃尔特姆）高 2—4 倍。[51]法尔认为，没有比这更能说明卫生改革的必要性了。他在 1847—1848 年冬天的季度报告中指出，很明显，无论这种流行病的起源是什么，"人口稠密、污秽和恶臭"才是真正的危险。或者，就像《泰晤士报》在一篇社论中所说的那样："天助箭速，人给倒钩施毒。"[52]这篇社论以赞许的口吻引用了法尔季度报告中的关链段落。

《泰晤士报》并不是唯一一家附和法尔言论的报纸。伦敦最重要的自由主义报纸《每日新闻》刚成立两年，是《泰晤士报》的竞争对手。该报也发表了一篇关于法尔的报告的长文，而《绅士杂志》则在其"国内事件"版面上刊登了该报告的摘要。[53]然而，尽管《泰晤士报》在 12 月初曾报道，说这种流行病扰乱了学校和警察局的正常运行，并使公共机构"陷入停滞状态"，但总体而言，它的报道是不完整的。[54]同样，在《每日新闻》上，有关的报道也往往被埋没在报纸的政治专栏中，或者被附在国外新闻的综述后面。[55] 当然，几乎没有人认为这种流行病是一个重大的公共卫生问题，更不用说是一种遍布欧洲的现象了。尽管巴黎和马德里几乎和伦敦在同一时间受到了袭击，但关于法国和西班牙的流行病的报道直到次年1月底才开始出现在英国媒体上，并且主要是提到那些名人的病情，比如西班牙将军和政治家巴尔多梅罗·埃斯帕特罗（Baldomero Espartero）。[56] 在某种程度上，这可能反映了欧洲的铁路系统支离破碎、并不广泛这一事实，这意味着没有明确的东西向传播模式，不像我们将在第二章中看到的1889—1890年那样，流感沿着铁路和公路从圣彼得堡迅速蔓延到柏林、维也纳和欧洲其他国家的首都。相反，这场流行病似乎已从其发源地俄国向南传播到土耳其和君士坦丁堡，然后又在夏季进入南地中海。结果是，莫斯科早在1847年2月就遭到袭击，而马耳他和尼斯直到次年10月才受到袭击，柏林、哥本哈根和伦敦直到11月下旬才受到袭击。[57]

另外一个重要因素是，没有驻外记者网络向伦敦电报疫情的消息和报道外国名人的病情。只有《泰晤士报》有资源维持这样一种网络，在纽约、巴黎、马德里、里斯本、布鲁塞尔、汉堡和海牙都有驻外记者。[58] 然而，电报价格昂贵，往往是为可能影响英国商业和帝国利益的重要外交电文和新闻保留的。此外，在1851年之前，还没有海底电缆连接加来和多佛。伦敦的日报主要依靠从海上到达南安普顿和其他海峡港口的邮件来获取国外的信息。1851年，随着路透社在伦敦开设了一个办事处，通过新的水下电缆在伦敦、布鲁塞尔和柏林之间传输金融和商业信息，这种情况开始改变。然而，在1848年，从巴黎和欧洲其他国家首都传来的消息仍然需要5—10天才能到达伦敦。[59]

使流感保持"局部性"的另一个因素是，诊断真正的流感病例极其困难。医生们倾向于依靠经验，大约从 1850 年开始，开始用听诊器来追踪感染从喉部经支气管进入肺部的过程。问题在于流感没有明确的病原学标记。此外，流感的症状极为多变，有时是伴有寒战的发烧，类似疟疾，有时是伴有特殊胃部症状的高烧和极度虚弱，类似斑疹伤寒，还有时喉咙痛和咳嗽，类似卡他热。难怪对于大多数普通人和许多医生来说，流感和普通感冒没有什么区别。在 1837 年情况最严重的时候，托马斯·卡莱尔写信给他的妹妹抱怨道："印刷厂、制造厂、裁缝店之类的地方鸦雀无声，每一个人都躺在各自的家里。"他的结论是，流感不过是"一种糟糕的、让人发烧的感冒"。[60]

流感的明确化

在流感可能成为更广泛的卫生和公众关注的对象之前，首先必须明确这种疾病的临床表现。这是伦敦皇家自由医院（Royal Free Hospital）的医生托马斯·皮科克（Thomas Peacock）为自己设定的任务。和法尔一样，皮科克也很吃惊，流感的症状有时类似斑疹伤寒，有时类似支气管炎和肺炎。在皇家自由医院，皮科克得以近距离观察这种变化多端的疾病。1848 年，他根据自己的经验对流感做出了明确的判断。皮科克认为，从本质上讲，流感有三种不同的症状："简单的卡他热""伴有肺部并发症的卡他热"和"伴有腹部并发症的卡他热"。[61]

第一种是突然发作，通常是由于暴露在潮湿或寒冷的环境中。最明显的症状是喉咙痛和头痛，伴有疲劳及间歇性的寒战和潮热。大多数病人可以在 3—5 天内康复，但在一些更极端的情况下，病情可能会延长到 7—10 天。他还观察到这种疾病会使病人的身体和精神"大不如前"，所以即使在症状消失、病人似乎已经康复的情况下，依然"很可能会复发"。[62]

在第二种伴有肺部疾病的情况下，患者表现出几乎相同的症状。然而，有超过一半的病例是急性支气管炎加重导致的。随着病情发展，这些病人会呼吸困难，脉搏会大幅升高。在有些情况下，患者的肤色会变成绯红和青灰色，嘴唇会变成紫色。他们会表现得"极度焦虑"，之后会咳出大量的黄绿色痰。据皮科克说，这些病例中大约有一半最终会死亡，死后肺部检查显示出大量的"实变"。[63]

除了支气管病例外，皮科克还发现了较少数量的肺炎病例。但是这些病例"与肺炎通常表现出来的特征截然不同，伴随有严重的体力衰退和或多或少的一般性支气管炎症。"尽管这类疾病看似"最具威胁性"，但只有 1/7 的病例是致命的。

第三种是伴有腹部并发症的情况，表现为胃病和风湿病症状。这种病例的感染过程类似于"肠道紊乱"，患者主诉恶心、呕吐和腹泻，经常伴有高烧与头部、背部和腰部疼痛。[64]

在疫情期间入住皇家自由医院的 79 名患者中，超过一半的患者表现出卡他症状和肺部症状，因此皮科克认为这是该病的典型形式。然而，皮科克承认，虽然自己有丰富的诊断经验，但是流感的症状是如此多样，他永远无法确定这种多变的感染会以何种形式出现：

事实上，这种疾病会在不知不觉中经历多个阶段，从一种典型症状发展到另外一种典型症状，在我负责的病房里，经常会遇到这样的病例，病人先后表现出每一种症状，从主要是肺部受影响，到具有发热的所有典型症状，并伴有胃肠和肝脏疾病。

皮科克解释说，即使是在重新阅读笔记准备写关于这次流感的书时，他也"再三犹豫，不知道应该分别提到哪一种症状"。[65]

如果说区分流感的各种临床表现让皮科克感到为难，在解释其病理和病因学时，他就更加困惑了。他推测，对这一系列症状的唯一解释是"某种强大的抑制剂"或者是一种通过血液起作用的"毒药"对神经系统的影响，但是皮科克却说不出这种致病影响究竟是什么。[66]接下来，皮科克转向对以前流感暴发的描述，想看看是否能找到任何与季节或天气有关的模式，但是没能找到。虽然流感通常发生在秋季和冬季，但也会发生在春季和初夏，在此之前既有温暖、潮湿的天气，也有极端的霜冻和寒冷。他注意到，流感也会在大气和气象条件截然不同的地方同时暴发。他也不能说明流感是否通常具有传染性，尽管他注意到在没有用于接收流感患者的病房中，并无护士感染这种疾病。[67]

† † †

皮科克的说法被改编并收入《奎因医学词典》（*Quain's Dictionary of Medicine*），成为标准的理论，直到 1894 年才被道森·威廉斯（Dawson Williams）所修订。[68]虽然皮科克无法解释流感的传播，但和法尔一样，他相信卫生干预的价值，指出"排水问题、环境拥挤、空气污浊、衣着不足、食物不足或不适宜，这些都会大大加剧流感的流行性和致命性。"[69] 然而，尽管皮科克的见解有可能改变英国医学对流感的看法，但他的书只出了一版，很快就被一个更为紧迫的医学问题所掩盖，那就是 1848 年秋天霍乱的卷土重来。

和 1847—1848 年的流感大流行一样，1848 年和 1849 年的霍乱疫情首次被法尔纳入详细的统计分析。通过对伦敦死亡率的仔细研究，法尔证明了霍乱死亡率和该地区高于泰晤士河高水位的平均海拔呈反比关系，这一发现最终导致了霍乱传播的瘴气理论被抛弃，并为 1866 年霍乱在英国的彻底根除铺平了道路。[70] 法尔指出，与之前的疫情一样，霍乱在夏季的几个月最为严重，1849 年 8 月导致伦敦 4 251 人死亡，9 月又导致 6 644 人死亡。1849 年，这场流行病在英格兰和威尔士夺去了 53 000 人的生命。[71] 这些数字远远超过了 1847—1848 年因流感造成的死亡人数，即使是将呼吸系统疾病造成的"超额"死亡计算在内。考虑到 19 世纪五六十年代其他形式的传染病所造成的死亡率，并且考虑到这样一个事实，即除了 1855 年和 1858 年暴发的小规模流感，1848—1889 年这段时间流感的暴发相对较少，难怪那些年里流感不再是人们感兴趣的医学话题。[72] 然而，1891 年流感造成的超额死亡率超过了 1849 年霍乱流行造成的死亡率。[73] 此外，在 19 世纪 90 年代，大众报纸广泛传播这些统计信息，它们急切地向维多利亚时代的读者们介绍有关流感的最新消息，把流感变成了一个让人激动和恐惧的话题。

注释

1 Theophilus Thompson，*Annals of Influenza or Epidemic Catarrhal Fever in Great Britain from 1510 to 1837*（London：Sydenham Society，1852），pp.36—7.

2 同上，p.32。

3 同上，pp.33—4。

4 同上，pp.37—8。

5 完整的注释见本章注释 1。德国疾病地理学家奥古斯特·赫希（August Hirsch）也同样相信自己有能力回溯式地"解读"流感的流行。事实上，赫希认为"这种疾病可以追溯到有任何流行病学记录以来最遥远的时期"，他声称已经确认了流感的流行可以追溯到 1173 年，换句话说，比汤普森提到的最早的流行早 300 年，参见 Hirsch，*Handbook*，p.7。

6 Thompson，*Annals*，pp.ix—x.

7 同上，pp.v，xii。

8 同上，p.x。

9 同上，p.xi。

10 Thomas Kuhn，*The Structure of Scientific Revolutions*（Chicago：University of Chicago Press，1962）.

11 Bruno Latour and Steven Woolgar，*Laboratory Life：The Construction of Scientific Facts*，2nd ed.（Princeton, NJ：Princeton University Press，1986）；Ian Hacking，*The Social Construction of What？*（Cambridge, MA：Harvard University Press，1999）；Roger Cooter，'The Life of A Disease？'，*The Lancet*，375，9709（January 2009）：111—12.

12 Letters of Charles Lamb to Bernard Barton，1822—1831. British Library，Add. MS 35256.

13 John Donne，*Devotions Upon Emergent Occasions*，edited with a commentary by Anthony Raspa，first publ. 1623（Montreal：McGill Queen's University Press，1975）.

14 David Thomson and Robert Thomson，*Annals of the Pickett-Thomson Research Laboratory*，IX（London：Baillière，Tindall and Cox，1934），p.47.毫无疑问，他们这种信心部分归功于兰姆的症状和流感的典型症状之间的相似性，即打冷颤、干咳、并伴有神经痛和疲劳。不过，兰姆的描述也适用于其他五六种疾病，尤其是他提到的"重感冒"。

15 Letters of Charles Lamb to Bernard Barton，1822—1831. British Library，Add. MS 35256.

16 Thompson，*Annals*，pp.371—2. See also，Charles Creighton，*A History of Epidemics in Britain*，2 vols.，volume II（Cambridge：Cambridge University Press，1894），pp.306—433.

17 Oxford English Dictionary，Second Edition，volume VII（Oxford：Clarendon Press，1989），p.941.意大利作家用的是"*influenza di freddo*"（意为寒冷的影响），一些权威人士认为，英语中的这个用法可能源自拉丁语"*influxio*"，意为"体液"或"流动"。Beveridge，*Influenza*，pp.24—5；*Lancet* 11（April 1896），pp.1007—8.

18 *The Lancet* 11（April 1896），pp.1007—8.

19 又见 David M.Morens，Jeffery K.Taubenberger，Gregory K.Folkers，and Anthony S. Fauci，'Pandemic Influenza's 500th Anniversary'，*Clinical Infectious Diseases*，51，12（December 2010）：1442—4。

流感大历史：一部瘟疫启示录

20　Beveridge，*Influenza*，pp.27—30.

21　John Huxham，*An Essay On Fevers*，1775 年版的重印（Canton，MA：Science History Publications，c.1988），p.11. 该书第一版问世于 1750 年。

22　Margaret DeLacy，'The Conceptualization of Influenza in Eighteenth-Century Britain：Specificity and Contagion'，*Bulletin of the History of Medicine*，67，1（Spring 1993）：74—114，pp.79—92.

23　Richard Quain，*A Dictionary of Medicine*（London：Longmans Green，1890），pp.705—6.

24　Thompson，*Annals*，pp.9—10.

25　同上，pp.17—18。

26　西德纳姆的"流行病气候"概念包含这样一种认识，即流行性发烧是地球内部污染上层大气的"无形辐射"的结果。见 Kenneth Dewhurst（ed.），*Dr Thomas Sydenham（1624—1689），His Life and Original Writings*（London：Wellcome Historical Medical Library，1966），pp.60—1；Donald Bates，'Thomas Sydenham：the Development of his Thought，1666—1676'（unpublished doctoral thesis，Johns Hopkins University，1975），pp.146—52.对于西德纳姆的理论和他对 20 世纪早期英国流行病学家的影响，最新解释见 J.Andrew Mendelsohn，'From Eradication to Equilibrium：How Epidemics Became Complex after World War I'，in Christopher Lawrence and G. Weisz（eds.），*Greater than the Parts：Holism in Biomedicine，1921—1950*（New York；Oxford：Oxford University Press，1988），pp.303—31.

27　尽管这些报告的署名是乔治·格雷厄姆（George Graham），但同时代的评论者们认为报告出自法尔之手，见 *The Times*，10 February 1848，p.4. 朗缪尔（Langmuir）也认为，"华丽的文字和严谨的统计数据毫无疑问是法尔的。"Alexander D.Langmuir，'William Farr：Founder of Modern Concepts of Surveillance'，*International Journal of Epidemiology*，5，1（1976）：13—18，p.15.后文中我将称其为法尔的报告。

28　John M.Eyler，'Farr，William（1807—1883）'，*Oxford Dictionary of National Biography*，（Oxford University Press，2004）.〈http://0www.oxforddnb.com.catalogue.ulrls.lon.ac.uk/view/article/9185〉［accessed 24 Feb 2011］. See also，John M.Eyler，*William Farr（1807—1883）：An Intellectual Biography of a Social Pathologist*（unpublished thesis，University of Wisconsin，1971），pp.125—30.

29　John M.Eyler，*Sir Arthur Newsholme and State Medicine，1885—1935*（Cambridge；New York：Cambridge University Press，1997）pp.32—3.

30　Anne Hardy，*Health and Medicine in Britain since 1860*（Basingstoke：Macmillan，2000），p.8.

31　Ian Hacking，'Biopower and the Avalanche of Printed Numbers'，*Humanities in Society*，5（1982）：279—95，p.287.

32　Robert J.Graves，*A System of Clinical Medicine*（Dublin：Fannin，1843），pp.544—5.

33　同上，pp.545—6。

34　Thompson，*Annals*，pp.37—8.

35　同上，p.159。

36　*Tenth Annual Report of the Registrar General for England and Wales*，1852，pp.xxviii—xxix.

37　新的登记制度于 1837 年开始实施。英国在 1831—1832 年、1848—1849 年、1853 年和 1866 年分别暴发了霍乱；在 1837—1840 年、1862—1863 年、1871 年和 1881 年

暴发了天花；在 1803 年、1831 年、1833 年、1836—1837 年、1847—1848 年、1857—1858 年、1889—1893 年暴发了流感。在 19 世纪三四十年代，斑疹伤寒和伤寒一直很流行。Anne Hardy, *The Epidemic Streets：Infectious Disease and the Rise of Preventive Medicine*, 1856—1900 （Oxford：Clarendon Press, 1993）, p.152；Flurin Condrau and Michael Worboys, 'Second Opinions：Epidemics and Infections in Nineteenth-Century Britain', *Social History of Medicine*, 20, 1（April 2007）：147—58, p.149.英国登记总署于 1838 年成立，新的登记制度于 1839 年开始实施。

38　*Tenth Annual Report of the Registrar General for England and Wales*, 1852, p.xxviii.

39　*The Times*, 10 February 1848, p.4.

40　Christopher Hamlin, *Cholera：The Biography* （Oxford：Oxford University Press, 2009）, pp.2—3；Pamela K.Gilbert, *Cholera and Nation：Doctoring the Social Body in Victorian England* （Albany, NY：State University of New York Press, 2008）, p.2.

41　有关进一步讨论，见 John M.Eyler, *Victorian Social Medicine：The Ideas and Methods of William Farr* （Baltimore：Johns Hopkins University Press, 1979）and Langmuir, 'William Farr'。

42　Michael J.Cullen, *The Statistical Movement in Early Victorian Britain：The Foundations of Empirical Social Research* （New York, NY：Harvester Press, 1975）, p.37.

43　*Second Annual Report of the Registrar General*, 1840, cited in William Farr, *Vital Statistics：A Memorial Volume of Selections from the Reports and Writings of William Farr* （Metuchen, NJ：Scarecrow Press, 1975）, p.170.

44　*The Times*, 10 February 1848, p.4.

45　Worboys, *Spreading Germs*, pp.34—5.

46　同上，pp.40—1。

47　Thompson, *Annals of Influenza*, p.x.

48　同上，pp.ix—x。

49　同上，p.375。

50　*Tenth Annual Report of the Registrar General for England and Wales*, 1852, pp.xxvi—xxix.

51　同上，pp.xxxiii—xxxv。

52　*The Times*, 10 February 1848, p.4.

53　*Daily News*, 10 February 1848, p.3；*Gentleman's Magazine* January 1848, p.74.

54　*The Times*, 8 December 1847, p.4.

55　例如，'Sanitary Reform,' *Daily News*, 13 December 1847, p.3；'Express from Paris,' *Daily News*, 1 February 1848, p.5。

56　例如，'Foreign Intelligence', *Lloyd's Weekly Newspaper*, 23 January 1848, p.1.

57　Patterson, *Pandemic Influenza*, pp.43—7.根据帕特森的说法，与之前的 1836—1837 年大流行和之后 1889—1893 年的大流行不同，这次美洲和亚洲没有受到影响。他得出的结论是，尽管疫情的暴发广泛而严重，足以引起人们的注意，但 1847—1848 年的疫情被上升到"大流行"，可能是由于它发生在"医学写作的中心西欧"。

58　Martin Walker, *Powers of the Press*, *The World's Great Newspapers* （London：Quartet, 1982）, pp.34—7.

59　Dennis Griffiths, *Fleet Street*, *Five Hundred Years of the Press* （London：British Library,

2006），pp.111—12.

Thomson and Thomson, *Annals*, p.7.

Thomas B.Peacock, *On the Influenza，or，Epidemic Catarrhal Fever of 1847—48*（London：J.Churchill，1848），pp.19—79.

Peacock, *Influenza*, p.22.

同上，pp.24—40。

同上，pp.58—79。

同上，p.99。

同上，pp.104—5。

同上，pp.110—13。

Richard Quain, *A Dictionary of Medicine*（London：Longmans Green，1894），pp.708—11 and pp.954—64.

同上，p.709。

有关进一步讨论，见 Eyler, *Victorian Social Medicine*；Margaret Pelling, *Cholera，Fever and English Medicine，1825—1865*（Oxford：Oxford University Press，1978）。

Eyler, *Victorian Social Medicine*, p.280.

据估计，从 1850 年到 1870 年，英格兰和威尔士 1/3—55％的死亡是由传染病造成的。数字上的差异取决于传染性呼吸系统疾病是否也被包括在内。Flurin Condrau and Michael Worboys, 'Second Opinions：Epidemics and Infections in Nineteenth-Century Britain', *Social History of Medicine*, 20, 1（April 2007）：147—58，p. 150；Graham Mooney, 'Infectious Diseases and Epidemiological Transition in Victorian Britain? Definitely,' *Social History of Medicine*, 20, 3（October 2007）：595—606，p.600.

根据官方报告，1891 年流感造成 16 686 人死亡，另有 57 890 人死于呼吸系统疾病，远远超过 1849 年霍乱造成的死亡人数。*Fifty-Fourth Annual Report of the Registrar General for England and Wales*, 1891, p.xx.

A HISTORY OF
THE GREAT
Influenza
Pandemics

第二章

一场由电报引发的疫情

新闻、轰动效应和科学

1890 年秋，温斯顿·丘吉尔写了一首关于流感的诗。[1]当时他 15 岁，还是哈罗公学的学生，这首少年老成的诗歌灵感来源于欧洲最近发生的"俄国流感"，之所以有这个名称，是因为它最早暴发于 1889 年秋天的圣彼得堡。对于这位心思细腻敏感的年轻学生和未来的英国首相来说，流感是一种"卑鄙、贪得无厌的祸害"，是一种无视国籍和阶级的疾病。伴随着流感"悄无声息的脚步"，跨越"荒凉的西伯利亚平原"，到俄国、阿尔萨斯和"被遗弃的洛林"，丘吉尔写道：

> 无论贫富贵贱，
> 无论地位高低，
> 一旦染上流感，
> 同样丧失活力。[2]

丘吉尔这首诗写于俄国流感大流行第一波和第二波之间，反映了他对俄国流感的极大兴趣，也反映了这场流感对维多利亚时代想象的不同寻常的吸引力。[3]与 1847—1848 年的大流行不同，俄国流感被广泛记录下来，并通过国际铁路、公路和海运在欧洲各国首都之间迅速传播，并向西发展，成为日报和期刊广泛评论的主题。全球电报网络的发展，以及伦敦日报和地方报纸的编辑争夺新闻"第一"的竞争，助长了这一趋势。多亏了路透社驻圣彼得堡和其他受流感影响的欧洲国家首都的记者发来的电报，维多利亚时代的人们能够实时关注俄国流感，这在 1847—1848 年的疫情中是不可能做到的。像《每日新闻》和《旗帜晚报》这样的报纸争先恐后地为读者提供来自莫斯科、维也纳、柏林和巴黎的最新报道，这场疫情很快就变成了真实生活的情节剧。除了《泰晤士报》之外，许多此类报道的语气都是危言耸听的，比如《劳埃德氏新闻周刊》头版头条进行了长篇报道，使用粗体、三重标题，以至于《柳叶刀》指责说"对疫情的恐惧是由电报引发的"。[4] 这种对流行病报道前所未有的关注意味着，在流感到达不列颠群岛之前很久，维多利亚时代的报纸读者就意识到了它的危害。本章认为，流感通过铁路在欧洲的迅速传播，以及通过全球电报网络对疫情近乎即时的报道，使俄国流感成了某种"媒体焦点"。从这个意义上说，这场大流行是特别"现代"的，因为它与现代交通和全球通信技术密切相关。

强化了世纪末这种大流行与现代化趋势之间联系的，除了流感的广泛发病率，还有这样一个事实，即最早的受害者正是那些被认为对社会和经济平稳运行至关重要的人，比如男性户主、政治家、外交官、邮局职员、律师以及银行和保险公司的雇员。[5] 在一个因长期农业萧条而动荡不安的经济社会中，在一个对城市化和社会变革步伐日益感到焦虑的时期，这赋予了流感广泛的文化意义。[6] 此外，还有另外一个因素，那就是 1891 年谢菲尔德等北方城镇的高死亡率以及英国政要的病亡。1891 年 5 月，约克大主教去世。1892 年 1 月，维多利亚女王的长孙、王位第二顺位继承人克拉伦斯公爵去世。另外，在第三章中我们将看到，流感还会导致神经系统问题，引发精神病和自杀。

就像对其他危险事件的反应一样，民众对流行病的反应是由其直接生物影响和与有关事件信息交流相关的"风险信号"所决定的。就像卡斯帕森（Kasperson）等人指出的那样，这些信号是复杂的心理、文化、社会和制度之间相互作用的结果，既可以减弱也可以放大社会对危险事件的反应。[7]这种放大效应可以通过对风险的直接体验而发生，在传染病暴发的情况下，这种体验可以是家庭成员的染病或死亡，也可以通过从科学家、新闻界或社交网络那里收到的关于风险的信息而产生。根据风险的社会放大模型，关于风险的信息越多，发生放大效应的可能性就越大。同样，有关风险的争论，对风险及其象征内涵的戏剧化也都会导致这种放大。这个过程的关键是科学和新闻界发出某种危险事件有可能发生的信号。因此，伯恩斯（Burns）和卡斯帕森认为，在很大程度上，危险事件的社会成本是由"事件预示着什么"来决定的。[8]桑塔格持类似的观点，她认为，现在人们可以利用更加先进的科学工具和技术对未来做出预测，这"可以启发人们应该如何处理当下"。桑塔格追溯了世纪末这种"面向未来"的思维习惯，指出对风险的科学评估使"每一个过程都成为一个前景，让人们根据统计做出预测"。这样做的一个结果就是导致了"现实中的流行病和根据统计推理被预测的大流行"之间的鸿沟，桑塔格称后者为"即将到来、尚未发生、的确无法把握的灾难"。结果是"一个永久的现代场景，即末日迫近，但并没有发生。"[9]

本章认为，19世纪90年代对俄国流感的风险信号是这样被放大的：第一，报纸报道的强度是前所未有的，以确保疫情始终在公众的意识之中。第二，对流感病因和传播的不同理论意味着，在大流行的关键年份里，这种疾病是引发激烈医学争论的话题。第三，流感侵袭的速度和症状的严重程度，加上英国政要的病亡，提供了一种充满戏剧性和象征性征兆的叙事。虽然流感可能并没有被视为对个人肌体的特殊威胁，但是它造成了英国这么多个社会阶层患病，其中包括最有名的议会要员，因此被视为直接威胁到维多利亚时代的政治和社会肌体。所以才有了丘吉尔"无论地位高低，一旦染上流感，同样丧失活力"的说法。[10] 最后，随着流感发展成为更密切的临床和流行病学监测的对象，流感与肺炎和其他形式的呼吸系统疾病之间的联系引发了对俄国流感的恐惧。到了 1891 年，人们已经意识到这些疾病大大提高了超额死亡率。

对流感的报道

与 1847—1848 年的大流行不同，俄国流感暴发时正逢维多利亚时代的报纸"黄金时代"，这使其成为历史上受到最多报道的一次大流行。[11] 这一过程中的关键因素是卷筒纸轮转印刷机的引入和 1855 年印花税法案的废除，后者废除了对新闻用纸所征收的税，使得售价只有半便士的大众市场报纸的出现成为可能。1870 年，英国通过了教育法案，提高了工人阶级的识字率，大幅拓展了城市读者市场。[12] 结果，1860 年，伦敦只有 9 家晨报，6 家晚报，但是到了 1888 年，伦敦有 13 家晨报，9 家晚报。在全国范围内，报纸的数量从 1872 年的 91 家上升到 19 世纪 90 年代 159 家。[13] 不仅如此，由于新型印刷机的出现和印刷成本的降低，报纸的销量也比以前高多了。以《每日新闻》为例，随着售价在 1868 年下降到一便士，1890 年的发行量高达 93 000 份，成为世界上发行量最大的自由派报纸。《每日纪事报》《每日电讯报》和《旗帜晚报》同样表现不凡，到 19 世纪 80 年代中期，每家的发行量都超过了 20 万份。最引人注目的增长来自大众市场，在"开膛手杰克"杀死了第七位受害人玛丽·凯莉（Mary Kelly）

流感大历史：一部瘟疫启示录

之后，《星报》的发行量高达 30 万份。到了 90 年代，《劳埃德氏新闻周刊》的发行量经常高达 90 万份。[14]

地方性报纸的增幅更大，《约克郡电讯报》《利物浦回声报》和《曼彻斯特卫报》既登载当地新闻，也登载国内外新闻。在 19 世纪 50 年代，谢菲尔德、利物浦和曼彻斯特的公民要靠伦敦报纸的晨报来获得最新的国内外新闻，到了 70 年代，中央通讯社和报业协会开始直接向地方报纸提供通稿，使当地人能够在火车把伦敦的日报运来之前就能边看早餐边了解最新消息。维多利亚时代的人还有各种各样的周刊和月刊可以选择，其中包括像《旁观者》和《评论回顾》这样的严肃期刊，也有像《笨拙》《好玩》和《月光》这样的讽刺出版物。新闻通讯社旨在提供标准化的新闻，没有留下多少文学创作的空间，而那些实力雄厚的报纸可以聘请专业记者和评论员发表自己的观点。与此同时，编辑开始更大胆地尝试版面设计，采用了通栏大标题和三层大标题。在俄国流感大流行期间，所有这些方法都用上了。此外，在疫情暴发的早期阶段，日报常常会跨栏发布来自新闻通讯社和海外记者的电讯。其效果是消除了时间和空间的隔阂，让维多利亚时代的读者觉得可以即时了解远方发生的事件。

利用伦敦全球电信网络的中心位置，路透社通讯记者的目标是要在疫情暴发 24 小时之内，把电讯从受到影响的欧洲各国首都发过来，而《泰晤士报》则利用自己的通讯记者网络与其展开竞争。名人的病情和公共空间疫情的大规模暴发尤其引人瞩目。例如，到了 12 月初，《泰晤士报》报道说，这场流行病的受害者包括俄国皇室的几名成员、英国驻圣彼得堡大使罗伯特·莫里尔（Robert Morier）爵士和该报的记者。[15] 到了 12 月的第二周，几家报纸报道说疫情已蔓延至维也纳、柏林和巴黎。虽然据说症状一般比较轻微，但是维也纳的患者"相当之多"，而据报道，在巴黎格雷内尔大街大约有 1 000 名职员和电报操作员"病得无法下床"。[16]尤其引起人们关注的是卢浮宫仓库的集体感染，这是巴黎市中心的一个布料仓库，拥有自己的食堂。根据被几家报纸转载的巴黎卫生署的报告，疫情在 11 月的最后一周暴发，到 12 月 10 日，这个仓库的 3 000 名员工已经病倒了一半。[17]虽然人们担心流感是通过被污染的水传播的，这会威胁到那些到该仓库食堂用餐的市民，但巴黎卫生部门的一位发言人向《旗帜晚报》保证说，不需要采取特别的预防措施，疫情会随着第一次严霜的到来而消失。[18]但是，公众可不像他这么信心满满，随着疫情蔓延至巴黎的其他地方，巴黎人涌向医生和药剂师，要求获得奎宁和安替比林，法国讽刺周报《铃铛周刊》发表了一幅漫画，讽刺欣欣向荣的流感药物市场（图 2.1）。[19]

此时，伦敦已经暴发疫情。让人们最早意识到流感已经到达这里的是 12 月 11 日《旗帜晚报》的报道，说一场"与俄国的相类似、但是更加轻微"的流感已经在伦敦西区暴发。[20]接着，在 12 月 17 日，又有报道称，贝斯沃特（Bayswater）一家百货公司约 170 名员工患病。当地医生沃森博士称，症状来势汹汹，非常严重，患者会浑身发冷，发抖，并伴随有头痛、虚脱和眼球灼痛，还会小腿肌肉酸痛，很多人说感觉"就像被棍子抽打了一样"。[21]

第一个引起英国全国关注的患者是首相兼外交大臣、第三代索尔兹伯里勋爵罗伯特·塞西尔（Robert Cecil）。他曾到哈特菲尔德和家人一起庆祝圣诞节，回来之后不久就开始感到不适。12 月

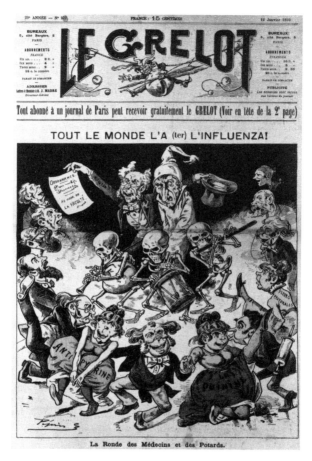

图 2.1 《铃铛周刊》封面

注：图下方的文字是"医生和药剂师的舞蹈"。

资料来源：*Le Grelot* 12，January 1890，p.1。经惠康（Wellcome）图书馆授权使用。

27 日，这位保守党领袖已经卧床不起，他的私人医生和哈利街的一位专家被召集到他病床前。他的病情要随时向女王报告，但是在很多天里，这一消息并没有向报纸透露，可能是担心会引起公众的恐慌，因为此时南非的外交危机正变得越来越严重。[22]在1月1日《泰晤士报》最早开始报道此事时，具体细节很少，语气也很乐观。哈特菲尔德的通讯记者报道说："勋爵大人已经卧床两天。"虽然首相还在病房，"我们完全有理由相信不会出现什么危险的症状。今天下午，他的情况明显有所好转。"[23]

在评估首相的病情时，自由派的报纸似乎更加坦率，在与读者分享其病情细节方面也没有那么小心翼翼。《利物浦水星报》指出，索尔兹伯里勋爵是"迄今为止英国患病者中最显赫的一位"，并声称首相的病情被"尽可能长时间地小心地瞒着公众"。"根据我们的消息，勋爵依然需要接受系统的治疗。"接着又补充说："其真实的病情现在才为人们所知。"[24]

索尔兹伯里勋爵并不是受害者中唯一的政要。到1月中旬，他的外甥、爱尔兰事务大臣阿瑟·贝尔福（Arthur Balfour）也病倒了。贝尔福强烈反对爱尔兰实行自治，就在他试图恢复对爱尔兰的治理时，却病倒了。两位高级政要同时染病，漫画周刊《好玩》不禁对两人的窘境进行了嘲讽，他们背对背坐着，每人手里拿着一块手帕，各自把脚浸在一桶热水里，一个桶上写着"葡萄牙"，另一个桶上写着"爱尔兰"（图2.2）。[25]

此时报纸开始定期报道其他政要患者的病情，其中包括农业委员会主席亨利·查普林（Henry Chaplin）和德国驻英大使哈茨费尔德伯爵（Count Hatzveldt）。接着就是中央电报局和位于圣马丁勒格兰德街的邮政总局几百名员工染病，这里可是大英帝国的通信中枢。在伦敦西北区的皇后公园有几十个人染病，而在南区，这场流行病影响到了各行各业的人，包括医生、警察、公

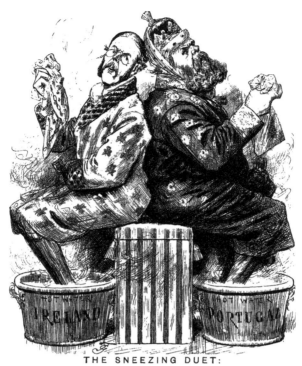

THE SNEEZING DUET:
OR, INFLUENZA EXTRAORDINARY.
"LORD SALISBURY AND MR. BALFOUR HAVE, WE REGRET TO HEAR, BEEN SUFFERING FROM THE
FASHIONABLE EPIDEMIC."—DAILY PAPERS.

[See Cartoon Verses, p. 30,

**图 2.2　英国首相索尔兹伯里勋爵（右）和他的外甥、
爱尔兰事务大臣阿瑟·贝尔福是最早一批染上这场流感的英国人**

资料来源：*Fun*，15 January 1890，p.24。经大英图书馆授权使用。

共汽车和电车司机。[26] 按照《评论回顾》的说法，"无论是皇帝还是
酒馆侍者，大家都经历着共同的病痛。"[27]《利物浦水星报》也表达
了同样的看法，指出在这种流行病面前人人平等，连索尔兹伯里
勋爵也病倒了，这表明"位高权重者和街头小贩一样会患病"。[28]

　　然而，真正让人们意识到流感对呼吸系统危害的，是伦敦中

心兵营两名士兵的死亡。两人一位是卫兵，一位是高地士兵，显然是在伦敦休假期间染上流感，后来在位于皮姆利科罗切斯特街上的警卫医院死于肺炎。军医随后把感染源头追溯到威灵顿和肯辛顿的军营。不久，温莎、奥尔德肖特和科尔切斯特的驻军和霍利黑德的海军警戒船都报告了"严重"的感染，引起了陆军部的"忧虑"。[29]《利物浦水星报》的驻伦敦记者概括了当时伦敦的气氛，他埋怨说浓雾让伦敦陷入"一团黑暗"，而"那些保持愉快心情的人似乎都在与俄国流感在斗争"。最后，这位记者写道：

> 医生们忙得焦头烂额，很可能首相已经感染了。当然，一些官员也病倒了，国外的观点认为那些还没有生过病的人要么正在生病，要么很快就要生病。[30]

新的"轰动效应"

俄国流感可以被归类为一种"轰动"新闻，因此与其他能够促进报纸销量的轰动新闻，例如凶杀、性丑闻、严重的铁路事故或王室成员的死亡，并无任何不同。在维多利亚时代后期，最擅长新闻轰动效应的人可能是《蓓尔美尔公报》的编辑威廉·斯特德（William Stead）。1885 年，他揭露了伦敦街头的童妓现象，从而推动了新新闻学（New Journalism）的产生。这是一种更加活泼、更加戏剧化的新闻报道风格，用这种风格的另外一个实践者、《星报》的编辑托马斯·奥康纳（Thomas O'Connor）的话说，其目的是要让读者"大吃一惊"。[31]对性丑闻和暴力犯罪的报道最有可能实现这种效果。他杀或多重他杀的故事效果会更好，尤其是像 1888 年秋季的白教堂谋杀案那样的故事，凶手的身份是一个谜，让新闻界可以大肆沉浸于耸人听闻的猜测。马修·阿诺德（Matthew Arnold）曾形容新新闻"愚蠢而轻浮"，认为它虽然充满了新奇性，却对事实的准确性毫不在意。但也有人辩称，维多利亚时代的读者很少质疑这种文本的真实性。[32] 与今天不同的是，当时的人普遍相信他们最喜欢的报纸或期刊的准确性。这赋予了编辑和专业记者巨大的力量，可以塑造公众舆论对犯罪、政治和不同寻常的新现象的认识，而来自东方的一种神秘疾病就属于这样一种新现象。

随着新闻界对这场流行病前所未有的关注，其中一个结果就是放大了公众对俄国流感的担忧。早在《柳叶刀》发表关于"耸人听闻的电报"的社论之前，《利物浦水星报》在 1 月初就指出，"非常让人担心的流感"的消息在利物浦引发了"恐慌"。而曼彻斯特的卫生官员泰瑟姆（Tatham）博士也指出，在曼彻斯特，关于流行性感冒的讨论也引起了巨大的恐慌。[33] 尽管人们承认新闻界放大了对俄国流感的恐慌，但电报并非恐惧的唯一来源。例如，到 1 月初，《柳叶刀》的"Letter"专栏都是来自医院和私人诊所的医生的文章，证明流感袭击的突然性和其他不同寻常的特征。在伦敦市中心的圣乔治医院，医疗登记员理查德·西斯利（Richard Sisley）博士报告说，他的一个病人是一名 22 岁的酒吧女招待，她的身体突然开始剧烈颤抖，把端给客人的酒水都洒了。她在圣诞节那天被收入圣乔治医院，体温为 37.7 ℃ *。几天后，

---

*　原文为 100F，约为 37.777 ℃，为了便于读者理解，本书用摄氏度表示，下同。——译者注

西斯利也病倒了，体温为 38.3 ℃。[34] 来自伦敦北区托特纳姆的一位医生报告说，他看到严重的病例有"明显的神经系统紊乱，患者担心自己会疯掉。"[35] 维多利亚公园医院的助理医师托马斯·格洛弗·莱昂（Thomas Glover Lyon）也对流感的神经后遗症很是吃惊，主张应该称这种流行病为"流感神经衰弱"：

> 据报告有癔球症（globus histericus）的病例，我也遇到过一例。有的病例也会担心自己发疯，害怕会做出一些不理性的举动，例如从窗户跳出去。[36]

圣巴塞洛缪（St Bartholomew）医院是伦敦的一家慈善医院，公众的恐慌在这里最为明显。据这家医院的呼吸系统疾病专家塞缪尔·韦斯特（Samuel West）医生估计，在 1890 年的前 6—7 周，"近 8 000 名流感患者接受治疗"。[37] 其中大多数是在 1 月的第二和第三个周入院的，近 6 000 名病人中有 2/3 是流感患者。这是前 5 年同样月份平均值的 2 倍多。在疫情暴发最严重的日子里，每天有 1 000 多名患者，其中大部分是男性，他们在急诊室"吵着要接受治疗"。

> 患者太多了，医生们完全应接不暇，一些外科住院医师和几位裹伤员也被拉过来帮忙。即便有了这些外援，依然无法应对，由于过于拥挤，许多人晕倒了。[38]

根据韦斯特医生引用的一位初级住院医生的话，通常情况下，很少有男性仅仅因为感冒而去急诊室报到，因为"一般说来他们的时间比女性的时间更加宝贵"。但是，面对俄国流感，男性患者对其症状感到恐慌，他们会马上去医院。

> 患者甚至可以说出他们几点开始发病的，例如，他们会说："今天早上我去上班时还好好的，但是到了 11 点时，却突然病了，只好请假离开。"[39]

对病房记录的分析表明，大多数患者是工匠和雇工，这无疑反映了该地区的人口结构，也反映了该医院是一家慈善医院这一事实。《柳叶刀》认为，对流感的这种恐惧在很大程度上是耸人听闻的新闻报道的结果，但同时也承认，门诊部人满为患的事实足以证明疫情是由电报引发的这一说法。它补充说："恐惧是存在的，但是需要一种比恐惧更加具体的东西让拿计件工资的工人不去工作。"[40]在《柳叶刀》看来，问题是如何在过度恐惧和泰然处之之间找到一个平衡。一些公众对流感有一种"病态的恐惧"，"他们坚信这种疾病一定会传播，因此在没有必要恐慌的情况下，几乎陷入一种惊慌失措的状态。"与此同时，《柳叶刀》也哀叹：

> 受过更好教育的人越来越把这场流行病不当一回事……这种想法常常被推向一个极端，认为利用家常的疗法和足够的自我控制能力就可以很容易治愈。但否认恐慌的原因是一回事，鼓励人们鲁莽地对其漠不关心是另一回事。[41]

在整个 19 世纪 90 年代，恐惧可以是一种积极的情绪，也可以是一种消极的情绪，这样的想法是一个反复出现的主题。对流感的恐惧可以让人们规范自己的行为，采取预防措施，在此意义上，医学界鼓励这种情绪。但与此同时，这种恐惧又有可能蔓延成恐慌和歇斯底里，这是医学界所不提倡的。问题是，由于流感有时被视为一种威胁，有时并非如此，对流感的"适当"恐惧和"不适当"恐惧之间的界限在不断发生变化。因此在大流行期间，当流感作为有吓人症状的一种"新"疾病时，宁可慎之又慎也是有道理的。但是，一旦大流行的病因已经被描述，其健康风险已经被理解，这种恐惧就会变得可疑，既可能会被理解为对威胁生命的感染的理性反应，也可能会被理解为疑病症或意志薄弱的标志。[42] 因为在这一时期，歇斯底里和疑病症往往被认为是女性特质，这让流感对于男性来说尤其成为问题：对于那些有癔病球症状和类似神经症状的男性来说，其品德有可能会受到怀疑，而那些认真对待医生建议的人则有可能会被嘲笑过于谨慎。[43]

在这方面，1月初《笨拙》的"答读者"专栏就有一个很好的例子。为了嘲讽患者繁琐的预防措施，它警告说："如果你整天穿着大衣坐在那里，用羊毛围巾把自己裹住，并且就像你提议的那样，把脚泡在加了芥末的热水里，当你如此恐惧的俄国流感真的降临时，你当然就做好了应对它的一切准备（图2.3）"。[44]

同样，它还把矛头指向市场上治疗方法激增的现象，嘲讽说有了这么多"绝对可靠的疗法"，"流感居然还有脸露面，实在是够神奇的。"[45] 尽管讽刺杂志嘲讽了公众的恐惧，但期刊和日刊似乎并不认为公众的反应是歇斯底里。1月的《妇女便士报》报道说，流感已经让法国的首都失去了其"惯常的光彩，人们就像霍乱流行时那样非常恐慌。"

流感大历史：一部瘟疫启示录

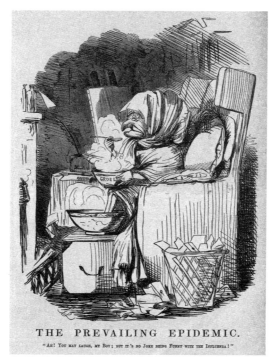

图 2.3 庞奇先生（Mr Punch）坐在火炉边喝粥，"流感可不敢马虎。"

资料来源：J.利奇（J.Leech）木刻，*Punch* magazine，约 1891 年。经惠康图书馆授权使用。

这并不奇怪，因为这种疾病正在迅速造成破坏。在这一年的最后一个早晨，举行了不少于 450 场葬礼，比前一天增加了 100 多场。……最大的危险似乎是旧病复发，因此那些不得不在完全康复之前就恢复上班的人，还有那些老年人和体质差的人很容易死掉。[46]

绘制流行病地图

新闻界并不是唯一利用现代监测和报告来跟踪流行病的机构，对流感的跟踪也是政府的首要任务。1848 年，威廉·法尔只能用回顾性统计分析这种笨办法，而现在利用最新的流行病学调查方法，可以实现实时跟踪。领导这项工作的是英国地方政府委员会（LGB）的医务处。这个部门是 1858 年由英国健康委员会（Chadwickia Board of Health）创立的，1871 年，随着地方政府委员会被赋予管理英国公共健康体系的职责，医务处被并入地方政府委员会。它与英国登记总署和地方卫生部门密切合作，主要职责是提供和传播流行病学相关信息，以指导卫生医务官员采取预防措施。与此同时，它还负责监测流行病的进展，对斑疹伤寒、白喉、天花、猩红热和肺结核等疾病的暴发进行"辅助科学调查"。[47] 因为它与动物病理学实验室和伦敦最领先的研究型医院关系密切，所以能够将最新的细菌学技术与流行病学相结合。尽管该部门的流行病学工作受到了细菌理论的指导，但是它往往对实验室医学持怀疑态度。[48] 它更愿意使用法尔所开创的统计学方法，再结合对疫情的密切观察，并且在重大流行病暴发的情况下，加强与基层卫生医务官员的信息交流。

1889 年 12 月，地方政府委员会的卫生干事乔治·布坎南让他的助手亨利·富兰克林·帕森斯（Henry Franklin Parsons）对俄国流感进行上述这种调查。[49] 帕森斯的第一步就是在《英国医学杂志》的读者来信专栏发布通知，让读者报告自己所在区域疫情的信息，"描述其与众不同的特征"，并说明流感是否是从国外传入的……如果是机构的话，就要报告是不是从“外部”传入的。[50]与此同时，帕森斯向英国 1 777 个卫生区域的卫生医务官员发放了详细的问卷，以获得有关流感病因、传播方式和潜伏期的信息[51]（图 2.4）。

On Epidemic Influenza in 1889-90; by Dr. Parsons.

CHAP. VII.

Collective inquiry through Medical Officers of Health.

VII.—SUMMARY OF INFORMATION DERIVED FROM MEDICAL OFFICERS OF HEALTH AS TO THE DISTRIBUTION OF THE INFLUENZA EPIDEMIC IN ENGLAND AND WALES.

With a view to collecting information on a uniform plan as to the origin and mode of distribution of the Influenza epidemic in England and Wales, a circular form of queries, of which a copy is annexed, was drawn up by the Medical Officer of the Local Government Board, and sent to the Medical Officer of Health of every sanitary district in England and Wales. (There are 1,777 sanitary districts in England and Wales, viz., 41 metropolitan, 1,003 urban, 675 rural, and 58 port districts, and they are all supervised by Medical Officers of Health; in some instances several districts being combined for the appointment of a single Medical Officer of Health; in other instances one rural district having several Medical Officers of Health, each acting for a different division.)

Medical Department,
Local Government Board,
Whitehall, S.W., January 17th, 1890.

DEAR SIR,

THE Medical Department is endeavouring to gather information respecting the origin and mode of distribution of the Influenza prevailing in England and Wales, and I rely on your assisting me by your experience. I am desirous of collecting such information on a somewhat uniform plan, and would ask you to reply on the enclosed sheets so far as you may be able; filling up one sheet at once, and others at weekly intervals while the epidemic continues in England and Wales. Please post them to me (unpaid), addressed to the Medical Officer of the Board.

I am, dear Sir,
Yours faithfully,
GEORGE BUCHANAN.

The Medical Officer of Health.

Period ended__________. Name of District__________.
(Urban or Rural?)

1. Has any "Influenza," particularly if characterized by much nervous depression, severe frontal headache, or various muscular pains, shown itself in your district?
2. The date of the first occurrence (as far as you know) of such an Influenza.
3. The date of commencement of any extensive prevalence of such Influenza.
4. Any opinion you have formed (or that you wish to modify) as to the mode of origin of introduction of the disease, and as to its method of spread.
5. Have you observed among domestic animals any unusual complaint; and in what animals, and with what symptoms?
6. Illustrations or observations as to the behaviour of any observed Influenza, especially as to the intervals of attack in members of households, its dissemination among particular communities, and its incidence on particular localities.

Signed__________

图 2.4　地方政府委员会的卫生医务官员乔治·布坎南发放的问卷

资料来源：Parsons，Report on the Influenza，p.1。经大英图书馆授权使用。

地方政府委员会共收回问卷 1 150 份。帕森斯 1891 年和

1893 年的流行病报告是病例追踪流行病学的典范，表明流行病并不像瘴气理论所认为的那样在几个地方同时暴发，而是每一波暴发都是先有零星的病例，然后在几周的时间里不断递增。不仅如此，传播遵循一个明确的顺序，通常是伦敦和其他主要城市中心首先受到侵袭，几天或几周后才是小城市和农村。当时大多数人仍然用神秘观念来解释流感的大流行，而帕森斯的报告改变了人们对流感的医学和科学认识。就像乔治·布坎南在 1891 年报告的引言部分所说的那样，帕森斯最重要的发现是流感是"一种极具传染性的疾病，可以通过个体之间的普通接触来传播"，其传播速度不会超过人际交往的最快速度。[52] 其次，帕森斯还表明虽然这场流感的第一波袭击来得很突然，在为期 6 周的疫情过去 3 周的时候，即 1890 年 1 月 18 日死亡率达到峰值，然后迅速下降。他还观察到，虽然流感使伦敦的死亡率升高到 33‰，但是总体上并不严重，只有 1/4 的伦敦居民患病，基本上是 7—10 天就好了。与其相比，1891 年 5 月—6 月的第二波暴发更加缓慢，周期也更长，在伦敦平均持续了 8 周，但是最终却更加致命。1892 年 1 月—2 月暴发的第三波也具有同样的特征，即来势没有那么凶猛，但是死亡率超过了第一波（1890 年的流感共造成 624 例死亡，1891 年有 2 336 例死亡，1893 年有 2 264 例死亡）。[53] 第三，地方政府委员会的调查表明这场流行病对肺病患者更加致命，提高了肺结核、支气管炎和肺炎等呼吸系统疾病的死亡率。在一个呼吸系统疾病导致的死亡率占总死亡率的比例开始增加的时期，这是一个非常重要的发现，它凸显了流感对公共健康的威胁，使其日益成为生命政治话语的对象。

对于帕森斯和地方政府委员会医务处的其他专家来说，第一个挑战就是要确定流感来自哪里，什么时候以什么方式传到英国的。虽然最初的报道将焦点集中于圣彼得堡，也有人认为这场流行病的源头是布哈拉，这是从阿富汗出发的丝绸之路上一个重要的穆斯林贸易站，位于当时由沙皇控制的乌兹别克斯坦。1889年5月，一种类似于流感的疾病导致布哈拉80 000居民中的一半人患病。按照当时居住在这座城市的德国医生约翰·黑菲尔德（Johann Heyfelder）的描述，其症状包括高烧、大汗、食欲不振、乏力、恶心和呕吐。[54]另外一个盛行的说法是格雷沙姆医学教授（Gresham Professor of Medicine）、布朗普顿结核病和胸科医院的顾问医生塞姆斯·汤普森（Symes Thompson）提出的。在疫情最严重的时候，他举办了一系列的讲座，称这场流行病根本就不是源自俄国，而是由1888年冬天的黄河发洪水和第二年夏天的酷暑引起的。他声称后者作用于容易导致瘴气的、充满垃圾的污泥，让无数的有机孢子进入空中。[55]进入高空之后，毒气被信风或因为大气、电或瘴气的作用而被带到欧洲。无论是哪一种情况，汤普森确信大量的细菌可以追溯到他所说的"一般影响"。[56]

流感暴发时，苏格兰医生弗兰克·克列莫（Frank Clemow）正在圣彼得堡附近喀琅施塔得一家英国医院工作，他指出，根据来自布哈拉和俄国东部的最初病例报告，流感似乎在17天里行进了3 000英里，其间经过大部分"人烟稀少，几乎无法通行的大草原"。[57]在克列莫看来，这表明流感是一种瘴气病，和霍乱一样，可以穿越大片土地，跨越国与国之间的边界，检疫和其他预防措施对它是无效的。据报道，在俄国的一些地方，流感之后又暴发了霍乱，这让人想起1831年和1848年发生在英国的情况，当时在霍乱暴发之前也发生了流感。然而，克列莫意识到瘴气理论无法解释这样一个现象，即流感会侵袭居住在铁路附近的人，而那些距离铁路有一定距离的人却能幸免。这种异常现象让克列莫非常不解，他后来利用俄国军队的记录进行了详细的回顾性流行病学研究。他的研究表明，几乎可以肯定流感起源于哈萨克斯坦北部的吉尔吉斯大草原，当时这里归俄国掌控。最早的病例发生在 1889 年 9 月底，地点是彼得罗巴甫洛夫斯克（Petropval-ovsk），这是一个完全坐落在大草原中的城镇，距离从莫斯科到西西伯利亚的主要邮政路线不远。克列莫注意到，此后不久，即将延伸的西伯利亚铁路的主要终点站车里雅宾斯克（Tcheliabinsk）就暴发了疫情。从那里，流感迅速向西、向南传播，向东朝着中国的传播则更加缓慢。到了 10 月中旬，西西伯利亚的托木斯克（Tomsk）和托博尔斯克（Tobolsk）都暴发了疫情。[58] 到了 11 月中旬，流感已经到达圣彼得堡，到了这个月的月底，柏林、维也纳和巴黎都出现了疫情。到了 12 月中旬，斯德哥尔摩、布鲁塞尔和马德里暴发了疫情，到了 12 月底，疫情已经到达了美国东部沿海。[59]

起初，帕森斯和克列莫一样也对流感的传播模式深感困惑。通过分析已经回收的问卷，他发现医务人员一致认为流感是一种"通过空气传播的瘴气病"。有几个人认为这种疾病"可以通过接触传染，但是大多数人并不这样认为。"[60] 但是，通过研究回收的问卷并追溯流感的传播路线，帕森斯越来越怀疑瘴气理论。他注意到，在英国，疫情暴发的最早迹象是秋季康沃尔和斯塔福德郡马厩里一种马流感的暴发。1889 年 10 月，在第一批人感染病例出现的大约六周前，伦敦和格拉斯哥的马厩里也暴发了这种流感，这里的马匹归铁路和有轨电车公司所有。症状的出现很突然，与随后出现的人感染病例很相似，马匹会发高烧，脉搏频率快速增加。虽然一位医学专家对此很担心，给《英国医学杂志》写信，警告说这种马流感的暴发可能预示着人类流行病的暴发，但是这种流感并没有传到马夫身上。[61]

按照帕森斯的说法，第一个明确的人感染病例发生在圣诞节前两周。疫情最初集中在伦敦，到了1月份的第二周，已经蔓延到英格兰东南部及中部和东部各郡。到了1月底，已经到达西部各郡和威尔士。到了2月，流感已经在柴郡、兰开夏郡和北部蔓延开来，然后开始平息。在大一点的城镇，赫尔于12月受到侵袭，据推测是由来自里加的俄国水手直接带进来的；朴次茅斯在12月中旬受到侵袭；伯明翰、利物浦和多佛是12月底受到侵袭。但是在没有港口的曼彻斯特和谢菲尔德，流感直到次年2月才蔓延开来，而在德比根本就没有发展成疫情。[62]

通过仔细研究证据，帕森斯确定流感是通过接触传染的。在1890年4月卫生医务官员协会（Society of Medical Officers of Health）的讨论会上，他指出流感传播的速度被夸大了。他提到，英国的任何地方都可以在24小时之内到达，在很多情况下，最早受到侵袭的是邮局员工。他指出这次疫情和圣诞节同期，而这一时期"人流量很大"。[63]在其报告中，帕森斯进一步阐述了这一观点。注意到疫情总体上是从东南向西北传播的，他认为这种传播模式表明在圣诞节度假的伦敦人把流感带到了农村地区。[64]

对调查问卷的分析表明，在疫情暴发前的几周里，有逐渐增加的零星病例，这进一步推翻了瘴气理论所预测的疫情在几个地方同时暴发的观点。[65]这种模式在一些机构尤其明显。帕森斯举了一个典型的例子，在邮政总局，病例最多的是电报业务部，因为这里的 2 000 多名员工在电报长廊里并肩工作。这里的发病率是后勤人员的 10—20 倍，因为这些后勤人员的工作环境没有那么拥挤。[66] 流感在家庭中的暴发进一步证明流感是通过接触传染的。通常是家里养家糊口的人和学生先染上流感，妻子和还没有上学的孩子后来才会染上。同样，根据伦敦南部和北部各郡的卫生医务官员报告，最早感染的常常可以追溯到经常往返于首都工作的商人。[67]

帕森斯的报告没有留下什么含糊其词的空间。他认为流感是一种病菌，直接沿着人际交往的路线在人与人之间传播，先是城市和主要的城市中心受到侵袭，然后是城镇和乡村。因为其潜伏期短，所以传播迅速而广泛，但是从来不会"比人际交往、包裹或信件的速度更快"。此外，帕森斯还发现，与瘴气理论相反，这种流行病"不受季节、气候和天气的影响"，南北半球虽然季节相反，却会同时暴发疫情。但也许他最重要的发现是，虽然最初的病例和普通的卡他相类似，甚至有几位医生否认流行病的存在，但是后来症状变得愈发严重，许多医生记录了"复发和危险的并发症"。[68]

帕森斯指出，这些并发症主要影响肺部，医生记录的死亡率超过了支气管炎、肺炎和肺结核以及循环系统疾病死亡率的平均值。事实上，虽然 1890 年前 4 周伦敦有 303 例死亡被归因于流感，帕森斯证明与此前 10 年同期相比，超额死亡人数为 2 258人。他指出："后来被归因于流感的死亡率大多数情况下可能是因为后遗症或并发症。"他的结论是："直接归因于流感的死亡率只占由于这场流行病所造成的死亡率的一小部分。"[69] 最后，皮科克也指出，虽然在 1847—1848 年的那场流行病中，绝大多数死者是女性，但是在 1890—1891 年，医生报告说死者中似乎更多的是男性。[70]后来的死亡人数报告证实了这一点，男性的死亡人数为 2 415 人，明显超过女性的 2 108 人。我们将在第四章中对此详细讲述。这里我只想提一点，即帕森斯发现除了 65 岁以上的人之外，其他每一个年龄段都是如此，并且在 25—65 岁的人中间尤其明显。他认为这或许与"伴随男性职业的疲劳和更多暴露于风险有关"。[71]

第二波

虽然帕森斯和像塞缪尔·韦斯特这样的医生担心呼吸系统并发症的危险，大部分医生对这一威胁持怀疑态度，认为流感的病死率根本无法与霍乱、天花和猩红热这些真正可怕的疾病相比。此外，虽然把天花和猩红热患者隔离在发热医院是有道理的，但是大部分医生认为流感的传染性有待进一步证明。《泰晤士报》上发表了一篇附有详细社论的长文，同意这种观点。文章指出有很多这样的例子，即照顾患者的医生和护士并没有感染流感，因此认为流感"传染性并不强"，其传播很有可能取决于"某种有害的空气状况"。这篇文章认为，虽然"疑病症患者和体弱多病者"过于关注自己的症状，流感是一种"麻烦但并不致命的疾病"，"仅仅因为其影响的普遍性而对想象产生了与其实际破坏性完全不相称的影响。"[72]然而，文章指出，虽然流感的"直接死亡率"非常低，但是在 1 月的第一周，它将伦敦的死亡率抬高到 32.3‰，而巴黎的死亡率已经高达 61.7‰。文章最后得出结论说："除了霍乱之外，没有其他疾病能够对死亡率造成如此严重的影响。"[73]第二波大流行的暴发让人们真正认识到问题的严重性，尤其是在谢菲尔德和威斯敏斯特宫。

第一波俄国流感只持续了3周，而第二波的平均持续时间为8周，疫情在1891年4月—5月达到峰值。流感首次在赫尔复发，在1891年3月的第一个星期蔓延开来，在4月的第二周，这里的死亡率达到峰值42.5‰。最初受到怀疑的是从汉堡中转去纽约的俄国犹太人移民，但是随后发现这种疾病直到后来才在俄国和汉堡流行起来，而在北约克郡为群山环绕的低洼地区的村落里，流感一直没有完全消失。流感从亨伯赛德郡的这个港口城市传播到东约克郡和林肯郡北部，在这个月中旬开始侵袭村庄和附近的市镇，如德里菲尔德，在4月份开始影响利兹和谢菲尔德。[74]

在伦敦，1890年第一波流感的到来非常突然，死亡率在疫情暴发三周后的1月18日达到峰值。与其相比，谢菲尔德的第一波疫情持续了很长时间，流感和肺炎所造成的死亡率直到6月下旬才最终下降，此时疫情已经持续了近20周。但是总体而言，1890年疫情对谢菲尔德的影响并不严重，一共只有96人死于流感。虽然谢菲尔德的卫生干事哈维·利特尔约翰（Harvey Little-john）后来指出，在最初被归因于呼吸道感染的1 575例超额死亡中，有相当大的一部分其实是死于流感，但是在1890年冬天疫情暴发期间，只有两周的流感死亡人数超过了10人。相比之下，在1891年春天的第二波疫情期间，谢菲尔德的流感就像是典型的传染病那样，第一批死亡在4月的第三周突然出现，仅仅两周后就达到了峰值，死亡人数多达111人。如果算上与其有关的肺炎和支气管炎所造成的死亡（前者是76人，后者是97人），1891年5月2日之前的这一周死亡率高达73.4‰，是当地有记录

流感大历史：一部瘟疫启示录

以来的最高数字（图 2.5）。[75]

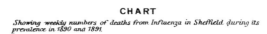

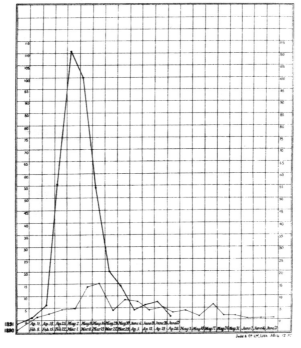

图 2.5　1890—1891 年的春天到夏初谢尔德每周的流感死亡率

　　注：可以看出，在 1891 年 5 月 2 日之前的那一周，死亡率达到峰值，即 73.4‰，
是当地有记录以来的最高数字。
　　资料来源：Parsons, Further Report, p.28。经大英图书馆授权使用。

　　突然增加的死亡率震惊了医生和市政厅官员，尤其是因为这
场流感似乎是去过德里菲尔德和其他市镇的人带来的，这表明与
当时流行的医学观点不同，流感的传染性很强。死亡率的猛增也

引发了新闻界的高度警惕。虽然呼吸系统疾病和肺结核在谢菲尔德的磨刀匠和餐具生产者中间一直发生率很高，虽然在像布莱特塞德（Brightside）和克罗夫茨（Crofts）这样的工人阶级生活区，由于当时的排污方式，痢疾和其他由水引起的疾病几乎成了地方病，但是超过 70‰的死亡率依然是令人震惊的。《约克郡电讯报》问道："这场流行病什么时候才能结束呢？"

> 到现在为止，谢菲尔德人一直以一种坚忍的方式来面对这场流行病，理性地拒绝恐慌，但是随着死亡率高达 70.3‰，我们需要问一问那些健康的守护人，是否可以采取什么行动终结它对我们人口所造成的破坏。[76]

即使在 1887—1888 年的天花流行期间，谢菲尔德每周的死亡率也从来没有超过 30‰。虽然 1832 年的霍乱流行造成的死亡率比这要高很多，虽然它造成了很大的恐慌，但是在长达 5 个月的时间里，只造成了 402 例死亡，每周最高死亡总人数为 92 人。[77]相比之下，在 1891 年春天，谢菲尔德每周死于流感的人数超过 1832 年霍乱死亡人数的两倍。事实上，在 12 周里，第二波俄国流感给谢菲尔德造成了 399 人死亡。如果算上肺炎和支气管炎造成的超额死亡率，第二波流感造成的总死亡人数不少于 1 100 例。[78]

虽然流感在谢菲尔德的严重复发让约克郡的报纸为之惊恐，让俄国流感再次成为全国关注焦点的是 5 月份在威斯敏斯特宫的再次暴发。和 1890 年冬天的情况一样，流感已经严重打击了索尔兹伯里和贝尔福。最早的一批受害者中有几位是威斯敏斯特宫最著名的政治人物，这一事实让新闻界对流感更加感兴趣。此外，人们清楚地认识到，与 1890 年那场仅仅持续了三周的疫情不同，这一波持续的时间更长，有时伴有致命的呼吸道综合征，公众的焦虑加剧。[79]

在最早染上流感的一批人中有《铁路运价及收费临时命令法案》联合委员会主席里士满和戈登公爵（Duke of Richmond and Gordon）还有他的副手霍顿勋爵（Lord Houghton）。5 月初，在从来自曼彻斯特、谢菲尔德和林肯郡铁路的代表那里取证时，这两位上议院议员不得不退场。这件事引起了广泛的评论，也强调了这种疾病的传染性。5 月 2 日，德比勋爵也染上了流感，接着染病的是几位议员。此时流感已经从谢菲尔德蔓延到了利物浦。布拉德福德已经出现了几例死亡，据报告利兹一家养老院有几位护士死亡。[80] 然而，最能引发公众恐慌的是约克大主教威廉·康纳·马吉（William Connor Magee）博士的突然死亡。毕业于三一学院的马吉博士是一位爱尔兰高级教士，因其对教会正统的热情辩护和对社会事业的倡导而在约克和其他地方深受爱戴。1891 年 5 月 5 日凌晨，他突然去世，此时他刚刚上任五个月。在此之前，他一直没有让教区居民了解他病情的严重性。1861 年，42 岁的阿尔伯特王子的意外死亡震惊了维多利亚时代的公众，引发了全国性的哀悼，而根据《泰晤士报》的报道，这次马吉博士之死"引起了极大的轰动，最深切的悲痛无处不在"。[81] 他似乎是在两周前主持关于少儿保险的议会委员会时染上流感的。虽然他回到了兰贝斯宫疗养康复，但是流感之后又出现了支气管炎，在几次复发之后，他陷入昏迷状态，不久就死于"心力衰竭"。[82] 对于他是在伦敦还是在其他地方染病的，人们不得而知，但是当时的评论者注意到在他到威斯敏斯特宫主持关于少儿保险的委员会时，路上经过了谢菲尔德。除此之外，在他短暂的任职期间只去过两个地方，一个是赫尔，被帕森斯派去调查流感源头的记者之一布鲁斯·洛（Bruce Low）博士认为，春天那一波疫情可能就源自这里。另一个地方是德里菲尔德，当时流感正在这里肆虐。[83]

马吉之死表明，那些认为流感是一种和卡他或重感冒差不多的小疾病的人是错误的。从此，必须将呼吸系统并发症视为一种严重的疾病。这位大主教之死和其他著名人物的患病，还引发了人们对于过度劳累和缩短康复期的危险的焦虑。《泰晤士报》评论说："约克大主教的不幸死亡使流感再次成为令人感兴趣的话题。"然后，它得出结论说公众的恐慌"远远超过了实际的危险"，而主要的危险是患者完全康复之前的"肺部炎症"和"过度劳累"。[84]虽然《泰晤士报》建议人们要保持镇定，但是通过定期报道名人患病者的情况，它和其他报纸加剧了公众的恐慌情绪。到了5月中旬，患病者中包括威尔士亲王、艺术家爱德华·伯恩-琼斯（Edward Burne-Jones）和索尔兹伯里政府的几位主要支持者。5月12日，反对党自由党领袖威廉·格莱斯顿在他位于花园弄的家中病倒了。或许是为了减轻公众的忧虑，格莱斯顿的医生安德鲁·克拉克（Andrew Clark）爵士发表声明，称格莱斯顿仅仅是"感冒发烧"，情况"正在好转"。但是，从涌到花园弄来探望并表达祝福的人数可以看出，人们并不相信他的说法。[85]

到了5月13日，上下两院有77名议员患上了流感，无论是执政党还是反对党的席位都出现了大量的空缺。[86]由于信使和文书也染上了流感，议会事务陷入停滞，因此有人提出要延长圣灵降临节假期。他们指出，如果延长假期，不仅有利于患病的议员康复，还可以避免其他议员感染，并且可以借此机会对议会大厦进行彻底消毒。下议院议员的关注点是《曼彻斯特卫报》所说的来自走廊和不通风的议事厅的"难闻气味",但是引起人们最大同情的是呼吸道并发症,"人们从来没有如此强烈地觉得政府应该延长圣灵降临节假期,以避免议员们感染。"

> 许多或多或少患有胸痛的议员如果患上了急性流感,情况会雪上加霜,他们自然会尽可能少地在威斯敏斯特宫停留,即使是健康的议员也热切盼望着假期。[87]

一周后,《曼彻斯特卫报》发表了一篇长文,介绍了名人患者的最新健康状况,继续呼吁延长假期。此时,患者中包括海军大臣乔治·汉密尔顿(George Hamilton)勋爵和格莱斯顿,前者因为复发而被限制在其官邸之内,后者的病情已经被承认是"一种非常糟糕的发作"。[88]然而,虽然后勤工作人员急于延长假期,以便获得足够的时间对议会大厦进行消毒,但是对于健康风险的担心因为事务方面的考虑和对于流感病因的困惑而有所缓和。最终,下议院的事务一直延续到6月16日那个周五的深夜,这意味着大部分议员要到周末才能离开威斯敏斯特宫。迫于未竟事务的压力,许多议员不得不在5月21日那个周四下议院再次开会时返回。由于周一和周二是公共假期,公众可以进入威斯敏斯特宫参观,这意味着工作人员只有周三这一天可以对议事厅进行消毒和通风。在写给《泰晤士报》的一封信中,下议院副议长莱昂·普莱费尔(Lyon Playfair)指出这显然是不够的,工作人员需要更长的时间来彻底清洁议事厅的木制品和墙壁。[89]但是,有几位评论者怀疑消毒下议院的议事厅是否有意义,因为医生们还无法就流感的传播途径达成共识。《约克郡电讯报》指出，通风有可能会起到适得其反的作用，因为"第一口新鲜的空气可能会带来4万多比第一波更加糟糕的病菌。"[90]

最终，关于假期太短的担心被证明是站不住脚的。5月21日，当下议院再次开会时，后勤部门的总工程师普伦基特（Plunket）先生报告说工作人员已经对所有的大厅和议事厅进行了消毒。地板已经用石炭酸皂进行了擦洗，地毯和垫子已经清洗，图书馆也用硫黄和樟脑的混合液进行了净化。他报告说议会大厦一直保持很好的通风，最后他说这里"或许是伦敦通风和净化最好的地方了"，这句话引来议员们一片欢呼。[91]然而，许多议员对医生们关于康复的建议非常在意，利用假期到福克斯顿（Folkstone）呼吸来自大海的新鲜空气。在5月21日那个周四，议会再次开会，但是假期的连锁反应还是很明显的，在三天后于海德公园举办的棒球比赛上，观众只有平时的一半。《曼彻斯特卫报》报告说："整个伦敦目前情绪低落，每个人要么已经患过流感，要么正在患流感，要么即将患上流感。"[92]

传染性的话语

虽然公众依然把流感视为一种瘴气病，此时医学界已经开始将其视为一种传染病。在赫尔流感复发之后，帕森斯派他的助手布鲁斯·洛博士前去调查。起初，他的调查聚焦于从汉堡经过赫尔前往美国的犹太移民，但是他发现港口检查员并没有在这艘远洋客轮上发现流感病例，而一周后于3月5日从纽约来到赫尔的一艘牲口船上疫情却非常严重。无论疫情的最初源头是哪里，他

流感大历史：一部瘟疫启示录

确定无疑的是，来自赫尔的商人把流感传到了德里菲尔德和约克郡的其他城镇，通过他所说的"人际接触"进行传播。[93]虽然帕森斯的疫情报告直到 1891 年 7 月才发表，早在 5 月 27 日，地方政府委员会主席查尔斯·里奇（Charles Ritchie）在议会回答一个问题时指出，流感"似乎来自国外"，其传播"在很大程度上可以通过将其视为一种潜伏期很短的传染性疾病来解释。"[94]这很能代表地方政府委员会的观点在发生什么变化。《英国医学杂志》接受了里奇的说法。一篇题为"议会瘫痪了"的文章指出"按照地方政府委员会最权威的说法，这种流行病具有传染性"，并且很有可能是由"谢菲尔德的证人"带到威斯敏斯特宫的。[95]决定性的时刻是下一周的另一场议会辩论，这次里奇使用了更加强硬的语言。他回应的问题与 1889 年的传染病法案有关，为了控制传染病疫情，该法案授予卫生部门进入人们家中监督受污染房间和寝具消毒情况的权力。虽然根据这一法案，流感没有被列为传染性疾病，但是其中有一条授权卫生部门通过适当决议的形式把新的疾病加到法定传染病的名单上去。[96]提问者莫顿（Morton）想知道的是，地方当局有没有尝试把这一条应用于流感，以及在地方政府委员会主席看来，流感是否是一种在该法案管辖范围之内的法定传染病。

里奇的回答很能说明问题。他说据他所知，没有地方当局颁布命令将流感纳入法定传染病之列，但是有人向他提议"流感是一种传染病，因此应该在该法案的管辖范围之内"。[97]这就偏离了委员会以前的观点，即流感本质上是一种瘴气病，在特定情况下，也可能会人际传播。几乎可以肯定，这种偏离反映了帕森斯的调查结果。不管是什么情况，当帕森斯的报告最终在 7 月发表时，就没有任何含糊其词的空间了。就像地方政府委员会的卫生干事乔治·布坎南在引言部分所说的那样：

> 可能还从来没有如此丰富的证据被记录下来，以表明流行病形式的流感是一种非常具有传染性的疾病，可以在人与人之间的普通接触过程中传播。在我看来，这一事实似乎是毫无疑问的了。[98]

虽然医学界的一些人依然坚持认为流感是一种瘴气病，这份报告还是广受好评。事实上，《柳叶刀》的观点也发生了很大的改变，起初和克列莫一样，认为流感应该被视为一种具有传染性的瘴气病，现在也接受了地方政府委员会的结论，指出"似乎的确有很多证据表明流感主要是通过人际交往来传播的，其传播速度和其他由人类传播的传染病一样。"[99]《泰晤士报》本来也采取了与其类似的模棱两可的态度，也开始支持帕森斯的结论，在一篇对这份报告的长篇评论文章中指出，帕森斯所证明的流感的传染性"几乎是确定无疑的"，今后"谨慎起见，最好尽可能与正在患流感和刚刚患过流感的人保持距离。"[100]只有《医学新闻》对此并不热心，有趣的是，这并不是因为它否认流感的传染性，恰恰相反，早在大流行之初，它就支持这一理论。[101]这家报纸代表的是广大医生的观点，它担心流感传染性的证据会被用来给已经负担过重的医疗系统强加更多的监管职责，从而对医疗从业者更加不利。6月，它警告说："现在有人煽动要把麻疹和流感加到需要报告的传染病的名单之上，这样一来恐怕很快梅毒和淋病也要被加上去。"

流感大历史：一部瘟疫启示录

就这样，我们迅速接近报告强迫症患者的乌托邦，到那时，如果一位店主的孩子感冒了，前来给他看病的医生会因为没有向上报告而被投进监狱。[102]

"一种威胁到我们生命的可怕细菌"

如果说 1891 年春天伦敦流感疫情复发让医学专家大吃一惊，它在冬天的再次暴发则在人们的预料之中。事实上，正是因为预料到这样的再次暴发，1892 年 1 月，在卫生医务官员协会的一次会议上，同时也身兼哈利街流感专家的圣乔治医院医疗登记员理查德·西斯莉（Richard Sisley）再次呼吁将流感列为法定传染病。他指出，官方的数字并不能代表真实的死亡率，如果把肺炎、支气管炎和循环系统疾病所造成的超额死亡率也考虑进来，仅仅在 1890 年那一波疫情期间就有 27 000 人丧生。[103] 1891 年春天那一波疫情更加严重，呼吸系统疾病导致大约 58 000 例超额死亡。但是就连西斯莉也没有预料到第三波疫情造成的死亡病例竟然是上一次的一半，更没有预料到受害者中会竟然有维多利亚女王的孙子克拉伦斯公爵。

我们将在第五章探讨克拉伦斯公爵的病情和他的死亡所引发的公众反应。这里我想说的是，他突然死于"流感性肺炎"，他的死亡震惊了全国，引发了全国性的悲痛，就连 30 年前他的祖父阿尔伯特去世时，英国人也没有如此悲伤。[104] 更加重要的是，1 月 20 日他在温莎城堡的隆重葬礼和围绕其病情而产生的广泛评论，让公众深切地体会到《英国医学杂志》所说的"流感目前的威力"。[105] 就像每周死亡率汇报的统计分析所表明的那样，到了

1892 年冬天，流感的威力丝毫没有耗竭。事实上，根据登记总署的统计，在克拉伦斯公爵去世那一周，英格兰和威尔士有 506 人死于流感，超过了 1891 年春天死亡人数最多的一周。在 1 月的前两周，死于呼吸系统疾病的人数分别是 1 084 人和 1 248 人，到第三周增加到了 1 465 人，比这个季节的平均死亡人数多了 868 人。[106]

在 8 月的《英国医学杂志》上，迪克西（F.A.Dixey）博士发表了一篇文章，比较了这三波疫情期间伦敦的死亡率，发现 1892 年 1 月第三周伦敦的流感死亡人数是有记录以来最多的。因此，虽然根据伦敦的官方统计，从 1890 年到 1892 年，被归因于流感的死亡人数分别是 600 人、2 200 人和 2 170 人，但是根据迪克西的统计，如果把呼吸系统疾病导致的死亡人数考虑进来，这三年真实的死亡人数应该分别为 2 800 人、5 800 人和 8 000 人（图 2.6）。[107]

TABLE IV.—London. *Deaths in Three Epidemics.*

	1890.	1891.	1892.
Deaths from influenza	600	2,200	2,170
Total deaths due to epidemic ...	2,800	5,800	8,000

The numbers for 1892 are made up as in Table V :

TABLE V. London. *Causes of the Mortality due to the Influenza Epidemic of 1892.*

Cause of Death.	Number of Deaths.
Influenza...	2,170
Bronchitis	2,770
Pneumonia	830
Other respiratory diseases	290
Whooping-cough	490
Phthisis...	245
Diseases of circulatory system ...	450
Brain diseases, etc.	230
Old age	175
Other causes	440
Total	**8,000**

图 2.6　迪克西的表格显示了从 1890 年到 1892 年伦敦死于流感的人数，还有因为像肺炎和支气管炎这样的呼吸系统疾病而造成的超额死亡人数

资料来源：F.A.Dixey, "On the Influenza Epidemic of 1892 in London", *BMJ*, 13 August 1892，pp.353—6。经大英图书馆授权使用。

帕森斯也对死亡率与呼吸系统疾病之间的联系感到吃惊，认为疫情期间死亡率的上升很大一部分是由一种"症状不明显的隐匿性肺炎"造成的。[108]后来对登记总署的统计进行的分析证明，这种情况并不仅限于伦敦。因此，虽然 1890—1892 年英格兰和威尔士每年死于流感的人数分别是 4 573 人、16 686 人和 15 737 人，一旦把呼吸系统疾病导致的超额死亡考虑进来，根据总登记官的统计数字，这三年疫情造成的死亡人数将分别是 27 074 人、57 980 人和 25 000 人，死亡总人数接近 11 万人。[109]此外，在 1893 年冬天，流感的严重复发又造成了另外 15 000 人因为呼吸系统疾病而死亡。这样一来，从 1890—1893 年，英格兰和威尔士因为这场大流行而造成的死亡总人数"不少于 125 000 例"。[110]换句话说，在俄国流感肆虐的这四年里，每三例被归因于流感的死亡就有五例死于呼吸系统疾病并发症。

如果说克拉伦斯公爵的死亡和对死亡人数的分析改变了人们对于流感所带来的危险的认识，是细菌学帮助维多利亚时代的人真正理解了这个新威胁。虽然大部分英国人依然用瘴气理论来解释流感的广泛流行，但是到了 1890 年，人们越来越普遍地认识到流感是一种"微生物"，它可以附着在像信件和包裹之类的无生命物体之上，也可以附着于悬浮在大气中的尘埃粒子上在空气中长距离传播。[111]这种小到肉眼看不到的微小生命形态的概念可以追溯到 17 世纪晚期，这要归功于荷兰布商安东尼·范·列文虎克（Antonie van Leeuwenhoek）发明了显微镜。[112]然而，让公众接受流感可能是由一种细菌来传播的这一思想的，是 19 世纪 70 年代微生物理论被阐明，以及 19 世纪 80 年代巴斯德（Pasteur）和科赫（Koch）开创性地分离出炭疽杆菌、结核杆菌和霍乱弧菌。因此，俄国刚一暴发流感，欧洲各个科研院所的研究人员就开始寻找致病细菌。

最早找到的是科赫以前的学生乔勒斯（Jolles）博士。1890年1月22日，他宣布已经在维也纳的自来水中发现了"流感细菌"，它与在肺炎患者的肺里经常发现的一种双球菌（肺炎双球菌）很相似，两者之间的主要区别在于流感杆菌有"一个弯曲的黑色头部"。[113] 此后不久，魏希瑟尔鲍姆（Weichselbaum）教授就报告说在流感患者的鼻窦和中耳取出的脓液里有一种与此类似的双球菌。[114] 但是在2月上旬发表在《泰晤士报》上的一篇说明文章里，魏希瑟尔鲍姆开始含糊其词，说他和乔勒斯发现的是两种不同的杆菌，他不敢说哪一种才是流感的真正病原。[115] 这样的说法让英国的医学界非常警惕，这是可以理解的。虽然《英国医学杂志》比《柳叶刀》更加支持细菌研究，但是它警告读者说实验室研究人员发现的所有病菌都是其他疾病的已知病原，并且还没有发现哪一种细菌是所有病例中都存在的。[116] 其他医学观察者的语言没有这么圆滑。西斯莉指出细菌学研究无法解释流感，在推荐卫生和预防措施方面是完全无效的，"相当于让警察在8月份保护伦敦免受苍蝇的侵害"。[117] 帕森斯同样持怀疑态度，他报告说血片检查无法提供存在流感杆菌的确凿证据，他得出结论说：

> 不同观察者相互矛盾的说法让人不由得认为，即使有一种流感病菌的话，也还有待发现，在致命病例的痰和肺里发现的细菌要么是偶然出现，要么是与因为流感而产生的继发病有关。[118]

这一说法见报之后不久，科赫的女婿理查德·法伊弗（Richard Pfeiffer）提出了一种新的、似乎更加可信的病菌。在 1892 年 1 月 16 日发表在《英国医学杂志》上的一篇论文里，法伊弗震惊了科学界，因为他声称自己已经找到了导致流感的杆菌。[119]法伊弗报告说他在 31 个流感患者的痰里都找到了这种杆菌。在简单的流感病例身上，他也发现了大量的这种杆菌。他指出，由于这种杆菌很小，肉眼根本看不到，所以其他的研究者要么没能发现它，要么将其和痰里经常发现的双球菌和链球菌混为一谈。[120]在同一期《英国医学杂志》上，科赫的同事、先后发现了破伤风杆菌和鼠疫杆菌的北里柴三郎（Shibasaburo Kitasato）也发表了一篇文章，支持法伊弗的说法。他解释说，流感杆菌很难培养，即使在合适的培养基里，它也极其微小，只能借助显微镜才能看到。此外，还有另外一个事实，即这种杆菌经常被流感患者鼻孔和喉咙里常见的其他数量更繁多的细菌所淹没，因此他认为其他研究者可能"将其忽视了"。[121]

在英国，证实法伊弗说法的任务落到了组织学家爱德华·克莱因（Edward Klein）博士身上。他曾经在维也纳接受教育，在圣巴塞洛缪医院工作，是英国主要细菌学教科书的作者。此外，他还拥有地方政府委员会主席约翰·西蒙（John Simon）的强大支持，后者曾利用其影响把细菌学的方法引入对白喉和斑疹伤寒的研究之中。[122]在法伊弗的报告发表之后不久，克莱因就描述了他是如何成功地分离出一种与法伊弗和北里柴三郎所看到的非常类似的杆菌。[123]因此，地方政府委员会的医务处同意资助辅助科学调查小组对流感的临床、病理和细菌学进行研究。在克莱因的领导下，这个小组改变了应对流感的公共卫生方法。

在细菌学家安德鲁斯（F.W.Andrewes）博士等人的协助之下，克莱因开始从肯辛顿医院和圣巴塞洛缪医院的流感患者的痰液和血液里分离病菌。[124]利用与德国研究者相类似的方法，克莱因和安德鲁斯从 20 位流感患者身上采集了痰液样本，用盐溶液进行消毒，然后将其放入琼脂培养基中。[125]每次他们都能获得法伊弗氏杆菌的纯培养物。此外，在他们检查甲基蓝染料染色的盖玻片上未洗掉的痰时，也发现了很多法伊弗氏杆菌。[126]尽管英国研究人员还报告说从用消过毒的痰制备的培养物中发现了其他的细菌"群"，但他们能够"基本上证实法伊弗和北里柴三郎的说法"。[127]克莱因指出，法伊弗氏杆菌在流感患者的痰里"始终存在"，有时"非常丰富"。[128]

很快，法伊弗氏杆菌就以流感嗜血杆菌的名称为人们所知。在关于流感的历史讲述中，它导致流感的细菌学解释往往被视为19 世纪实验室医学高歌猛进的道路上一个悲剧性的错误转向。[129]从今天关于流感作为一种病毒性疾病的科学理解出发，这样的讲述强调的是，相对于那些通过在实验室确定了病原而改变了病因学和治疗方式的传染性疾病而言，在近 30 年的时间里，流感的研究者一直受到法伊弗关于流感是由细菌传播的这一错误认识的误导。[130]但是，就像布雷萨利尔（Bresalier）指出的那样，这样做忽视了当时这种杆菌在调动关于流感的科学知识和预防措施方面的关键作用。他认为我们不应当把这种杆菌作为一种"错误的对象"，而是"要理解它是怎样被视为流感病因的，以及它在实验室、临床和公共卫生医学领域是怎样被利用的"。[131]布雷萨利尔表明了克莱因是怎样在临床和实验室条件下，利用杆菌理论来证实法伊弗的说法的。[132]而在此过程中，关键的是克莱因利用代表性的病例把流感的病菌理论和临床相关联的方式。18 岁的屠夫助手沃尔特·霍尔（Walter Hall）就属于这样的一个病例。他在 1892 年 1 月 25 日因流感复发被收入肯辛顿医院，在 2 月 2 日就被诊断有支气管炎和"粘脓性咳痰"，克莱因采集了其痰培养物标本。在他用显微镜对标本进行观察时，发现了"这种杆菌的纯培养物"。[133] 随着霍尔病情好转，克莱因发现在琼脂平板上的细菌群中越来越难以分离和辨别法伊弗氏杆菌了，但是他认为这并不能推翻法伊弗氏杆菌与流感之间的因果关系。在克莱因看来，恰恰相反，随着病情的好转，这种杆菌的数量也在迅速减少。[134]

说服克莱因的还有另外一个关键因素，那就是这种杆菌与呼吸道病变之间的密切联系。一个名叫查尔斯·乔伊斯（Charles Joyce）的病例很好地表明了这一点。他是一名 70 岁的列车员，1892 年 2 月 3 日死于流感引起的支气管炎和肺炎并发症。在进行尸体解剖时，克莱因取了他已经病变的肺的一部分，研究了这种细菌的分泌物。他报告说："盖玻片标本中有大量的流感杆菌"。虽然克莱因还发现了其他细菌，尤其是链球菌，但是他认为这些很可能是以前的支气管感染的结果，而新的肺炎病变就是在此基础上发展起来的。[135] 为了让自己的发现更容易理解，在其报告的附录部分，克莱因附上了几张盖玻片标本的图片，这些标本是从患者身上取的，上面有"流感细菌群"。[136] 布雷萨利尔认为这些图片让人们真正理解了这种杆菌与临床症状之间的联系，比单纯的文字更有说服力：

> 克莱因的报告强调了法伊弗氏杆菌和流感的临床和流行病学特征之间明显的一致性，这种杆菌比其他细菌都更符合病原学的标准，因此它是一种新的病菌。[137]

虽然克莱因的报告可能在一定程度上说服了法伊弗的英国怀疑者，但是在明确表达就是法伊弗氏杆菌导致了流感时，克莱因犹豫了。他承认，虽然"德国的权威"认为这种杆菌是流感病原的观点"很可能是正确的"，但是他不排除这样一种可能性，即这种杆菌在其他疾病中也会出现。在其报告的最后，克莱因指出："或许我们还不能完全否认法伊弗氏杆菌在流感之外的疾病中的存在"。[138]对于法伊弗的理论，还有一个反对意见，即他虽然成功地从患者的痰和肺里分离出了微小的革兰阴性杆菌，并在人造培养基中对其加以培养，但是当他用这种杆菌对猴子进行接种时，发现它们都没有出现流感的临床症状，因此不符合科赫的第四个假设。[139]安德鲁斯也没能在实验动物身上复制这种疾病。简而言之，法伊弗和克莱因所确定的仅仅是一种相关性，而不是证据。尽管如此，法伊弗氏杆菌与其他的呼吸系统疾病之间没有关系，在通过显微镜来观察时，它是一个具体的实体。因此，到了1893年底，法伊弗氏杆菌开始被称为流感杆菌。[140]

克莱因对于法伊弗氏杆菌的研究让人们对流感有了清晰的视觉认知，使流感很容易被人格化。从大流行关键时期《笨拙》以及《好玩》和《月光》这样的漫画周刊上的漫画中，可以看出流感形象的这种转变。在1890年流感的细菌学解释被广为接受之前，漫画家已经尝试了各种视觉隐喻。在《笨拙》上，流感被描绘成一个披散着头发、留着长指甲的老恶魔，随着春天的到来而逃之夭夭。[141]而《月光》上的漫画则聚焦于流感所谓的俄国源头，描绘了伦敦动物园里一头导致其他动物感染的俄罗斯熊（图2.7和图2.8）。[142]

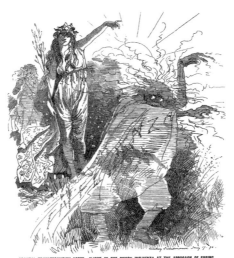

GRADUAL TRANSFORMATION SCENE.—FLIGHT OF THE DEMON INFLUENZA AT THE APPROACH OF SPRING.

图 2.7 "随着春天的到来，流感病魔逃之夭夭。"

资料来源：*Punch*，25 January 1890，p.38。经大英图书馆授权使用。

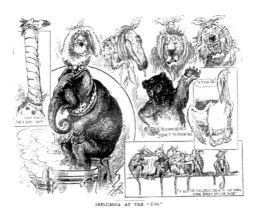

INFLUENZA AT THE "ZOO."

图 2.8 这幅漫画取笑了流感对动物园里各种动物的影响

注："俄罗斯熊"下方的文字是："我让它们都感染了。"
资料来源：*Moonshine*，18 January 1890，p.36。经大英图书馆授权使用。

只有《好玩》的漫画作家暗示了流感的细菌理论，画的是约翰牛被"疯狂的细菌"骚扰的情景（图2.9）。在这幅漫画中，流感细菌成为政治隐喻的喻体，被用来形容寄生虫一样的主教、动辄罢工的工人和城市金融家，他们被认为耗竭了诚实的约翰牛的活力。[143]

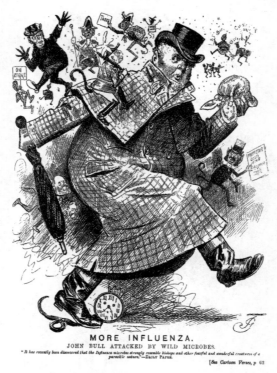

MORE INFLUENZA.
JOHN BULL ATTACKED BY WILD MICROBES.
" It has recently been discovered that the Influenza microbes strongly resemble bishops and other fearful and wonderful creatures of a parasitic nature."—DAILY PAPER.

[See Cartoon Verses, p 62

图2.9　"更多的流感：约翰牛被疯狂的细菌攻击。"

　　注：下方的文字是："最近发现流感细菌很像是寄生虫一样的主教和其他寄生性的可怕生物。——《日报》。"
　　资料来源：*Fun*，5 February 1890，p.56。经大英图书馆授权使用。

流感大历史：一部瘟疫启示录

但是在法伊弗的理论出台之后，这一威胁被人格化为这种细菌本身。在 1892 年 1 月 27 日《好玩》的一幅漫画里，要把约翰牛（如果延伸开来，就是维多利亚时期的社会有机体）掐死的是流感杆菌本身（图 2.10）。为了更好地说明这一点，流感恶魔被描绘成手里拿着一块手绢，腿紧紧地圈住约翰牛的脖子，而各种药片和其他解毒剂在约翰牛的右肩膀上方盘旋。[144] 与漫画一起出

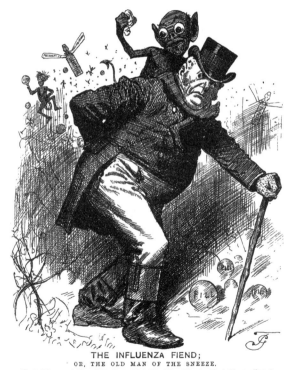

THE INFLUENZA FIEND;
OR, THE OLD MAN OF THE SNEEZE.

"He sat astride upon my shoulders and held my throat so tight that I thought he would have strangled me."—"ARABIAN NIGHTS."
[See Cartoon Verses, p. 42.

图 2.10 "流感恶魔，或老人和喷嚏"

资料来源：*Fun*，27 January 1892，p.36。经大英图书馆授权使用。

现的一首诗进一步突出了对病菌威胁的拟人化和流感面前人人平等的特征。这首诗题为"流感恶魔",在诗中流感被描绘成"一种威胁到我们生命的可怕杆菌,不管年龄老少,不管关系远近,一下就是几十人。"这首诗表明击败这种恶魔并不容易,因此最后一句是:"约翰牛必须奋力一搏,才能把这流感恶魔摆脱。"[145]

防止流感

前文讲述了 19 世纪 90 年代早期,流行病学和细菌学是怎样把流感建构为一种传染性很强的疾病的,涉及它是怎样沿着人际交往和商业路线(铁路、轮船和邮递)进行传播的,以及这种细菌可以附着的危险物体,如尘埃颗粒、信件和痰。我还指出,流感流行期间死亡率的突然增加震惊了医生和医学评论者,导致了将流感列为法定传染病的呼吁。但是,与天花、霍乱、肺结核和白喉这些 19 世纪其他主要传染病不同,流感从来没有成为国家医疗管制或强制性的卫生制度的对象。通过诉诸个人的卫生观念和公民义务观念,公共卫生官员依靠个人来自愿调节他们的行为。换句话说,流感的"治理"并不是通过设立防疫封锁线、强制接种疫苗或将患者隔离在发热病房和疗养院(如针对猩红热和肺结核患者的那种疗养院)来实现的,而是通过福柯所说的"自我技术"(technologies of the self)来实现的。[146]

要想理解为什么会是这种情况,只要想一下 19 世纪与 20 世纪之交医生和卫生官员可以支配的有限药物和法律措施就可以了。虽然到了 19 世纪 90 年代,对白喉杆菌的确认已经导致了一种抗毒素疫苗的生产,既可以用于预防又可以用于治疗,但是对

流感大历史:一部瘟疫启示录

于流感来说，情况却并非如此。事实上，最早的流感血清疫苗直到一战快要结束时才问世，当时所谓的"西班牙流感"威胁到了法国北部协约国士兵的健康，促使陆军部协调军方和平民细菌学家的研究。然而，既便如此，含有法伊弗氏杆菌的疫苗还是没能起到预防作用。[147]从19世纪90年代到1945年，随着青霉素和其他抗生素被广泛使用，治疗流感的呼吸系统并发症的有效疗法也供不应求。此外，在第一波流感暴发期间，奎宁就曾在患者中间风靡一时，因为他们认为这种药物可以打破发烧和发冷的循环。在疫情后期，帕森斯推荐奎宁作为"预防性措施"，但几乎没有证据可以表明它是有益的。[148]其他流行的疗法包括用芥末浴和芥子泥（含有黑芥末粉的药膏）纾缓鼻塞，用樟脑和香脂之类的止疼剂以及吗啡和鸦片来缓解疼痛和恶心。此外，医生还会给患者开洋地黄来加强心脏收缩能力，减缓心率。但是这些充其量只能算是缓解物，并不能防止感染。

那么，将感染者隔离又如何呢？在19世纪前半叶，这种措施被证明对于霍乱和斑疹伤寒是有效的，为什么不能用来防治流感呢？在这场大流行的关键年份里，这个问题被反复讨论，但是英国的医学权威每一次都得出同样的结论，即虽然谁也不能否认流感是一种传染性疾病，是一种严重的公共健康威胁，但是它的传播速度太快，传播范围太广，难以控制。就像帕森斯在他的第二份报告中指出的那样，流感的潜伏期非常短。此外，疫情造成了"众多轻微的病例，但是他们也能传播感染"。[149]因此，流感可能会在医生识别出症状并警告卫生部门之前很久，就在一个地方扎下根来。

另一方面，由于流感是一种通过痰来传播的感染，因此只要在理论上阐明了流感杆菌的致病作用，就可以实行已经证明对白喉有效并且开始被证明对肺结核也有效的那种卫生措施。事实上，在评论克莱因的发现时，卫生干事助理理查德·索恩（Richard Thorne）就指出，对流感患者的痰也应该进行与这些疾病一模一样的处理，尤其是在传染性最强的急性发作时期。[150] 西斯莉表达了同样的愿望，他希望这场疫情可以促使地方政府委员会支持将流感列为法定传染病的呼吁。就像他于 1892 年 1 月 20 日（克拉伦斯公爵去世 6 天后）在卫生医务官员协会发表的一篇论文中所解释的那样，问题是英国的卫生法律并不适合这一目的。[151] 在理论上，根据 1875 年的公共卫生法案，卫生部门可以对那些患有危险传染病却有意现身公共场所的人处以最高 5 英镑的罚款，但是完全无法确定法庭会支持对被罚款人的判决，因为根据 1889 年的传染病法案，流感并不被认为是一种危险的传染病。此外，西斯莉解释说，根据这一法案，卫生部门至少要用 12 天的时间才能通过接受流感为法定传染病的决议。但是，如果当局等到流感广泛传播之后再通过这样的决议，就会因为太迟了而于事无补。他指出，采取类似于 1890 年传染病法案所规定的床上用品的消毒和扣留患者的措施也是有问题的，因为这样做需要至少提前 14 天告知。此外，如果允许传染病患者自由出入公共场所而不用担心被罚款，对房屋消毒是没有什么实际作用的。或许最重要的考虑是公众在多大程度上愿意忍受对他们自由的这种限制，以及纳税人是否愿意承受早期报告和执行预防措施所涉及的额外费用。西斯莉解释说："考虑到当年本国民众对疾病的了解程度，卫生部门最好不要在没有成功把握的情况下不合理地行使任何权力。"

对于英国人来说，家就是他的城堡，这种古老的观念仍然存在……所有干涉个人自由的行为都会遭到强烈的憎恨。如果在没有明显的相应好处的情况下给公众带来不便和花费，人们就会憎恶所有的卫生干预措施，在当前的卫生法律和卫生部门的情况下，这无疑会导致很多冲突……这样就会阻碍卫生事业的进步。[152]

西斯莉的文章受到了一些部门的支持，尤其是卫生医务官员协会，它很快通过了一项决议，将流感定义为一种"危险的传染性疾病"，并呼吁将其加入法定传染病清单中。[153]《英国医学杂志》也很支持，虽然它警告说这不应被视为解决一切问题的"万应良药"。[154]克拉伦斯公爵的死似乎将人们的注意力集中于地方政府委员会。在第一波大流行期间，地方政府委员会没有向公众发布任何建议，理由是在不知道流感传播机制的情况下，这样的建议是没有意义的。但是随着帕森斯和克莱因阐明了流感的发病机理，重心开始转移到预防方面。1892 年 1 月 23 日，索恩发布了一条临时备忘录，列出了各种"预防流感的措施"。[155]这些措施包括对患者早隔离，"把患者和健康人分开"；"对感染物品和房间进行消毒"；避免公共集会，因为"人们知道，很多人聚集在一个狭小的区域会促进流感的传播"。这份备忘录还建议在"有流感威胁或者已经发生流感时，为了保证建筑物的空气质量"而对公共建筑进行通风。然而，虽然索恩认为流感是一种"传染性很强的疾病"，他解释说他对委员会防御流感进一步暴发的能力没有信心，理由和帕森斯在报告中提出的一样，即流感的潜伏期太短，传播太广泛。即使在可以确认和隔离患者的情况下，这样做也是不明智的，因为其中许多可能是"社会上的养家糊口者"。[156]

和其他医学评论者一样，索恩强调了个人为了避免感染而调节自己行为的重要性。尤其是要鼓励个人避免"心理上和身体上令人抑郁的环境，如寒冷或疲劳"，因为有证据表明"降低身体总体活力的情况会削弱"人的免疫力。出于同样的原因，索恩建议人们注意保暖，避免"吃不健康的食物"，不要"过量饮酒"。最后，他建议说因为有复发和继发性肺部并发症的危险，患者在确定自己已经完全康复之前一定要避免受寒或过度疲劳。他的结论是："一旦受到流感的攻击，不要试图抵抗它，而是要马上休息，注意保暖，并接受治疗。"[157]索恩的备忘录广受医学媒体的欢迎，但是有些评论者指出这样还不够，在没有强制疫情报告的情况下，控制疫情最有效的手段是利用人们的恐惧。这一政策的最早倡导者之一是弗兰克·克列莫。他认为应该将流感与猩红热和天花归于同一类，他告诉《泰晤士报》说有必要

> 让每一个人都清楚认识到这种疾病对他本人及其邻居的危险……两年多的苦难和骇人的死亡人数开始让人们真切认识到危险的严重性。即将继承大统的年轻王子却不幸离世，即使是最不敏感的人也不能不有所触动。如果人们能够从中吸取教训，他也算死得其所了。[158]

† † †

本章认为流感在 19 世纪 90 年代作为科学研究对象的兴起既

是临床和流行病学监测的结果，也是细菌学研究的结果。流感大流行成为史无前例的新闻监督对象。尤其是在大流行的初始阶段，世界范围内的电报网络和维多利亚时代大众市场报纸之间的竞争使得对疫情的报道几乎是即时的，而这让俄国流感成为"轰动效应"和"恐惧"的对象。起初，刺激这种恐惧的是医学界对流感病因的不确定，以及记者在英国本土暴发疫情之前，就通过电报将流感在欧洲各国首都肆虐的消息发到国内。但是，到了大流行的第二波和第三波，对流感的恐惧越来越成为对名人病患之死进行宣传的结果，这些名人包括约克大主教和克拉伦斯公爵。与此同时，细菌学领域对流感病因的最新研究使病菌的威胁越来越被拟人化，因此有了大量将流感描绘为"恶魔"的做法。

但是，也许关键性的因素是对肺炎、支气管炎和其他呼吸系统疾病导致的"超额死亡率"的统计学分析，它使流感日益成为公众健康顾虑的对象。然而，虽然新的科学发现让人们真正意识到疫情的威胁，由于无法实施疫情报告和其他限制性措施，如对患者实施隔离，这意味着往往无法对流感进行强制性的卫生管控。医学话语强调的是自我调节，鼓励患者管理好自己的健康行为，以减少复发的风险并避免把流感传播给更多的人。这使得生命政治话语成为一把双刃剑。对流感的恐惧可以让人们为自己考虑而规范自己的行为，采取预防措施。从这个角度来看，这种情感被认为是一种政治和社会需要。因此，医学新闻声称对俄国流感的恐惧可以产生"有益的影响"。但是，恐惧也有可能会变成恐慌和歇斯底里，从这个角度来看，恐惧让人担忧，尤其是在恐惧成为令人抑郁的因素时，因为它会削弱身体的抵抗力，让人更容易感染。问题是，由于流感变化多端，在大流行期间是一种像瘟疫一样的疾病，在非大流行期间是一种轻度的、像卡他一样的感染，"适当的"恐惧和"不适当的"恐惧之间的边界会不断发生变化。此外，就像我们在后面几章会看到的那样，在最极端的情况下，对流感的恐惧会被理解为一种影响个人心理健康和自我感知的特殊心理疾病。

注释

1　'The Influenza,' Winston Churchill, *Harrovian School Newsletter*, 10 December 1940.

2　同上。

3　据西莉亚·桑蒂斯（Celia Sandys）说，丘吉尔写这首诗的时候，他的父母要求他提高学业成绩，他承受着压力。她提到，这首诗是他在 1890 年 11 月，就在他 16 岁生日前夕，"灵光一闪"的结果，为他赢得了一个家庭奖。Celia Sandys, *The Young Churchill: The Early Years of Winston Churchill*（New York, NY: Dutton, 1995），pp.142—3.

4　*The Lancet*, 11 January 1890, Vol.135, p.88.

5　Parsons, *Further Report on Epidemic*, pp.viii, 2—3；Richard Sisley, *Epidemic Influenza: Notes on its Origin and Method of Spread*（London; New York: Longmans Green, 1891），pp.67—8；Samuel West, 'The Influenza Epidemic of 1890 as Experienced at St Bartholomew's Hospital and the Royal Free Hospital', *St Bartholomew's Hospital Reports*, 26（1890）: 193—258, p.200；*The Lancet*, 11 January 1890, Vol.135, pp.104—5.

6　经济衰退开始于 19 世纪 70 年代，是由北美农民竞争导致英国谷物价格下跌引发的。由此导致的农业租金暴跌迫使许多土地所有者破产，迫使劳动者到城市去寻找工作。A.E.Musson, 'The Great Depression in England, 1873—1896: A Reappraisal', *Journal of Economic History*, 19（1959）: 199—228, p.199；Christopher A.Bayly, *The Birth of the Modern World, 1780—1914: Global Connections and Comparisons*（Malden, MA; Oxford: Blackwell, 2004），p.459.

7　Roger E.Kasperson et al., 'The Social Amplification of Risk: A Conceptual Framework', *Risk Analysis*, 8（1988）: 177—87. See also Jeanne X.Kasperson et al., 'The Social Amplification of Risk: Assesssing Fifteen Years of Research and Theory', in Nick F.Pidgeon, Roger E.Kasperson and Paul Slovic（eds）, *The Social Amplification of Risk*.（Cambridge: Cambridge University Press, 2003），pp.13—46.

8　William J.Burns et al., 'Incorporating Structural Models into Research on the Social Amplification of Risk: Implications for Theory Construction and Decision Making', *Risk Analysis*, 13（1993）: 611—23, p.621.

9　Sontag, *Illness as Metaphor*, pp.173—6.

10 卫生运动先驱如埃德温·查德威克（Edwin Chadwick）和托马斯·索斯伍德·史密斯（Thomas Southwood Smith）、激进分子如罗伯特·欧文和弗雷德里克·恩格斯都多次援用社会机体的形象。进一步的讨论见 Mary Poovey, *Making a Social Body: British Cultural Transformation, 1830—1864* (Chicago and London: University of Chicago Press, 1995), pp.40—1。

11 See Patterson, *Pandemic Influenza*, pp.49—82; Lucy Brown, *Victorian News and Newspapers* (Oxford: Clarendon Press, 1985), p.32.

12 Virginia Berridge, *Popular Journalism And Working Class Attitudes 1854—1886: A Study of Reynolds's Newspaper, Lloyd's Weekly Newspaper and the Weekly Times* (unpublished doctoral thesis, University of London, 1976), pp.9—10, 24—6.

13 Brown, *Victorian News*, p.33.

14 Mark Hampton, *Visions of the Press in Britain, 1850—1950* (Urbana, IL: University of Illinois, 2004), p.28; Dennis Griffiths, *Fleet Street: Five Hundred Years of the Press* (London: British Library, 2006), p.107; Curtis, *Jack The Ripper*, p.59.

15 *The Times*, 3 December 1889, p.9.

16 *Daily News*, 11 December 1889, p.5.

17 *The Times*, 12 December, 1889, p.5; *Standard*, 12 December 1889, p.5.

18 *Standard*, 12 December 1889, p.5.

19 'Tout le Monde l'a Terre l'Influenza,' *Le Grelot*, 12 January 1890, p.1.

20 *Standard*, 11 December 1889, p.3.

21 *The Lancet*, 4 January 1890, p.13; Sisley, *Epidemic Influenza*, pp.65—6.

22 索尔兹伯里的病正好发生在葡萄牙试图把英国殖民者赶出南非赞比西河沿岸富含黄金的马绍纳兰之际。

23 *The Times*, 1 January 1890, p.3.

24 *Liverpool Mercury*, 2 January 1890.

25 *Fun*, 15 January 1890, p.24.

26 *The Times*, 7 January 1890, p.5; 9 January 1890, p.7.

27 *Review of Reviews*, February 1890, p.87.

28 *Liverpool Mercury*, 2 January 1890. p.3.

29 *The Times*, 10 January 1890, p.10.

30 *Liverpool Mercury*, 2 January 1890, p.3.

31 Curtis, *Jack the Ripper*, p.62.

32 同上，pp.63—4。

33 *Liverpool Mercury*, 6 January 1890, p.5; *Manchester Times*, 18 January 1890, p.2.经过仔细检查，泰瑟姆得出结论，即大多数病例都是"普通感冒"，俄国流感实际上仅仅造成了被归因于它的死亡人数的"一小部分"，因此，他告诉曼彻斯特卫生委员会，"没有必要'特别规定'。"参见 James Niven, Manchester's Medical Officer of Health in 1918. Honigsbaum, *Enza*, pp.98—9, 132—3。

34 *The Lancet*, 4 January 1890, pp.12—13.

35 *The Lancet*, 21 November, p.1311.

36 *The Lancet*, 18 January 1890, p.167.癔球症是指歇斯底里症的一种，患者会觉得喉咙

里有一个肿块，或者就像福伊希特斯勒本（Feuchtersleben）在其开创性的精神病学教科书中所说的那样，"像一个球从胃里升到喉咙里的感觉"。Ernst Von Feuchtersleben, *The Principles of Medical Psychology*, trans. by H. Evans Lloyd from the 1845 German edition（London：Sydenham Society，1847），p.227.

37　West，'Influenza Epidemic'，pp.194—5.

38　同上，pp.194—5。

39　同上，p.227。

40　*The Lancet*，11 January 1890，p.88.

41　同上。

42　例如，*BMJ*，9 March 1895，Vol.1，p.550。

43　对 19 世纪歇斯底里和疑病症的医学建构的进一步探讨，见 Mark S.Micale，*Hysterical Men：The Hidden History of Male Nervous Illness*（London；Cambridge，MA：Harvard University Press，2008），especially pp.117—61。

44　'Answers to Correspondents,' *Punch*，4 January 1890，p.9.

45　'Some Cures for the Influenza,' *Fun*，20 January，1890，p.6.

46　*Women's Penny Paper*，11 January 1890，p.139.

47　Anne Hardy，'On the Cusp：Epidemiology and Bacteriology at the Local Government Board，1890—1905'，*Medical History*，42（1998）：328—46，p.330.

48　Michael Worboys，*Spreading Germs：Disease Theories and Medical Practice in Britain，1865—1900*.（Cambridge：Cambridge University Press，2000），*BMJ*，8 November 1913，Vol.2，pp.211—16；Hardy，*On the Cusp*，pp.328—9.

49　'Henry Franklin Parsons,' *BMJ*，8 November 1913，Vol.2，pp.1263—4；'Henry Franklin Parsons,' *The Lancet*，18 November 1913，pp.135—56.

50　'The Influenza Epidemic：Requests for Information,' *BMJ*，11 January 1890，Vol.2，pp.102—3.

51　H.Franklin Parsons，*Report on the Influenza Epidemic of 1889—90*（London：HMSO，1891），p.1.

52　Parsons，*Report*，p.x.

53　Parsons，*Further Report*，pp.viii，12—13.

54　Patterson，*Pandemic Influenza*，p.52.帕特森认为，由于缺乏明显的呼吸系统症状，加上死亡率高、夏季流行和疫情持续时间长，这更有可能是早期季节性疟疾或登革热的暴发。

55　Edmund Symes Thompson，*Influenza，or Epidemic Catarrhal Fever：An Historical Survey of Past Epidemics in Great Britain from 1510—1890*（London：Percival and Co.，1890），p.416. See also，*The Times*，23 January 1890，p.14.

56　Thompson，*Influenza*，pp.412，414—19.

57　*Public Health*，2（1890）：358—67，pp.362—3；Parsons，*Report*，p.52.

58　Frank Clemow，'The Recent Pandemic of Influenza：Its Place of Origin and Mode of Spread,' *The Lancet*，1（20 January 1894）：139—43，pp.142—3.

59　*The Times*，12 April 1890，p.14；Clemow，*Recent Pandemic*，pp.140—2.

60　Parsons，*Report*，p.13.

61 同上，pp.105—11。

62 同上，pp.10—12。

63 *Public Health*，2，（April 1890），p.366.

64 Parsons，*Report*，pp.10—11。

65 同上，p.52。

66 同上，p.181。

67 同上，pp.87—92。

68 同上，p.52。

69 同上，pp.113—14。

70 Parsons，*Report*，pp.3，67.

71 Parsons，*Further Report*，p.2.据帕森斯说，除了65岁以上的人群外，每个年龄段的男性死亡人数都超过了女性，这是前几年情况的"逆转"。1891年，总登记官记录的男性死亡人数也高于女性。然而，1892年，在记录的流感死亡人数中，女性占一半多一点，这表明，在大流行最初阶段观察到的较高男性死亡率可能是因为男性由于职业和社会流动性更大而增加了与病毒的接触。

72 *The Times*，25 April 1890，p.9.

73 *The Times*，25 April 1890，p.13.

74 Parsons，*Report*，pp.318—22.

75 Parsons，*Further Report*，p.28；T.Thomson，'Influenza in Sheffield'*Public Health*，3（1891），p.420；H.Littlejohn，*Report of the Medical Officer of Health for Sheffield*，2 November 1891.

76 *Yorkshire Telegraph*，6 May 1891，p.2.

77 John Stokes，*The History of the Cholera Epidemic of 1832 in Sheffield*，（Sheffield：North End，1921），p.98.

78 Littlejohn，*Report*，pp.16—17.

79 Parsons，*Further Report*，pp.10—11.

80 *The Times*，1 May 1891，p.10；2 May 1891，p.11；4 May 1891，p.6.

81 *The Times*，5 May 1891，p.10.

82 *The Times*，6 May 1891，p.5.

83 *Manchester Guardian*，6 May 1891，p.5；Parsons，*Report*，pp.322—5.

84 *The Times*，7 May 1891，p.9.

85 *The Times*，12 May 1891，p.9；*Manchester Guardian*，12 May 1891，p.7.

86 *The Times*，15 May 1891，p.9.

87 *Manchester Guardian*，12 May 1891，p.7.

88 *Manchester Guardian*，18 May 1891，p.5.索尔兹伯里似乎逃过了第二波流感，这表明他可能因为1890年冬天得了流感而产生了免疫力。

89 *The Times*，18 May 1891，p.9.

90 *Yorkshire Telegraph*，13 May 1891，p.5.

91 *The Times*，22 May 1891，p.6.

92 *Manchester Guardian*，25 May 1891，p.5.

93 Parsons，*Report*，p.322.

94   *The Times*，8 May 1891，p.6.

95   *BMJ*，16 May 1891，Vol.1，p.1085.

96   该法案覆盖的疾病包括天花、霍乱、白喉、丹毒、猩红热、斑疹伤寒、伤寒、肠热病和产褥热。Sisley，*Epidemic Influenza*，p.131.

97   *The Times*，27 May 1891，p.6.

98   Parsons，*Report*，p.x.

99   *The Lancet*，11 July 1891，Vol.138，p.80.

100   *The Times*，4 July 1891，p.11.

101   *Medical Press*，15 January 1890，p.39.

102   *Medical Press*，17 June 1891，p.624.

103   Richard Sisley，'Influenza and the Laws of England Concerning Infectious Diseases：Proceedings of Society of Medical Officers of Health'，*Public Health*，4（1892）：136—42. See also *The Times*，20 January 1892，p.14.

104   1892 年 1 月 4 日，克拉伦斯公爵在参加他的表兄霍恩洛厄王子维克托（Prince Victor of Hohenlohe）的葬礼时着凉了。按照惯例，他站在墓地前摘掉了礼帽，淋了一身雨。两天后，当他回到桑德林汉姆宫时，已经病了，到 1 月 7 日，他开始发高烧。为了消除媒体和公众的疑虑，他的医生每天发布公报，但尽管他们竭尽全力，感染还是扩散到了左肺，到 1 月 11 日，他的两个肺都因"流感性肺炎"而受到损伤。四天后，他在"急性谵妄"中去世。*BMJ*（16 January 1892），p.137.进一步讨论见第五章。

105   *BMJ*（23 January 1892），p.183.

106   同上。

107   F.A.Dixey，'On the Influenza Epidemic of 1892 in London'，*BMJ*，13 August 1892，pp.353—6. See also，F.A.Dixey，*Epidemic Influenza：A Study in Comparative Statistics*（Oxford：The Clarendon Press，1892）.

108   Parsons，*Further Report*，p.60.

109   *Fifty-fifth Annual Report of the Registrar General for England and Wales*，1892，p.xiv.

110   *Fifty-sixth Annual Report of the Registrar General for England and Wales*，1893，p.xiv.

111   Parsons，*Report*，pp.81—2.

112   William J.Croft，*Under the Microscope：A Brief History of Microscopy*（London：World Scientific，2006）.

113   *The Times*，22 January 1890，p.5；*The Lancet*，（25 January 1890），Vol.135，p.211.

114   同上；Parsons，*Report*，p.68.其他研究人员也有类似的说法。例如，1890 年 2 月，斯特拉斯堡大学的莱维（E.Levy）博士报告说，在流感流行期间，18 名接受检查的流感患者中，有 17 人的鼻孔中发现了双球菌。见 *The Lancet*，（22 February 1890），Vol.135，p.431。

115   *The Times*，4 February 1890，p.5.

116   'Bacteriology of Influenza'，*BMJ*，（25 January 1890），Vol.135，pp.194—5；（1 February 1890），Vol.135，p.249.

117   Richard Sisley，'The Influenza'，*Universal Review*，6，21（January 1890）：20—39，p.26.

118 Parsons, *Report*, p.69.

119 *BMJ*，（16 January 1892），Vol.139，p.128.

120 同上。

121 同上。

122 Hardy, 'On the Cusp', p.330, 340; P.Mortimer, 'The Bacteria Craze of the 1890s', *The Lancet*, （13 February 1999），Vol.353, pp.581—4.

123 Edward Klein, 'Some Remarks on the Influenza Bacillus,' *BMJ*，（23 January 1892），Vol.1, pp.170—1.

124 Emanuel Klein, 'Report on Influenza, in its Clinical and Pathological Aspects', in Parsons, *Further Report*, pp.85—155.

125 同上，p.118。

126 同上，p.119。

127 同上，p.116。

128 同上，p.121。

129 例如，克罗斯比（Crosby）将法伊弗氏杆菌描述为"指向错误方向的权威的指标"。Crosby, *America's Forgotten Pandemic*, p.269.

130 法伊弗氏杆菌最有可能是流感嗜血杆菌。流感嗜血杆菌 b 型（Hib）菌株是鼻和喉的一种常见细菌，与幼儿身上严重的侵入性疾病有关，最常见的是脑膜炎。虽然这种杆菌通过咳嗽和打喷嚏传播，但是它不再被认为是流感的病原体。http://www.patient.co.uk/doctor/Haemophilus-Influenzae.htm ［accessed 20 June 2012］.

131 Michael Bresalier, 'Transforming Flu: Medical Science and the Making of a Virus Diseasein London, 1890—1939' （unpublished PhD dissertation, University of Cambridge, 2010），p.68.

132 同上，pp.67—91。

133 Klein, 'Report', p.120.

134 同上，p.121。

135 同上，p.125。

136 同上，pp.141—55。

137 Bresalier, 'Transforming Flu', pp.77—8.

138 Klein, 'Report', p.140.

139 根据科赫的第四个假设，培养出来的微生物在接种到健康的实验动物身上之后，必然会得相同的疾病。

140 'The Bacillus of Influenza', *The Lancet*, （20 May 1899），Vol.153，pp.1378—9.

141 'Gradual Transformation Scene—Flight of the Demon Influenza at the Approach of Spring,' *Punch*, 25 January 1890, p.38.

142 'Influenza at the "Zoo",' *Moonshine*, 18 January 1890, p.36.

143 'More Influenza—John Bull Attacked by Wild Microbes,' *Fun*, 5 February 1890, p.56.文字说明是："最近发现流感细菌很像是寄生虫一样的主教和其他寄生性的可怕生物。——《日报》。"

144 'The Influenza Fiend; Or, The Old Man and the Sneeze', *Fun*, 27 January 1892, p.36.

145 同上，p.37。

146 Michel Foucault, 'Technologies of the Self,' in L.H.Martin, H.Gutman, and P.H. Hutton（eds）, *Technologies of the Self: A Seminar with Michel Foucault* （London: Tavistock, 1988）pp.16—49.

147 进一步讨论，见 Michael Bresalier, 'Uses of a Pandemic: Forging the Identities of Influenza and Virus Research in Interwar Britain', *Social History of Medicine*, 25, 2 （2012）: 400—24.

148 Parsons, *Further Report*, p.119.从金鸡纳树的树皮中提取的奎宁长期以来被观察到可以阻断疟疾发烧和发冷的反复，因此也被认为对流感的发热和发冷有效。Mark Honigsbaum, *The Fever Trail: In Search of the Cure for Malaria* （New York, NY: Farrar, Straus and Giroux, 2001）, pp.19—38.

149 Parsons, *Further Report*, p.45.

150 Parsons, *Further Report*, p.ix.

151 Richard Sisley, 'Influenza and the Laws of England Concerning Infectious Diseases,' *Public Health*, 4 （October 1891—September 1892）: 136—42.

152 同上。

153 *BMJ*, （23 January 1892）, Vol.1, p.183.

154 同上，p.184。

155 Parsons, *Further Report*, pp.82—3; *The Times*, 25 January 1892, p.4.

156 Parsons, *Further Report*, pp.82—3.

157 同上。

158 *The Times*, 25 January 1892, p.7.

A HISTORY OF
THE GREAT
Influenza
Pandemics

第三章

"一种难以形容的恐惧"

流感、神经质与精神病

在流感大流行初期，医生曾注意到，流感的发作经常伴有特殊的"神经系统紊乱"和其他令人担忧的"神经后遗症"（nervous sequels）。[1]这些被认为是流感的神经并发症包括神经痛和神经炎，以及神经衰弱、忧郁症（melancholia）和抑郁症等精神疾病。然而，最明显的症状是严重的"神经衰弱和精神萎靡"。[2]这样的后遗症当然不是什么新鲜事，早在 1732 年疫情期间，阿巴思诺特和赫克萨姆就提醒人们要关注流感的神经后遗症。[3]然而，在 18 世纪和 19 世纪的大部分时间里，这种可怕的后遗症被认为是一种稀罕事而不是疾病的主要症状。相比之下，在 19 世纪 90 年代，神经后遗症成为俄国流感的典型特征，在很大程度上取代了卡他症状。特别值得一提的是，精神病院的工作人员和神经学家注意到了"流感后精神病"（psychoses after influenza）的发生频率。[4]这些精神疾病包括偏执狂和被迫害妄想症，类似于今天精神分裂症病例的症状，还有幻觉和各种形式的思维混乱和妄想。在最极端的情况下，它们还可能会引发自杀的想法和杀人的冲动。朱利叶斯·奥尔索斯（Julius Althaus）是哈利街的神经学家，曾在巴黎师从让-马丁·夏科（Jean-Martin Charcot）。在他看来，流感后的这种精神病是流感的一个"新特征"。[5]还有人认为这种"精神错乱""和流感本身一样古老"。[6]无论是哪种情况，到 19 世纪 90 年代中期，从自杀率飙升到世纪末普遍的不安感，人们将一切都归咎于俄国流感。[7]维多利亚时代的耳鼻喉科专家莫雷尔·麦肯齐爵士指出，流感有这样一种倾向，它"以一种几乎是恶意的反复无常，沿着神经跑来跑去，引起身体不同部位的紊乱和疼痛。"[8]克劳斯顿（T.S.Clouston，1840—1915）是爱丁堡莫宁塞德精神病院的住院病理学家，同时也是《心理科学杂志》的编辑，他也持同样的观点。他注意到 1890 年是爱丁堡精神病院接纳的抑郁症患者人数首次超过躁狂症患者的一年，因此指出俄国流感"让欧洲世界的神经和精神状态远远比之前更糟，至今依然没能恢复正常。"[9] 在 1918—1919 年西班牙流感大流行后，也出现了类似的流感后精神病。尽管这种诊断在 20 世纪 30 年代似乎已经不再受欢迎，但在 1957 年、1968 年和 2009 年抗原性新流感毒株全球暴发后，也有关于急性精神病症状的轶事报道。[10] 因此，虽然今天的《精神疾病诊断与统计手册》（*Diagnostic and Statistical Manual of Mental Disorders*，DSM）不再将"流感精神疾病"视为一个与众不同的病情学分类，从 1891 年到 1926 年，在至少 25 年的时间里（甚至更久），这曾经是一种流行的诊断。[11]

　　本章认为，最好将这种精神病视为对俄国流感的文化和心理反应的一部分，这种反应可能是将流感视为一种微不足道的疾病而不予理会，也可能是对危及生命的呼吸系统并发症一种可以理解的恐惧。[12] 正如我们所看到的，社会和经济压力加剧了人们对流感的恐惧，尤其是作为养家糊口者的男性，他们一方面要参与当时的市场竞争，一方面要养家糊口。然而，在某些易感个体的情况下，这种恐惧本身也有可能成为流感的一种"神经"症状（'nervous' symptom），成为流感特有的精神病理及其使人衰弱的精神后遗症的一部分。通过将这种症状追溯到 19 世纪 90 年代，我指出，正如在流感大流行的最初阶段，俄国流感利用了维多利亚时代对"轰动效应"的迷恋，有时引起被经验丰富的医学观察人士所反对的歇斯底里的反应，同样，在后来几波大流行期间，它利用了能量熵的理论和关于电的隐喻，后者通常把神经系

流感大历史：一部瘟疫启示录

统比作一个可能会因过度损耗而耗尽的蓄电池。这种对流感的"神经"建构的关键是"过度工作"或"过度担心"会引发精神疾病这种认识，这是现代的主要比喻，被认为是其他常见形式的神经衰弱背后的因素。事实上，我认为这一时期流感最常见的症状是神经衰弱。正如可以用维多利亚时代神经性无力和男性的神经功能障碍的医学理论来解释神经衰弱一样，流感的精神疾病也应被视为那个时代神经病学的一个建构，是与比尔德（George Miller Beard）和夏科的著作有关的所谓的"神经病学的时代"的一部分。[13]

如今，流感和中枢神经系统并发症之间的关联得到了很好的证明，然而这种病毒感染的病理生理学及其与神经系统的相互作用还没有被充分理解。最新研究表明，甲型流感病毒可以通过老鼠的脑神经传播，并在此过程中表达对啮齿动物大脑的迷走神经节和三叉神经节区域有强烈亲和力的抗原。[14]在人身上，这种神经毒性抗原被认为可能会引发一种与帕金森病有关的慢性炎症过程。[15]流感的其他常见中枢神经系统并发症包括躁狂精神病、瑞氏综合征、脑病和脑炎，以及吉兰-巴雷综合征等自身免疫性疾病。[16]研究发现，甲型流感和乙型流感的血清阳性与情绪障碍史呈正相关，而乙型流感病毒也与自杀企图和精神病史显著相关。[17]此外，产前接触流感与成年后患精神分裂症的风险增加有关。[18]最后，甲型流感病毒与昏睡性脑炎有关，这种被称为"昏睡病"的疾病最早于1917年出现在欧洲，几乎与西班牙流感同时出现，在欧洲和北美洲流行到大约1929年。[19]

然而，在19世纪90年代，人们对流感的精神疾病并没有如此明确的认识，它们被认为是一种由神经系统的器质性变化引起的"神经"疾病（'nerve' illness）或神经症。这些器质性变化可能是天花、梅毒或斑疹伤寒等疾病病灶感染的结果，有可能是对神经系统的突然外源性冲击（如铁路事故）的结果，还有可能是"令人沮丧的影响"的结果。这是一个统称，既包括环境条件，如寒冷的天气，也包括某些情绪和心理状态。[20]无论是哪种情况，其导致的身体和心理症状通常被认为是由身体而不是心理原因引起的。然而，在没有具体病变的情况下，对这些过程只能加以猜测，因此维多利亚时代的医生们利用神经功能语言来理解一系列令人困惑的身体和精神症状。

有趣的是，虽然奥本海姆（Oppenheim）和其他人已经证明，神经衰弱诊断中过度劳累和过度忧虑的病理化为男性患者提供了可以接受的求医理由，医学历史学家却很少注意到流感神经后遗症的医学化可能起到了类似的作用。[21]虽然到19世纪90年代中期，越来越多的医学共识认为流感是一种传染病。此外，尽管流感的神经后遗症被认为对两性都有影响，但男性被认为面临着更大的风险，因为他们在经济和社会上的既定角色被认为使他们承受着过度的身体和精神压力。因此，虽然女性患者在流感发作后可能会谨记医生的建议，好好在家康复，男性——尤其是领取计件工资的工人阶级男性——可能会觉得自己别无选择，只能在医生建议的康复期结束之前返回工作岗位。[22]

尽管流感的神经模型与神经衰弱密切相关，但是我认为19世纪90年代流感的精神疾病的独特之处在于，人们认识到它们通常伴有严重的精神症状，这些症状可以在"忧郁""沮丧"和"恐惧"这些哥特式情感中找到表达。[23]此外，在某些易感人群的案例中，医生们认识到这种恐惧本身可能会成为这种疾病的一种

"神经"症状,即流感特有的精神病理及其使人衰弱的神经后遗症的一部分。因此,对流感的恐惧可能会因流感原发性发作后经常出现的嗜睡和不适感而加重,在某些情况下,还可能与流感常见的神经后遗症相混淆。害怕流感的精神疾病的另一个原因是,流感的神经并发症会与更严重的精神疾病互相交叉和模仿,如麻痹性痴呆,这是当时被收入精神病院的一个常见原因。的确,在一个精神错乱被认为可以追溯到遗传"特征"的时代,流感的发作可以以某种方式"揭示"先前健康的人隐藏的心理缺陷,这一点尤其令人不安。因此,将精神病作为一种"特殊"诊断的吸引力就在于,可以用它来解释那些本来被理解为遗传性神经病或家族"疯癫"史证据的特征。流感多变的性质,以及这种疾病的躯体和心理特征往往模糊了机体过程和心理状态之间的界限,这使得精神疾病非常适合这种流动的心理文化建构。然而,到了 20世纪 30 年代,精神分析和精神动力学理论日益普及,也有了更精确的诊断类别,意味着精神病学家不再需要求助于神经功能语言来解释由压抑的情绪冲突引起的心因性症状。结果,正如神经衰弱在 20 世纪 30 年代不再是一个有用的诊断类别一样,随着时间的推移,流感的精神疾病理论也不再那么受欢迎了。[24]

神经质的话语

英国人一直被认为是一个神经质的民族。特洛普、奥斯丁和狄更斯的作品里充满了对神经质和消化不良的赞歌。就像最初由乔治·切恩(George Cheyne)所提出的那样,"英国病"主要是文明和优雅的标志,是英国为其商业上的成功所付出的代价。[25]

和 18 世纪其他医学作家一样，切恩把这种神经质归咎于一系列环境、饮食和职业因素。然而，到了 19 世纪，维多利亚时代的人越来越普遍地用神经的语言来表达这些话语。正如奥本海默所说，维多利亚时代的文化中充斥着"神经崩溃"的说法。[26] 这些话语是一种医学密码。在当时，当神经科医生们谈到"神经崩溃"或"神经衰弱"时，并不一定意味着病人遭受了精神崩溃。这些表达常常仅仅是指疲劳或轻度抑郁。然而，神经疾病的概念也可以包括"忧郁症"，一种严重得多的精神疾病，以及各种形式的狂躁和精神错乱。这些神经和精神障碍的联系在于它们都被认为是神经症，这个词最初是由与切恩同时代的苏格兰内科医生和化学家威廉·卡伦（William Cullen）创造的。[27] 卡伦认为，神经症包括器质性障碍和功能性神经障碍，前者是指一种结构性病变已被确认，如麻痹性痴呆，后者是指病变还没有被确认，但在未来的某个时候会被确认，如癫痫和歇斯底里。[28] 因此，尽管根据定义，所有的神经障碍都是大脑障碍，但功能性神经症允许有一定程度的"定义模糊性"。[29]

精神病仅仅意味着一种更严重的神经症，就此而言，精神病（有时被称为"精神神经症"）也得益于类似的定义模糊性。从理论上讲，"精神病"是一种带有精神错乱含义的诊断，尤其是在家族中有过疯癫史且精神病学家怀疑存在"易感"遗传因素的情况下。然而，我们将看到，这种定义远非固定不变。此外，在"流感精神病"的情况下，许多精神病学家认为，这种障碍是由先前的流感毒素局灶性感染引起的，或者是以前没有精神病史的患者可能出现的一种特殊反应。其结果是，神经后遗症没有被解释为歇斯底里或焦虑的一种形式，而是被简单地视为"后遗症"，是完全正常的流感后遗症。

作为一个病情学范畴，神经衰弱这一表达的模糊性是出了名的，格莱斯顿的医生安德鲁·克拉克爵士将其描述为"从最多样的紊乱中借用的多种杂乱的症状"。[30]正如斯克里夫纳（Scrivener）所指出的那样，根据比尔德最初的说法，神经衰弱既与饮食、气候和遗传因素有关，也与文明的过度精致有关。他认为，在这方面，它与切恩所说的英国病几乎没有什么不同。[31]然而，到了1879年，比尔德提出，当时神经质流行的主要原因是"现代文明及其伴随因素"。[32]比尔德强调了神经质和现代性之间的联系，他将这些压力列举为"蒸汽动力、期刊媒体、电报……科学和女性的智力活动"。[33]电报被包括进来，这一点尤其意味深长，因为它表明，维多利亚时代对神经的着迷反映了摩洛斯（Morus）所说的维多利亚时代身体的技术化，也反映了医学和文化评论者用电的隐喻来理解人类的神经系统。[34]电报不仅打破了时间和空间的障碍，还为生理学家提供了一个理解在大脑没有可见病变的情况下出现神经功能障碍的模型。就像中央电报局在维多利亚时代的政治中扮演着控制者的角色，通过电线和电力把信息传输到大英帝国最遥远的地方，因此可以想象大脑通过神经网络和电脉冲对身体保持着类似的警觉。根据这个模型，歇斯底里、神经衰弱和其他形式的神经功能障碍不过是由于神经能量流失而导致的大脑警觉崩溃或失灵的结果。[35]1847年发现的热力学第二定律表明，熵是所有封闭物理系统的一个事实，因此，就像电能会耗散一样，"神经力量"也会耗散。虽然自然哲学家往往对这种关联不屑一顾，但生理学家发现这是一种有用的方式，可以探索身体和神经力量与被认为具有物理基础的心理现象之间的关系。当然，熵也是维多利亚时代新机器文化不可避免的特征，但是，尽管火车头和印刷机只要有持续的能源供应和良好的维护，就可以永远运行下去，雇用来操作工业机器的工人却不是这样，而是迟早会感到疲劳和崩溃。这为生理学家提供了理解神经功能障碍的另一个有力隐喻。就像拉宾巴赫（Rabinbach）所说的那样，疲劳是"是身心外在极限最明显和最独特的标志"，疲劳定义了他所称的"工作主体的极限以及社会不能逾越的界限，一旦越过了这个界限，就会损害自身未来的劳动能力。"[36] 与此同时，疲劳可以被理解为一种社会病态，是"软弱和缺乏意志力的表现"。[37] 结果是，任何疲劳的诊断都被指控有潜在的道德判断。然而，正如我们将要看到的那样，神经衰弱和流感的神经后遗症被认为干扰了控制意志运作的自主神经过程，因此患有这种功能障碍的人可以免于批评。正如比尔德在他 1880 年谈论神经质的论著中题为"病态恐惧"的章节所说的那样：

> 健康的人也会恐惧，但是当他的神经系统出现功能疾病时，他可能会变得更加恐惧，正常的、必要的恐惧就会变成不正常的、病态的恐惧，而这仅仅是因为紊乱的神经系统缺乏力量。[38]

"一种难以形容的恐惧"

虽然在 1833 年和 1837 年流感流行期间和之后出现了精神疾病，但这并不是 1847—1848 年流感流行的显著特征。因此，1890 年歇斯底里和疲劳症状的突然出现使许多医生大吃一惊。[39] 通常，这种疲劳是更加令人不安的神经系统症状的前兆，例如失

流感大历史：一部瘟疫启示录

眠、疑病症、躁狂、忧郁症和全身瘫痪。此外，有人指出，在最极端的情况下，这些后遗症可能会导致精神病，并伴有自杀的想法和非理性的杀人冲动。1895 年夏天，《海滨杂志》（*Stran*）刊登了一篇短篇小说，这是一个很好的例子，说明了这种神经的话语（nervous discourses）在文化上的广泛影响。[40] 在这个故事中，在俄国流感第三波高峰时期，一位名叫费弗洛（Feveral）的年轻医生突然来到一位同事的家里（图 3.1）。他的同事哈利法克斯（Halifax）看到他以后大吃一惊，因为他枯瘦如柴，面黄肌瘦，因此猜测他一定是遭受了某种"神经崩溃"。他本人很快就证实了这种猜测，解释说 1893 年冬天他的女儿死于流感，他也刚刚

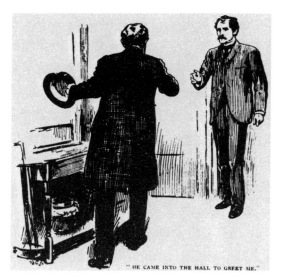

图 3.1 "他到大厅来迎接我"，M.T.米德和医学博士克利福德·哈利法克斯

资料来源："来自一位医生日记的故事"，*Strand Magazine* 10（July 1895）：80—95，p.80。经大英图书馆授权使用。

经历了一次"短暂而严重的流感"。然而，他并没有听从医生的建议去疗养，而是在照顾病人，忙得不可开交，他担心自己会疯掉。他解释说："那次流感留下了一个非同寻常的后遗症，我有一种难以形容的恐惧，无论怎样都挥之不去。"[41]

在这个故事中，这位年轻医生的恐惧与他担心自己无法履行医生的职责以及可能误给一位病人开了毒药有关。[42]有趣的是，哈利法克斯毫不犹豫地接受了他的解释，并没有认为他是歇斯底里，而是告诉他说他的症状完全正常。他之所以陷入绝望，并不是因为个人的过失，而是因为他的神经系统受到了外部冲击，或者说是哈利法克斯所说的"双重冲击"，即"先是孩子去世，紧接着又被流感侵袭。"[43]

虽然这个故事是虚构的，但是该杂志称，和同系列的其他故事一样，这个故事也是"基于事实"，是"与一位经验丰富的医生合作撰写的"。[44]当然，《海滨杂志》的读者和大多数医务人员不会认为费弗洛对流感神经后遗症的恐惧不同寻常。事实上，早在第一波流感大流行中，塞缪尔·韦斯特医生就注意到了男性患者的歇斯底里反应。这些人大部分是当地的工匠或工人，起初，他们围在圣巴塞洛缪医院的急诊室里，"吵着要接受治疗"。然而，一旦进入病房，典型的男性病人"几乎不愿意接受肺部检查"，或者"挤在一起，似乎对自己的病情毫不关心"。[45]

"忽然间，所有的精力和活力都消失了，病人对什么都没有感觉，对什么都不感兴趣，无精打采，郁郁寡欢，甚至懒得烦躁或生闷气。"[46]

在流感大流行的最初阶段，《柳叶刀》也发表了类似的报道，促使一位医生建议流感应该被称为"流感神经衰弱"。到1895年春天，报纸上充斥着被流感逼到了精神错乱边缘的男男女女的故事。[47]

就像《海滨杂志》上的故事一样，这些故事经常以医生为主角，并将他们的精神病与他们因工作而产生的焦虑联系起来，与他们未能接受医生关于漫长恢复期重要性的建议联系起来。尽管对这种流感后精神疾病的解释各不相同，一些医生偏爱机体模型，而另一些则偏爱心理动力学解释，但很少有医生怀疑因果关系的存在。在大流行的高峰时期，著名的德国医生奥托·来希敦斯坦（Otto Leichtenstern，1845—1900）曾在科隆市立医院对439名流感患者进行观察。他指出，"没有其他急性传染病之后会如此频繁地出现急性和慢性精神病"。[48]他的同胞朱利叶斯·奥尔索斯虽然在伦敦的麦达维尔神经疾病医院工作，但他是在德国出生和接受的教育。他也认为流感和神经系统疾病之间存在联系，"毫不犹豫地指出很少有神经系统的紊乱或疾病不是因为流感而发生"。据奥尔索斯说，他在公共诊所和私人诊所观察到的病人都表现出"严重的神经痛、动力丧失和神经系统的全面崩溃。"他补充说，在最严重的情况下，这种动力的丧失可能会导致自杀的想法或杀死亲密的家庭成员（如妻子或子女）的冲动。[49]其结果是，到1892年，随着对流感神经症状的熟悉，人们对流感进行了重新分类。根据图克（Tuke）的《心理医学词典》（*Dictionary of Psychological Medicine*），流感的神经后遗症包括两种类型。[50]第一种发生在发烧时或退烧后不久，包括头痛、失眠、神经痛和神经衰弱。然而，这些症状通常都会过去，图克认为更加严重的是第二种类型，即他所说的"流感后精神病"，可能在退烧后几天至两到三周后发生。[51]这种精神病最常见的症状是忧郁或抑郁，有轻度的，也有急性的。其次是急性疲劳，随后是躁狂。最后，图克还发现了一种"特殊"的精神病，其症状与麻痹性痴呆类似，发生在 1890 年在贝特莱姆皇家医院部分住院病人身上。

克劳斯顿为《心理医学词典》贡献了很多词条，还和图克合编了《心理科学杂志》。他总体上赞同这个分类系统。正如前文提到的那样，1890 年，克劳斯顿对大流行和他所说的"神经活动和活力降低"之间的联系感到震惊。[52]他的观点是基于他的观察，因为他发现 1890 年的流感增加了莫宁塞德（Morningside）精神病院接收的抑郁症患者的人数。因此，在过去的五年里，爱丁堡这家精神病院有 847 例躁狂症和 617 例忧郁症，但是在 1890 年，两者的病例数非常接近，有 140 例忧郁症，134 例躁狂症。尽管不能确定，但他认为抑郁症的增加可能是这种流行病的结果，因此他指出俄国流感"让欧洲世界的神经和精神状态远远比之前更糟"。[53]克劳斯顿的经历使他强调了流感和精神病之间的特殊联系。长期以来，这种精神病被认为是其他常见传染病的后遗症，如麻疹、伤寒、风湿热、猩红热、丹毒和疟疾，似乎与患者既往的精神病史没有联系。然而，在法伊弗分离出流感杆菌之后，到了 1896 年，克劳斯顿指出"流感的微生物或毒素破坏皮质能量的程度远远超过任何持续性的发烧"，因此他声称流感后的精神障碍"可能是由于流感对大脑皮层的直接影响"或者是其对神经系统的"普遍削弱"。[54]

相比之下，其他医生则强调了"倾向"和遗传因素的作用。乔治·萨维奇（George Savage，1842—1921）是贝特莱姆皇家医院的院长，他和克劳斯顿一样，有足够的机会观察流行病对精神病患者的影响。他指出，精神病在那些"因为过度或损伤而破坏了神经系统"的人身上最为常见，其中过度可能包括酒精，损伤可能包括像麻痹性痴呆这样的情况。他认为，流感似乎也会攻击神经系统，"攻击那些已经神经衰弱的人，以及那些由于遗传或后天因素而神经不稳定的人"。[55] 因此，在有忧郁症倾向的患者身上，流感可能会通过加重先前存在的神经病倾向，引发严重的抑郁症。同样，流感的发作也可能在表现出"神经疲劳"迹象的患者身上引发麻痹性痴呆症状。[56] 最后，萨维奇似乎认为流感也会导致以前有精神错乱流感病史的患者出现精神病，尽管他认为流感发作的严重程度和这种神经性后遗症之间"没有直接联系"。[57]

德国神经学家威廉·葛利辛格（Wilhelm Griesinger）是 19 世纪晚期精神病理学标准教科书的作者，他也赞同萨维奇的观点，认为流行性感冒的病灶感染往往会"与精神原因共同发挥作用"，这种精神原因可能包括"遗传倾向""后天倾向"或"道德原因的影响"。[58] 他认为，"仅仅流感本身并不会导致精神失常"。相反，他认为流感应该被视为一种"神经或身体力量减弱的诱发因素，或者……是扰乱一个不稳定体系的最后一次冲击。"[59]

葛利辛格和萨维奇的观点的困难之处在于，尽管很少有精神病院工作人员怀疑 1890 年后抑郁症住院人数的增加，但对于其他病人来说，他们在流感大流行之前的精神错乱似乎并没有影响他们的精神症状。此外，有许多在流感发作后不久就出现了令人不安的精神症状的新入院病人，他们以前通常没有神经症或精神病的病史。因此，在图克报告的 39 例精神病病例中，他发现只有 21 例有遗传倾向，略高于 60%。[60] 德国著名精神病学家埃米尔·克雷佩林（Emil Kraepelin，1856—1926）同样对精神病院的病例进行了仔细的观察，他认为这种情况的发生率甚至更低，指出"有缺陷遗传"只占一半。[61]

另一位批评者是托马斯·克莱耶·肖（Thomas Claye Shaw，1846—1927），他是萨里郡班斯特德的伦敦郡议会精神病院（London County Council Asylum）的院长，也是圣巴塞洛缪医院的心理医学讲师。这是一家规模较大的城市精神病院，在大流行暴发时，有2 000多名病人和护理人员。作为院长，肖可以很好地观察流感对精神病患者和非精神病患者的影响。他的观察几乎无法支持萨维奇或葛利辛格的观点。相反，肖发现受到流感攻击的员工和护理人员比病人多。[62]此外，在受到流感攻击的精神病患者中，流感似乎对他们的神经症状没有"实质性的"影响。[63]肖承认，即使在一个封闭的精神病院中，获得可靠的统计数据也是困难的，但是他得出结论说，"似乎没有非常可靠的证据表明，一个有明显的精神病家族史的人会因此而更容易患神经型流感。"[64]

到了世纪之交，由于对精神疾病越来越熟悉，许多英国医生得出了类似的结论，将"流感精神病"正常化为一种不应归咎于病人的诊断。1907年，剑桥大学的皇家医学教授克利福德·奥尔伯特（Clifford Allbutt）在《医生》杂志的流感专题特刊中写道，他对以前没有神经症病史的病人患流感精神病的频率感到震惊。

> 我不认为流感的神经病后遗症通常需要一种神经病砧木来嫁接自己。相反，尽管这些症状严重而持久，我却一次又一次惊讶地发现，对于脾气好、健康稳定、有良好家族史的人来说，这些症状并没有减轻，持续时间反而更长了。[65]

神经衰弱和"脑力衰竭"

在使流感精神病正常化方面，贡献最大的医生也许是朱利叶斯·奥尔索斯。他于 1833 年出生于德国利珀-德特莫尔德，1855年从柏林毕业，获得医学博士学位，之后前往巴黎师从夏科。19世纪 50 年代末，他定居在伦敦，在国王学院医院与罗伯特·本特利·托德（Robert Bentley Todd）一起研究电的治疗作用，并出版了一本专著《医用电学论》（*A Treatise on Medical Electricity*）。[66]然而，他最著名的作品是《大脑的功能》（*The Functions of the Brain*，1880）和《论脑力衰竭》（*On Failure of Brain Power*，1882）。在前者中，他把大脑的灰质比作一个蓄电池，把白质比作"能将电流传导到任何需要它的地方的电线"。[67]1866 年，奥尔索斯推动在摄政公园建立了癫痫和瘫痪医院，后来又成立了麦达维尔神经疾病医院（Maida Vale Hospital for Nervous Diseases），在那里担任高级医生，直到 1894 年辞职，他把更多的时间投入他在哈利街的私人精神病诊所。[68]1891 年起，他定期向《柳叶刀》投稿有关流感神经后遗症的文章。1891 年 11 月，他就这个问题向伦敦医学协会做了一次长篇演讲，1892 年 7 月，又在英国医学协会心理学分会发表了演讲。[69]同年，他还出版了一本关于流感的小书，在书中详细阐述了他关于流感神经后遗症的理论。[70]

在这本书中，奥尔索斯将 1889—1891 年的流感描述为近年来"最有趣的事件"，并呼吁英国医生采用欧洲大陆的术语"grip"来称呼流感，认为这个词比"influenza"更精确，因为后者仅仅意味着"影响"。[71]奥尔索斯批评了将流感等同于普通感冒的流行观点，认为流感后观察到的神经后遗症远远超过其他传染病（如白喉、伤寒、麻疹和天花）后观察到的发热后神经症状。他报告说，在整个大流行期间，大量患者表现出"神经痛、丧失动力和神经系统全面崩溃"的症状。根据奥尔索斯的说法，这些"流感后精神病"是流感疫情的一个"新特征"。其他的传染性发热（"事实上是其他所有的发热"）都没有产生了这么多神经后遗症。[72]奥尔索斯认为，这类后遗症的高发部分是由于流感感染的普遍性。据他估计，有一段时间超过一半的英国人患上了流感。然而，主要的因素是流感毒素显著的毒性，以及它与其他可能已经在神经系统中潜伏了很多年的疾病（如梅毒）结合的方式。[73]根据奥尔索斯提出的复杂病理生理学原理，这种毒素是由流感杆菌"分泌"出来的，又反过来作用于人体主要的热调节机制"血管球"，因此在流感中通常会出现发烧现象。然而，奥尔索斯认为，与此同时，这种毒素还会刺激血管球的神经核，导致"大脑充血"和一系列神经症状，包括头痛、失眠和精神错乱。[74]尽管奥尔索斯把流感毒素所造成的机体变化放在首位，但当涉及神经性易感倾向的作用时，他又两边下注。在一些病人身上，只要有这种毒素分泌就会引发神经后遗症，因此，如他所说，流感就是问题的根源。然而，在有些情况下，这些神经问题一旦触发，会转移到已经存在或潜在的神经症上。[75]然而，奥尔索斯认为，在他所研究的病例中，有超过1/3的患者没有任何证据能够表明以前有任何神经症。[76]

事实上，正如奥尔索斯在他著作的第二版中明确指出的那样，流感的精神疾病可能在病人身上没有任何诱发性神经过敏的情况下发生，这纯粹是由于毒素对个人特质的作用。他认为，这

流感大历史：一部瘟疫启示录

种特殊反应是一种众所周知的现象，"可能没有疾病（当然也包括传染性疾病）像流感这样症状如此多变"。

> 因此，我认为，人们可能会在其本人或其祖先都没有任何精神疾病倾向的情况下，仅仅由于其个人特质而受到流感毒素的影响并出现精神疾病。[77]

和其他医生一样，奥尔索斯也认识到，在最轻微的情况下，流感的神经后遗症不过是头痛和神经痛，如果病人按照医生的建议进行适当的康复，这些症状很快就会消失。然而，在与《海滨杂志》上登载的故事相似的情况下，患者可能会表现出神经衰弱和抑郁的症状，并伴有妄想症和绝望的想法。据奥尔索斯说，在这种情况下：

> 患者不能从事日常工作，陷入忧郁的思维习惯，对某种即将来临的灾难的不祥预感，对一种即将带走他的不治之症的恐惧，或者对他犯了某种可怕的罪行将被监禁、审判和处决的错觉，所有这些都会发挥重要作用。他认为自己名誉扫地或经济破产，认为自杀是摆脱想象中的麻烦的唯一出路，并抱怨迫害他的人一刻也不让他安静下来。[78]

一个有趣的例子发生在 1891 年 5 月，一个 26 岁的职员来到奥尔索斯的诊所，他患有奥尔索斯所说的"空虚性谵妄"。[79]他的父亲告诉奥尔索斯说，在患流感之前，他从未生过一天的病。然而，在患流感后，他变得"急于恢复工作"，无视医生让他卧床休息的医嘱，在一周的恢复期后就回到了办公室。一到那里，他的同事们就注意到他"工作磨磨蹭蹭，似乎不知道自己在做什么"。渐渐地，他的行为变得越来越令人不安，他指控同事偷窃，确信自己将会被指控作伪证，而且很难入睡。事实上，就在他到达奥尔索斯诊所的前一天晚上，他凌晨 2 点就从床上起来，跑到办公室，在那里他制造了一场"巨大的骚动"。奥尔索斯给他打了吗啡，并给他开了一种睡前镇静剂，还给他开了一份营养丰富的饮食菜单，包括每四个小时喝四盎司白兰地。奥尔索斯报告说，三天后，这个职员的状况得到了充分的改善，可以被转移到农村，在那里他待了三个月，病情取得稳步进展，并在 9 月返回工作岗位。[80]

然而，绝大多数患者患的是奥尔索斯所说的"简单的精神抑郁"，症状从"普通的神经衰弱到更严重的疑病症、忧郁症和抑郁性精神病"。[81]奥尔索斯举了一个例子，1890 年 3 月，一名 35 岁的女管家突发流感，导致她"无法专注于自己的工作"，经常失眠，做噩梦，食欲不振。在另一起病例中，一名 19 岁的年轻女子因患流感而"郁郁寡欢"，"不愿工作，也不愿与人交谈"。[82]此外，感染"流感毒素"可能会引发自杀的念头和杀人的冲动。[83]1890 年 2 月，奥尔索斯治疗了一位 33 岁的经纪人，他已经结婚，有 5 个孩子。他一进诊所，马上就泪流满面。据奥尔索斯说，这名男子长期失眠，"情况非常糟糕，他不断感到一种几乎无法抑制的想要杀死妻子和孩子的冲动。"[84]奥尔索斯还提到了一名 18 岁少女的病例，她在流感发作后变得忧郁，最后上吊自杀。[85]然而，奥尔索斯发现，总的来说，男性比女性更容易患此类精神病。对 166 个病例的分析显示，男性有 96 人，占 57.8%。[86]尽管奥尔索斯认识到神经衰弱和抑郁可能是这种精神病的症状，但他并没有试图将它们的病理生理学联系起来。他对疲劳或心理因素（如焦虑和过度的精神紧张）的作用也不是特别感兴趣。这可能是因为奥尔索斯怀疑比尔德的说法，认为神经衰弱的诊断"含糊不清"。[87]在这方面，他的观点与他的同事托马斯·斯特雷奇·道斯（Thomas Stretch Dowse）形成鲜明对比。

道斯毕业于阿伯丁大学，1873 年成为爱丁堡皇家医师学会的成员，19 世纪 80 年代定居伦敦，在摄政公园的癫痫和瘫痪医院与奥尔索斯一起共事。道斯曾担任伦敦北部海格特的伦敦精神病院的院长，因此，当流感暴发时，他处于同样的有利地位，可以观察流感的影响，并提出他自己的精神疾病理论。和奥尔索斯一样，道斯最初也对神经衰弱的诊断持怀疑态度，认为比尔德的说法"含糊不清且不科学"。[88]然而，到了 1880 年，他成为比尔德的狂热信徒，出版了一本名为《论神经衰弱》（*On Neurasthenia, or Brain and Nerve Exhaustion*）的小册子，在这本小册子中，他追随比尔德，将"所谓的神经疾病"的增加归因于"高压下的生活"。[89]和比尔德一样，道斯认为神经衰弱是一种"精神过度紧张"导致的疲劳状态。这种紧张可能是由于学习或工作中的过度劳累，也可能是由于"某种长期的焦虑"。无论是哪一种情况，主要症状都是失眠、头痛、食欲不振和"容易疲劳"。[90]事实上，道斯似乎特别强调了疲劳，他认为，在健康的个体身上，疲劳是体力或脑力消耗的自然结果，而在神经系统受损的个体身上，疲劳会使神经系统负荷过重，加剧神经衰弱。道斯认为，在这种情况下，最糟糕的建议是让病人在完全康复之前进行锻炼，因为这只会加重他们的疲劳。[91]

对道斯来说，伴随流感发作的疲劳反映了神经衰弱的典型病例身上所看到的疲惫，因此他决定在 1892 年以新的标题重新出版他的书，即《关于大脑及神经衰弱和流感的耗竭》［*On Brain and Nerve Exhaustion（Neurasthenia）and on the Exhaustions of Influenza*］。[92]与维多利亚时代的耳鼻喉科专家莫雷尔·麦肯齐一样，道斯认为流感是一种反复无常的感染，对神经系统有"巫师般的作用"。在一篇引用了斯宾塞关于适者生存的理论和电的隐喻的文章中，道斯认为流感"本质上是一种神经发热"，它具有寻找人类有机体弱点的特殊能力：[93]

> 流感像其他形式的能量一样，会沿着阻力最小的路线传播，阻力最小的自然也就是最弱、最紧张、最无力的……换句话说，流感的毒素有一种特殊的能力，能挑出并破坏受其影响的个人最脆弱的部分，这可能是过度紧张的大脑和神经系统，可能是虚弱的肺部或呼吸系统，也有可能是虚弱的心脏和循环系统。[94]

道斯特别提请注意这些神经疾病发作后出现的明显的"情绪抑郁"，他解释说这种抑郁是"由于能量的低张力，导致最高神经过程的某种紊乱。"[95]然而到了 1894 年的版本，道斯又一次修改了他的理论。他将标题中的"流感的耗竭"替换为"流感的神经后遗症"，并指出与其说流感"耗竭"了神经系统，不如说是阻碍了神经系统的正常功能。他在修改后的一段话中解释说，"火是被掐灭或被饿死的，而不是自然烧尽。"[96]抑郁仍然是一种最明显和最危险的症状，但是这种情况的关键是流感患者无法恢复神经系统的平衡并利用意志力恢复健康。通过与铁路事故经历者所遭受的创伤进行类比，道斯认为，他在流感患者身上观察到的"沮丧和消沉"与铁路事故造成的休克状态不无相似之处。他认为，在每一个病例中，病人都表现出"意志力有缺陷、失眠、做噩梦、性情反复无常、爱发脾气"。[97] 为了避免有人认为流感只是一种微不足道的疾病，道斯还强调流感后抑郁症患者可能会陷入极度的生存绝望。由于文笔优美，他的描述就像是维多利亚时代的哥特式恐怖小说：

> 我见过堂堂男子汉在患了流感 24 小时内，像孩子一样一连哭泣几个小时，仿佛他们的心都要碎了。……这种忧郁和沮丧的感觉是一种有意识的生命实体，就像地狱一样悲伤，那里没有欢乐和宁静，也没有和平与爱。……这个人的痛苦的确很让人悲伤。……生命的神圣只能透过一层相互矛盾的情感的薄纱才能看到，这些情感包括怀疑、恐惧和要一举冲破这些束缚脱离凡尘而不朽的决心。[98]

和奥尔索斯一样，道斯也认识到这种"忧郁""沮丧"和"恐惧"会导致更极端的反应，比如自杀。不过，道斯认为这种冲动并不常见，他认为，即使出现了这种冲动，也可能是"持续性的大脑紧张和压力"造成的，而这很可能在患流感之前就已经存在了。[99]

道斯将其与铁路事故后造成的创伤的类比是意味深长的，因为这指向了指导他神经症研究的早期心理学。"铁路冲击"的概念可以追溯到伦敦大学学院医院的外科教授约翰·埃里克·埃里克森（John Eric Erichsen）的理论。1866 年，埃里克森做了一系列的演讲，指出铁路事故和铁路旅行的独特性导致了一种被称为"铁路事故性脊柱"的疾病和其他精神症状。[100] 在埃里克森看来，这些症状是由于事故的冲击和经常随之出现的令人不安的场景造成的。正如希弗尔布施（Schivelbusch）和卡普兰（Caplan）所指出的那样，通过引起人们对铁路事故中这些情感和心理因素的关注，埃里克森为创伤理论的出现和神经症的未来心理学化奠定了基础。[101]结果，到 1883 年，伦敦铁路公司和西部铁路公司的咨询医生赫伯特·佩奇（Herbert Page）提出，铁路事故会导致一种"由于恐惧，而且只是由于恐惧"而崩溃的状态，到了 19 世纪 90 年代，陪审团仅凭精神创伤就判铁路公司向铁路事故受害者提供赔偿的做法越来越普遍。[102] 然而，这里让我们感兴趣的是，道斯是如何通过借用这种精神"休克"模型，将心因症状纳入其流感后神经症有机模型的。与此同时，道斯认为病人的神经亢进或行动能力是一种剩余能量。这种能量依赖于过度疲劳的个体可能会受到损伤或阻塞的自主过程。这就是道斯所说的"意志的缺陷"。这些缺陷不是个人的错，而是完全由于这些自主过程的功能障碍。有趣的是，在其著作的 1894 年版中，道斯指出，意志缺陷"即使不是神经衰弱最典型的特征，也是最突出的特征。"[103]这就是为什么就像流感患者一样，神经衰弱患者恢复的关键在于充分的休息和安静。抱怨自己的症状，认为自己可以通过意志行为带来改善，这样只会加剧疲劳，最终证明是适得其反的。

在奥尔索斯看来，这种意志的丧失——或者用他的话说，"神经力量的丧失"——也是这种精神病的关键所在，因此他强

流感大历史：一部瘟疫启示录

调流感毒素与患者特质的相互作用。因此，通过以这种方式将精神疾病病理化，道斯和奥尔索斯消除了本来可能伴随流感神经后遗症的道德耻辱。结果是，就像在 19 世纪 80 年代，"铁路事故性脊柱"和"铁路冲击"已经成为可以接受的医学术语，被用来指代本来可能会被视为可疑的身心疾病，所以在 19 世纪 90 年代，流感的精神疾病也同样受到了高度重视。

自杀和精神病

在验尸法庭审理的大量流感后自杀案件中，可以看到流感精神疾病在医学上受到的重视，这种诊断可以被援引来解释那些本来可能会被视为异常或犯罪的行为。最早的例子之一发生在 1890 年 2 月，据报道，金斯敦一名正在接受流感治疗的 36 岁已婚妇女曾试图喝鸦片酊自杀。根据她的医生的证词，流感引起的神经痛是如此剧烈，以至于"头痛会让她暂时失去理智"。地方法官认可了这一说法，在断定她"是在暂时精神错乱的影响下采取这一行动的"之后，将她送回了联邦精神病院。[104] 到 1891 年春天流感再次侵袭不列颠群岛时，由于精神不正常或因先前的流感发作而导致的"暂时精神失常"而自杀的判决几乎已经司空见惯。因此，1891 年 4 月 15 日，布特尔一个验尸法庭裁定，第四国王步枪队的一名前成员和一名铁路搬运工都是在精神不正常的情况下自杀的。前者因患流行性感冒而用步枪击中了自己的胸部，而铁路搬运工则用剃刀割断了自己的喉咙。[105] 几个月后，东埃塞克斯验尸官的陪审团在一起更引人注目的案件中做出了类似的判决，此案涉及一名游艇拥有者，一位"有独立经济能力的绅士"。[106]这名男子患有流感，他变得"非常抑郁"，因为他的游艇被认为不适合航海，他无法在朋友们起航前往科恩时加入他们。起初，他试图用一把剪刀刺死自己。当这个行为失败时，他从铁路桥上跳下，落在迎面而来的火车的制动上，摔碎了头骨。陪审团裁定死者"在暂时精神失常时自杀"，并对死者表示同情，因为"在当时的情况下他已经尽了最大努力"。[107]

这种自杀在多大程度上真的是感染流感的结果呢？遗憾的是，在缺乏病毒学和尸检证据的情况下，我们不得而知。此外，鉴于对流感病毒及其相关中枢神经系统效应的神经病理生理学研究很少，即使有更好的病毒学和尸检证据，是否有可能得出明确的结论也值得怀疑。可以肯定的是，在其他许多欧洲国家以及美国，大流行与自杀率的显著上升同时发生。这种显著的增长与俄国流感以及世纪末时期的开启同时发生，一直是许多学术研究的主题。例如，在对维多利亚时代和爱德华七世时期英国自杀现象的里程碑式研究中，奥丽芙·安德森（Olive Anderson）强调了一幅来自 1895 年出版的《司法统计学》的图表。根据这一图表，到 1874 年前后，自杀率稳步上升，随后在 1889 年达到低谷，并在 1890 年前后随着大流行显著上升。[108]社会历史学家史密斯（F.B.Smith）也注意到了 19 世纪 90 年代早期自杀率的突然上升，他指出，在 1890—1894 年间，伦敦、诺福克和都柏林验尸官做出的自杀认定中，约有一半将流感作为主要原因。[109]为了证明自己的观点，史密斯援引了主要来自《诺福克新闻》的七个案例。[110]根据他的说法，在英格兰和威尔士，验尸官的自杀认定在 1889—1893 年间增加了 25%，其中 60% 是男性。1989—1890 年的自杀率增长是 50 年来最急剧的。在 1893 年，总登记官记录了

15 000 例流感和相关呼吸系统疾病导致的超额死亡病例，而自杀率也达到了高峰，每 100 万人中有 85 人自杀，是"有记录以来最高的"。[111] 巴黎也出现了类似的现象，1889—1890 年，巴黎的自杀率上升了 23%。[112] 1892—1893 年，法国陆军和海军的自杀率也有所上升，同期爱尔兰的自杀率上升了 12%。[113] 美国的医生也注意到正在康复中的流感患者"被自杀的念头所困扰"，而纽约和费城的报纸上刊登了关于流感袭击后杀人和自杀的耸人听闻的报道。[114]

史密斯和安德森都将自杀率的上升与同时发生的世纪末审美观念的转变联系起来。1891 年，易卜生将自杀赞颂为"这一美丽的表演"。[115] 两年后的 1893 年 8 月，年轻的地毯设计师欧内斯特·克拉克（Ernest Clark）在利物浦街车站开枪自杀，而在此之前他在《每日纪事报》发了一首诗作为遗书，宣称："我反对生活，我讨厌它，鄙视它。"克拉克的自杀遗书引起了轰动，像《每日纪事报》这样的大众市场报纸非常乐意邀请读者就克拉克自杀的原因发表自己的看法。[116] 其结果是，到 19 世纪 90 年代末，自杀在文学和美学领域变得越来越流行，多萝西·理查森和弗吉尼亚·伍尔夫都表示支持。[117] 当然，关于中下阶层和工人阶级在多大程度上也持有这种病态态度，这是值得商榷的。尽管《每日纪事报》声称"20 个人中有 19 个人相信在某些情况下自杀是恰当的"，但安德森认为对自杀没有单一的看法，"普通人的观念"常常与唯美主义者的观念相左。[118] 话虽如此，随着维多利亚时代晚期宗教教条主义的衰落和死亡的社会重要性的减弱，到 19 世纪末，那个时代的人肯定不再认为自杀是需要遮遮掩掩的事情。安德森认为，在维多利亚时代早期，自杀被认为是可耻和有罪的，而到了 19 世纪末，人们对自杀的准医学解释越来越熟悉，这使得自杀行为变得几乎可以接受。此外，她认为，这些对自杀的准医学解释在"不断扩大"。结果，到了19世纪90年代，这种解释不仅包括精神失常，还包括流感和"压力过大"。[119]

很难说关于流感神经后遗症特殊性的医学理论在多大程度上被公众所接受。在自杀案件中，验尸官的陪审团明显愿意接受这样的证词，但很难说这究竟是反映了这些理论的广泛流行，还是反映了陪审员对死者家属自然的同情以及减少家属痛苦的愿望。由于那个时代对轰动性新闻的迷恋，以及编辑们想方设法刺激读者的努力，新闻报道同样难以解读。在罗瑟勒姆破坏性的第二波大流行的高峰时期，有一个很好的例子表明可以利用流感所谓的神经病理学作用来提高报纸的销量。《谢菲尔德和罗瑟勒姆独立报》刊登了一则"耸人听闻"的故事：一名年轻的外科医生从酒店窗户一跃而下，而他似乎正处于因流感引起的"谵妄"的痛苦之中。[120]据报道，这位名叫约翰·肯尼（John Kenny）的医生在患上"神经痛"和"精神失常"后，被担心他病情的同事们转移到了罗瑟勒姆的皇冠酒店。显然，照顾病人已经把他自己累垮了，而流感的流行又"增加了他的压力"。报纸解释说："作为一个28岁的年轻人，平时又滴酒不沾，人们希望他能度过这次危机，但是由于长期超负荷工作，他的体质似乎受到了的影响。"肯尼的同事担心他的安全，把他带到酒店二楼的咖啡室。但刚一安全抵达那里，他就坚信同事们想要伤害他，于是闩上了门不让他们进来。然后他爬出窗户，向外面的人群大喊大叫，接着从15英尺的高度跳了下来，砸穿了一扇飘窗玻璃。神奇的是，肯尼在坠落过程中并没有受伤，后来在同事们的护送下安全地回到了酒店。这篇报道的结论是："他的病完全是由于劳累过度引起的痛苦和兴奋造成的。"

过度工作、流感后精神病与医生和其他中产阶级专业人士所面临的社会和经济压力之间的联系，在《海滨杂志》上的那个故事中表现得最为明确。费弗洛并没有自杀倾向，相反，在故事中哈利法克斯专门强调他不相信"自杀的想法"。[121]但在其他方面，这个故事就像直接来自维多利亚时代的大众报纸或者奥尔索斯或道斯的病历簿。[122]当然，费弗洛似乎被非常相似的幻觉和绝望所困扰。从一开始，哈利法克斯就让我们确信，流感已经让他的神经恶化到令人担忧的地步。哈利法克斯告诉我们，当他上一次遇到费弗洛时，他还是一个很有前途的医科学生，但"现在他看起来就像一个经历了某种崩溃的人"。

费弗洛很快就向哈利法克斯吐露了心声，解释说"可怕的流感"正在他行医的韦斯特菲尔德肆虐。他说："我看到这种阴险可怕的疾病越多，就越是害怕。我确信，流感比霍乱造成了更多的死亡和破坏。"[123]其中一名受害者是他18个月大的女儿。接着，他的妻子"病倒了"，他也遭受了"短暂而剧烈的侵袭"。[124]费弗洛以为自己很快就会康复了，但几天后就被这样一种"恐惧"所困扰，那就是他即将"犯下一个可怕的职业错误，从而毁掉我作为医生的前途"。哈利法克斯让他解释何出此言，他描述了自己如何"记忆力出现惊人的衰退"，不记得自己开了哪些药。因此，他担心自己可能给病人错开了毒药。奇怪的是，他的记忆衰退只发生在工作时，或者用他的话来说，"与我的职业有关"。"当我和妻子单独在一起时，我就会感到轻松自在，几乎像平常一样。"[125]

哈利法克斯试图安抚他，告诉他流感后出现这样的后遗症并不罕见，他的情况只是暂时的。然而，费弗洛说他觉得自己被跟踪了，担心自己可能会疯掉。最后，哈利法克斯说服了费弗洛，说这也是一种幻觉，并让他不要想那么多，睡一觉再说。但第二天早上，他发现了费弗洛留下的一张纸条，上面说他不小心用士的宁害死了一位病人，担心自己会被警察逮捕。他确信自己已经毁了自己的前程，而且一想到自己的妻子将会因此而一贫如洗，他就痛苦万分，于是他从银行取出了所有的钱，逃到了蒙特卡洛，在那里的轮盘赌桌上他几乎输光了。就在这时，费弗洛的妻子联系了哈利法克斯，他们一起雇了一个私人侦探去寻找费弗洛认为被自己无意中杀死的病人。结果发现这个人还好好活着。哈利法克斯和他的妻子带着私家侦探发来的电报，前往蒙特卡洛告诉他这个好消息。故事的结局很圆满：收到证明他清白的电报后，费弗洛立刻恢复了理智。在轮盘赌桌上，他的运气也发生了逆转，他用赢来的钱和妻子开始了为期六个月的欧洲旅行，之后回到伦敦，继续行医。

　　从很多方面来看，这个故事可以被解读为对男性身份以及维多利亚时代职业人士所承受的社会、道德和经济压力的评论。我将在下一章更详细地讨论这一主题。这里我只是想指出，在这个故事中，费弗洛的幻觉和恐惧似乎与他对自己职业地位的担忧有关，或者如他所说，他担心自己的记忆会给自己的职业前途造成麻烦。这些焦虑反过来又与被打上杀人犯烙印的耻辱联系在一起，并与这对妻子的影响和将来供养她的能力联系在一起。在这方面，费弗洛对于自己发疯的担忧是次要的。更加重要的是，哈利法克斯从病理学的角度解释了流感的"冲击"与随后的"疯狂"行为之间的关系，从而让费弗洛不用为他本人所认为的道德缺陷承担任何责任。因此，哈利法克斯用一段就像是直接从道斯的书中摘录的文字解释说，费弗洛正遭受着"一种双重冲击"：

> 先是孩子去世，紧接着又被流感侵袭，前者对他的神经
> 产生了第一个不良影响，第二次冲击比第一次更严重，如果
> 没有这个，他就不会像现在这样如此迅速地输钱了。[126]

有趣的是，不仅中产阶级男性职业人士的行为可以用这种流感后精神病来解释。和神经衰弱一样，精神病也可以被用来唤起人们对工人阶级背景的男性的同情。一个很好的例子发生在1895年3月《海滨杂志》上的故事问世几个月之前，当时《每日新闻》的读者看到了这样一个醒目的三重标题："图庭（Tooting）发生了令人震惊的悲剧。七人被杀，一人自杀。贫穷、疾病和绝望的悲惨故事。"[127]《泰晤士报》也报道了这一事件，但是标题更加冷静，是"图庭一个家庭被杀"，讲述了喷泉路上一个名叫弗兰克·泰勒（图3.2）的失业粉刷工，用剃刀割喉的方式杀害了睡梦中的妻子和六个孩子的故事。[128]事后，泰勒也用同一把剃刀割破了自己的喉咙，倒在了妻子身边的血泊中。这些孩子中只有一个14岁的男孩幸存下来，他也叫弗兰克。

尽管泰勒的罪行令人震惊，但《泰晤士报》称这是一场"家庭悲剧"，并解释说泰勒最近因流感卧床休息，而且在失业后一直"郁郁寡欢"。他刚找到一份新工作，却患上了流感，不得不在床上躺了好几天，因此"他担心自己会再次失业"。[129]《每日新闻》和其他地方日报一样，开始将这起事件称为"图庭悲剧"，并采用了类似的说法。[130]事实上，《每日新闻》在其新闻报道和随后的社论中甚至认为，泰勒应该被视为受害者，而不是一场可

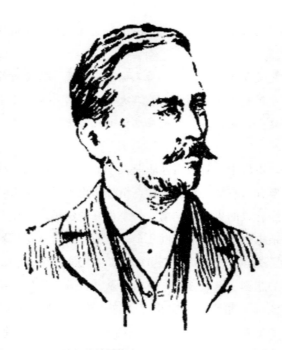

FRANK TAYLOR.

图 3.2　艺术家对弗兰克·泰勒的印象

资料来源：*Lloyd's Weekly News* 17 March 1895，p.3。经大英图书馆授权使用。

怕的犯罪的行凶者。运用关于流感后精神病和神经后遗症特殊性的最新医学理论，这家报纸将泰勒描述为工人阶级男性美德的典范，他被疾病带到了危机的边缘。该报解释说，泰勒是一个正直勤劳的人，从来不喝酒，定期去教堂，靠种菜来补充家里微薄的口粮。他还曾因为救了一个人的命而受到表彰。然而，在他失业后，他的家庭难以为继，孩子们只好去当地的施粥场乞食。该报认为，"家里条件更好"的人或许能够渡过疾病难关，挽救局面，

流感大历史：一部瘟疫启示录

但是泰勒"家里的条件实在太差了"。由于没有可以依靠的安全保障，流感把他推到了崩溃的边缘。该报解释说："他病得很厉害，担心自己永远无法恢复工作。"然后又补充说："这个可怜的挣扎者最后不得不承认自己已经精疲力竭了。"尽管人们认为他的大脑已经"因担忧而出现错乱"，但《每日新闻》认为，试图理解泰勒特有的"疯狂"的精神病理学意义不大：

> 要想从他个人身上寻找他悲惨境遇的原因是徒劳的。他是一个模范工人、模范丈夫和模范父亲。他本可以被选出来作为全伦敦他这个阶级的代表。[131]

换句话说，从泰勒的过去寻找之前存在的性格缺陷的证据是没有用的，他的行为也可以解释为对流感和变化的环境的一种特殊反应。

《每日新闻》是一份自由主义的报纸，因此可以预料它会谴责处于泰勒同等境遇的人缺乏安全保障。然而，对该案件的新闻报道中引人注目的一点是，其他报纸在很大程度上也愿意接受流感引发危机的说法，以免除泰勒未能履行其作为养家糊口者和一家之长的责任。例如，《汉普郡电讯报》报道说，泰勒没有犯罪记录，从未听说他威胁要自杀或者要杀死家人，而《泰晤士报》报道说，尽管泰勒的大脑在验尸时看起来"非常健康和正常"，但"流感有时会导致精神错乱"这是一个事实。[132] 这一准医学解释似乎得到了陪审团的支持，陪审团裁定泰勒"在精神错乱的情况下"杀死了妻子和孩子并自杀。尽管泰勒在他的遗书中并没有提到自己的病情，只是写道他无法"承受被指控的耻辱"，他爱

妻子和孩子"之心太切，不忍心让别人嘲笑他们。"[133]（图 3.2）

在西班牙流感大流行期间也出现了类似的自杀和杀人事件。例如，1918 年 12 月，《曼彻斯特晚报》报道了北威尔士波特马多克一个名叫威廉姆斯的园丁的故事，他因为流感的后遗症而用剃刀袭击了他的妻子和六个孩子。在接下来的一段内容中，该报报道了一个叫艾伦·布斯（Ellen Booth）的女性，她和丈夫都患了流感，丈夫死后，她也自杀了。[134] 1919 年 1 月，《哈克尼公报》刊登了类似的新闻，报道了一系列涉及当地年轻女性的自杀事件。随后在 1919 年 4 月，又有报道称，几名医生在流感发作后也自杀了。[135] 但这方面最具代表性的也许是皇家工兵队一名准下士的故事。《观察家报》称这是一个"关于幻觉和绝望的非凡故事"，报道称詹姆斯·欧内斯特·琼斯（James Ernest Jones）在 2 月等待复员时曾试图自杀。他显然是在一次流感发作后变得抑郁了，并且有一种退化性疾病的幻觉，担心自己会被关进毒气室。医生安排他住进斯托克医院，在那里他被安排做一些轻松的工作。然而，一天晚上，琼斯潜逃了。根据调查报告，他从此杳无音信，直到 3 月才出现在他母亲的家中。当两名警卫赶来打算抓捕他时，他再次潜逃。最终他被抓回去，但在 5 月底，他第三次逃脱，并再次回到了母亲家中。他的母亲做出了错误的决定，留他在家过夜，结果第二天早上发现他死在了客厅里，他的脸紧紧地贴在煤气炉的喷嘴上。陪审团的裁决是"因精神失常而自杀"。[136]

流感是否真的是导致自杀的罪魁祸首，这不得而知，但验尸官认为两者之间的联系是可信的，这一事实充分说明了这种神经后遗症在爱德华七世时期的持续影响。当然，到了 1918 年，与俄国流感相关的神经后遗症即使不是记忆犹新，也依然存在于大多数成年人的历史记忆中，对于那些不记得流感与神经后遗症关系的人，有很多医生会提醒他们。例如，呼吸道疾病专家、在圣巴塞洛缪医院担任咨询医师的塞缪尔·韦斯特在《医生》杂志上发表的文章中指出，发热后抑郁症"可能是流感最显著的特征"。

> 这种抑郁症并不随着最初发作的严重程度不同而变化，因为它可能会在看似相当轻微的发作之后变得十分严重……。目前的文献中很少提到这种情况，但它非常重要。[137]

在同一期杂志上，乔治·萨维奇同样极力强调流感和抑郁症之间的联系。然而，萨维奇警告说："最迫在眉睫的危险是自杀"。

> 我不辞辛苦地收集了以前流行病时期的自杀记录，毫无疑问，疫情暴发后自杀率大幅上升。……在患流感后被送进精神病院的病人总是被认为有自杀倾向。[138]

就像在 19 世纪 90 年代，以神经衰弱为代表的精神病借用了维多利亚时代"磨损"的概念以及疲劳和退化的比喻，同样，1918年的流感则借用了新兴的"弹震症"医学模型和最新的关于"战争所致的歇斯底里性障碍"理论。[139] 正如彼得·利斯（Peter Lees）所展示的那样，在英国，治疗弹震症的方法五花八门，远比战后文学的刻板描述所显示的要广泛得多，有些医生专注于研究炮弹造成的身体冲击和震荡，而有些医生则倾向于精神动力学和精神分析的解释，强调先前存在的焦虑和神经症的作用。[140] 然而，无论弹震症是被认为类似于铁路事故中所经历的身体休克，还是引发了更深层次的情感和精神冲突，如神经衰弱，它仍然被认为是一种可追溯到神经功能中断的神经症。事实上，虽然里弗斯（W.H.R.Rivers）将谈话疗法和其他精神分析方法纳入了他在克雷洛克哈特（Craiglockhardt）的治疗方案中，患有弹震症的军官通常被诊断为神经衰弱。这不仅仅适用于里弗斯的两位最著名的病人——西格夫里·萨松（Siegfried Sassoon）和威尔弗雷德·欧文（Wilfred Owen）。正如利斯所展示的，大多数在伦敦皇后广场的国立医院（我们拥有现存记录最多的医院）接受治疗的弹震症患者也被诊断为神经衰弱症。[141]

里弗斯对欧文的治疗将在第六章中详细探讨，这里我只想指出一点，既然弹震症被认为是由神经衰弱引起的，爱德华七世时代的精神病学家认为弹震症和流感之间有相似的病理生理关系就不足为奇了。萨维奇在 1919 年写道："我认为我们必须等到这场流行病和战争结束后，才能就流感对弹震症病例的影响得出任何结论。但是，如果到那时我们没有遇到大量流感导致的精神疾病发生在弹震症患者或头部受伤的人身上的情况，我将会非常惊讶。"[142]

当然，在这个问题上，试图用神经症的语言来解释弹震症的精神病理理论，已经被创伤概念的逐渐精神化以及弗洛伊德及其后关于无意识观念的理论所取代。结果，在 20 世纪 20 年代，对弹震症的研究从可能的神经学基础转向了精神分析的抽象世界。就像肖特所表明的那样，在弗洛伊德理论和更具体的诊断类别的影响下，神经衰弱遭受了类似的命运，本质上被重新定义为一种"焦虑障碍"。[143]其结果是，到 20 世纪 20 年代，神经衰弱病例已经被纳入不断扩大的神经病的范畴，"真正意义上的"神经衰弱病例被精神病学家和心理医学从业者认为是相对罕见的，真正的神经衰弱现在被认为是"长期性的身心疲劳"的同义词。[144]

"流感精神病"似乎经历了类似的命运。由于神经衰弱被归入神经病的范畴，流感的神经后遗症被重新定义为一种"疲惫性精神病"。[145]这种疲惫性精神病被认为包括身体和精神的疲劳状态，可能是内部生理变化或外源性毒素感染的结果。1926年，抑郁、"严重的精神障碍"和自杀的想法仍然被认为是常见的症状，但这些反应现在被认为是机体应对压力的失败，而不是神经病的证据。[146]有趣的是，流行性感冒的精神病并没有被归入迅速发展的"战争神经症"的范畴。事实上，1932年的一本教科书甚至宣称毒性和传染性因素在战争精神病的病因学中并不是很突出，因为"在西部战区的军队并没有发生严重的传染性疾病"，考虑到西班牙流感在协约国军队和德国士兵中间的广泛发病率，这一说法有点令人吃惊。[147]其结果是，到20世纪30年代末，"流感的精神病"已经从心理医学词典中消失了，但是尚不清楚这究竟是由于大流行的减弱和病毒毒性的减弱，抑或是由于诊断方式的改变，抑或是两者的结合。[148]

† † †

本章探讨了19世纪90年代流感的心理学建构，展示了流感的神经后遗症如何借鉴维多利亚时代神经症和精神病的医学模型，以及世纪末对疲劳和神经能量消耗的关注。我曾说过，男性患者被认为处于特别危险的境地，因为他们的职业使他们容易"过度工作"和"过度担心"，而这是现代性的主要修辞。与此同时，流感的这些神经建构利用了更深层次的社会和心理焦虑，因此道斯指出，在流感的所有精神病中，最极端的情况表现为严重的"忧郁""沮丧"和"恐惧"。正如在俄国流感大流行的早期阶段一样，流感和神经质之间的联系被媒体放大了，特别是那些耸人听闻的关于与先前的流感袭击有关的自杀和杀人的报道。然而，与流感精神疾病最相似的诊断是神经衰弱，神经衰弱为患者提供了一个可接受的医学标签，如果没有这个标签，他们可能会被认为是疑病症或歇斯底里症患者，因此，我认为对流感的精神疾病诊断同样为患者提供了类似的医学上的安慰。特别要指出的是，通过将这种精神病定性为对外部感染因子的特殊反应，维多利亚时代的神经科医生将其诊断从遗传原因和"精神错乱"的范畴中移除。与此同时，通过论证流感对神经系统的影响是反复无常和不可预测的，可能会消耗或损害神经功能从而阻止维持意志所必需的自主过程，这个诊断使病患——尤其是男性病患——不用因为自己无法达到男性标准和当时的行为标准而感到焦虑和内疚。

这些神经质的话语为男性职业人士开脱的作用在《海滨杂志》上登载的那个故事中得到了最好的诠释。然而，通过让人们注意到费弗洛对自己精神症状的焦虑，故事也凸显了维多利亚时代男性身份和男性自我概念的脆弱性。我们将在接下来的章节中看到，随着流感成为一种名人疾病，男人不再被塑造为装病者，而是应该得到社会广泛同情的"受害者"，这些关于男子气概观念的转变在世纪末后期变得越来越重要。

流感大历史：一部瘟疫启示录

注释

1   *The Lancet*，（21 November 1889），Vol.134，p.1311；Julius Althaus，*Influenza：Its Pa-thology*，*Symptoms*，*Complications*，*and Sequels*，*its Origin and Mode of Spreading and its Diagnosis*，*Prognosis*，*and Treatment*，2nd ed.（London：Longmans，1892），pp.15—16.

2   Charles K.Mills，'The Nervous and Mental Phenomena and Sequelae of Influenza'，*Journal of the American Medical Association*，18，5（30 January 1892）：121—7.

3   除了赫克萨姆提到的神经痛和抑郁，阿巴思诺特观察到这种流行病还导致了"大量的歇斯底里、疑病症和神经失调症"，他补充说这些失调非常严重，甚至会导致"死亡或疯狂"。Thompson，*Annals*，pp.37—8.

4   Julius Althaus，'On Psychoses after Influenza'，*Journal of Mental Science*，69，165（April 1893）：163—76.

5   Althaus，*Influenza*，pp.15—16，87.

6   Daniel H.Tuke，*A Dictionary of Psychological Medicine*（London：J. & A.Churchill，1892），p.688.

7   Smith，'Russian Influenza'，p.55.

8   Morell MacKenzie，'Influenza'，*Fortnightly Review*，49，394（June 1891）：877—86，p.882.

9   T.S.Clouston，'Asylum Reports for 1890'，*Journal of Mental Science*，37（1891）：590—606，pp.598—9.

10 G. H. Savage，'The Psychoses of Influenza'，*Practitioner*，52（January-June 1919），pp.36—46；Karl A.Menninger，'Influenza and Schizophrenia：An Analysis of Post-In-fluenzal "Dementia Precox," as of 1918，and five years later'，*American Journal of Psy-chiatry*，82（April 1926）：469—529. See also *Hackney Gazette*，20—23 January 1919，16 April 1919；*The Times*，1 June 1919；Krister Kristensson，'Avian Influenza and the Brain—Comments on the Occasion of the Resurrection of the Spanish Flu Virus'，*Brain Research Bulletin*，68（2006）：406—13，p.407；Steinberg et al.，'Influenza Causing Manic Psychosis'，*British Journal of Psychiatry*（1972），120：531—5；R.M.Still，'Psy-chosis Following Asian Influenza in Barbados'，*The Lancet*，5，2（5 July 1958）：20—1；'Neurologic Complications Associated with Novel Influenza A（H1N1）Virus Infec-tion in Children—Dallas，Texas，May 2009'，*Journal of the American Medical Association*，302，16（28 October，2009）：1746—8.

11 *DSM-IV*（Arlington，Virginia：American Psychological Association，2000），pp.329—48；我能找到的最后一次提到是在 Maurice Craig and Thomas Beaton，*Psychological Medicine*（London：J. & A.Churchill，1926），pp.297—9。虽然两位作者并没有明确提到"流感的神经错乱"，而是用的"发烧后精神障碍"和流感发作后可能会出现的"精神错乱"，但是从他们的讨论中可以清楚地看出，他们认为这种失调是一种"疲惫性精神病"。

12 例如，见 *Punch*，4 January 1890，p.9；*Strand Magazine*，10 July 1895，p.81。

13 进一步的讨论，见 Marijke Gijiswijt-Hoffstra and Roy Porter（eds），*Cultures of Neu-*

rasthenia: *From Beard to the First World War*, (New York: Rodopi, 2001); Mark S.Micale, '*Jean-Michel Charcot and Les Nevroses Traumatiques*', in Mark S.Micale and Paul Lerner (eds), *Traumatic Pasts*: *Human Psychiatry and Trauma in the Modern Age*, *1870—1930* (Cambridge: Cambridge University Press, 2001), pp. 115—39.; Edward Shorter, *From Parlaysis to Fatigue*: *A History of Psychosomatic Illness in the Modern Era* (New York, NY: Toronto: Free Press, 1992), pp. 220—32.; Eric Caplan, *Mind Games*: *American Culture and the Birth of Psychotherapy* (Berkeley and Los Angeles, CA: London: University of California Press, 1998), pp.37—42; Janet Oppenheim, '*Shattered Nerves*': *Doctors*, *Patients*, *and Depression in Victorian England* (New York, NY: Oxford University Press, 1991), pp.79—109。

14 Kristensson, 'Avian Influenza and the Brain', p.410.

15 M.Takahashi and T.Yamada, 'A Possible Role of Influenza: A Virus Infection for Parkinson's Disease', *Advances in Neurology*, 86 (2001): 91—104; M.Takahashi and T.Yamada, 'Influenza: A Virus Infection of Primary Cultured Cells from Rat Fetal Brain', *Parkinsonism and Related Disorders*, 3 (1997): 97—102.

16 J.Stowe et al., 'Investigation of the Temporal Association of Guillain-Barré Syndrome with Influenza Vaccine and Influenza-like Illness using the United Kingdom General Practice Research Database', *American Journal of Epidemiology*, 169, 3 (2009): 382—8; S.Toovey, 'Influenza-Associated Central Nervous System Dysfunction: A Literature Review,' *Travel Medicine and Infectious Disease*, 6, 3 (2008): 114—24; D.Steinberg et al., 'Influenza Infection Causing Manic Psychosis', *British Journal of Psychiatry*, 120 (1972): 531—5; T.H.Flewett and J.G.Hoult, 'Influenza Encephalopathy and Post-Influenzal Encephalitis', *The Lancet*, (5 July 1958): Vol.272: 11—15; 'Psychosis following Asian Influenza in Barbados', *The Lancet* (5 July 1958), pp.20—1.

17 O.Okusaga, R.H.Yolken, P.Langenberg, et al., 'Association of Seropositivity for Influenza and Coronaviruses with History of Mood Disorders and Suicide Attempts', *Journal of Affective Disorders* (April 2011), 130 (1—2): 220—5.

18 A.S.Brown et al., 'Serologic Evidence of Prenatal Influenza in the Etiology of Schizophrenia', *Archives of General Psychiatry*, 61 (2004): 774—80; S.C.Yudofsky, 'Contracting Schizophrenia: Lessons from the Influenza Epidemic of 1918—1919', *Journal of the American Medical Association*, 301 (2009): 324—6.

19 Sherman McCall, Joel A Vilensky, Sid Gilman 'The Relationship between Encephalitis Lethargica and Influenza: A Critical Analysis', *Journal for Neurovirology*, 14 (2008): 177—85; P.P.Mortimer, 'Was Encephalitis Lethargica a Post-Influenzal or Some Other Phenomenon? Time to Re-Examine the Problem', *Epidemiology and Infection*, 137 (2009): 449—55; R.Tamaki, T.Kamigaki, and H.Oshitani, 'Encephalitis and Encephalopathy Associated with Pandemic Flu', *Brain and Nerve*, 61 (2009): 153—60.

20 例如，见 Sisley: *The Influenza*, p.36; Local Government Board memo, May 1895。

21 Oppenheim, *Shattered Nerves*, pp.79—109, 154—5; Christopher E.Forth, 'Neurasthenia and Manhood in *fin-de-siècle* France', in Gijiswijt-Hoffstra and Porter, *Cultures of Neurasthenia*, Rodopi, pp.329—63; Tom Lutz, 'Varieties of Medical Experience: Doctors and Patients,

流感大历史：一部瘟疫启示录

Psyche and Soma in America ', in Gijiswijt-Hoffstra and Porter: *Cultures of Neurasthenia*, pp.51—77（p.54）; Shorter, *Parlaysis*, pp.230—2; Caplan, *Mind Games*, pp.37—42.

22 例如，见 *The Lancet*，（11 January 1890），Vol.135，p.88.

23 Thomas Stretch Dowse, *On Brain and Nerve Exhaustion*（*Neurasthenia*）*and on the Exhaustions of Influenza*（London: Baillière, Tindall and Cox, 1892），pp.132—3.

24 虽然神经衰弱症在 20 世纪 30 年代不再流行，但直到 1980 年它才被从《精神疾病诊断和统计手册》中删除。见 *DSM-III*（Arlington, VA: American Psychological Association, 1980).又见，Shorter, *Parlaysis*, p.231。

25 George Cheyne, *The English Malady: or, A Treatise of Nervous Disease of all Kinds*（London: G.Straham and J.Leake, 1733）.

26 Oppenheim, *Shattered Nerves*.

27 William F.Bynum, 'Cullen, William（1710—1790）', *Oxford Dictionary of National Biography*,（Oxford: Oxford University, 2004）.

28 Oppenheim, *Shattered Nerves*, p.8; Shorter, *Paralysis*, p.215.

29 Oppenheim, *Shattered Nerves*, p.9.

30 Chandak Sengoopta, 'A Mob of Incoherent Symptoms? Neurasthenia in British Medical Discourse, 1860—1920', in Gijiswijt-Hoffstra and Porter: *Cultures of Neurasthenia*, pp.97—115（p.97）.

31 Lee A.W.Scrivener, *Modern Insomnia: Vicious Circles and Paradoxes of Attention and Will, 1860—1910*（unpublished thesis, University of London, 2011），p.59.

32 Ibid, p.60.

33 Tom Lutz, 'Varieties of Medical Experience: Doctors and Patients, Psyche and Soma in America', In Gijiswijt-Hoffstra and Porter: *Cultures of Neurasthenia*, p.52—4.欲进一步了解神经质与现代性之间的联系，见 Laura Salisbury and Andrew Shail（eds），*Neurology and Modernity: A Cultural History of Nervous Systems, 1800—1950*（Basingstoke: Palgrave Macmillan, 2010）.

34 Iwan R.Morus, 'The Measure of Man: Technologizing the Victorian Body', *History of Science*, 33（1999）: 249—82.

35 Iwan R.Morus, ' "The Nervous System of Britain": Space, Time and the Electric Telegraph in the Victorian Age', *British Journal for the History of Science*, 33（2000）: 455—75, p.456.就像本文作者指出的那样，这个比喻反过来也适用，因为维多利亚时代的人通常把电报描述为一种电神经系统。

36 Anson Rabinbach, *The Human Motor: Energy, Fatigue, and the Origins of Modernity*（Berkeley: University of California Press, 1992），pp.6, 23.

37 Rabinbach, *Human Motor*, pp.40—3.

38 See Shorter, *Dictionary of Psychiatry*, p.29.

39 一个很好的例子是维多利亚公园医院的助理医师托马斯·格洛弗·莱昂（Thomas Glover Lyon），他对"癔病球"的病例感到震惊，说这种流行病应该被称为"神经流感"。*The Lancet*，（18 January 1890），Vol.135，p.167.

40 L.T.Mead and Clifford Halifax, M.D., 'Stories from the Diary of a Doctor', *Strand*,

10（July 1895）：80—95.

41 同上，pp.80—1。

42 同上，p.82。

43 同上，p.91。

44 同上，p.80。费弗洛的故事的作者是伊丽莎白·托马西娜·米德（Elizabeth Thomasina Meade）和"克利福德·哈利法克斯博士"，标题是"来自医生日记的故事"。事实上，哈利法克斯是埃德加·博蒙特（Edgar Beaumont）医生的笔名，他是哈利街一位著名医生。在1896—1900年间，他和米德创作了三部医学侦探故事集，博蒙特提供了很多情节线索。"来自医生日记的故事"出了两个系列，两次重印，是最成功的。*BMJ*，（12 November 1921），Vol.2，p.815.

45 West，'Influenza Epidemic'，p.227.

46 Samuel West，'An Address on Influenza'，*The Lancet*，（28 April 1894），Vol.143，pp.1047—52（p.1047）.

47 *The Lancet*，（18 January 1890），Vol.135，p.167. See also *The Lancet*，（21 December 1889），Vol.134，p.1311.对流感后精神病和自杀的报道，见'A Family Murdered at Tooting'，*The Times*，8 March 1895，p.11.；'Suicides Owing to Influenza'，*Daily News*，9 March 1895，p.3.；'Doctor's Strange Conduct'，*Lloyd's Weekly Newspaper*，5 May 1895，p.3.

48 Otto Leichtenstern，'Influenza and Dengue,' in Julius Mannaberg et al.，*Malaria，Influenza and Dengue*（Philadelphia, PA；London：W.B.Saunders, 1905），pp.521—716（p.658）.

49 Althaus，*Influenza*，p.18.

50 Tuke，*Dictionary*，p.687—8.

51 同上。

52 Thomas S.Clouston，'Asylum Reports for 1890'，*Journal of Mental Science*，37（1891）：590—606，p.598.

53 同上，p.599。

54 Thomas S.Clouston，*Clinical Lectures on Mental Disease*（London：J. & A.Churchill，1896），p.661.

55 George Savage，'Influenza and Neurosis'，*Journal of Mental Science*，38（1892）：360—4，p.360.

56 同上，p.368。

57 同上。1907年，萨维奇仍然坚持认为一种已经存在的神经病是首要的。见George Savage，*Insanity and the Allied Neuroses*（London：Cassell, 1907），p.80—1。

58 Wilhelm Griesinger，*Mental Pathology and Therapeutics*，first publ. 1867（New York，NY：New York Academy of Medicine, 1965），p.175.

59 Savage，'Influenza and Neurosis'，p.360.

60 Tuke，*Dictionary*，p.688.

61 Ross Diefendorf，and Emil Kraepelin，*Clinical Psychiatry：A Text-Book for Students and Physicians*（New York，NY；London：Macmillan, 1902），p.84—7.

62 这可能反映了这样一个事实，即员工和护理人员更有可能接触到这种疾病，因此是最早将它带到精神病院的人。

63 Claye T.Shaw,'The Psychoses of Influenza', *Practitioner*, 78（January-June 1907）：86—117, p.87.

64 同上，p.89。

65 Clifford T.Allbutt,'Influenza', *The Practitioner*, 78（January-June 1907）：1—25, pp.1—9.

66 Julius Althaus, *A Treatise on Medical Electricity*, *Theoretical and Practical*：*and its uses in the Treatment of Paralysis*, *Neuralgia and Other Diseases*（London：Traubner, 1859）.

67 Julius Althaus, *On the Failure of Brain Power*（London：Longmans, 1882）；*The Functions of the Brain*：*A Popular Essay*（London：Longmans, 1880），p.15.奥本海姆指出，这个概念由来已久，可以追溯到 18 世纪晚期和动物电实验。然而，用电的比喻来描述神经系统功能越来越流行的关键原因是 1847 年发现了热力学第二定律，即熵定律，认为宇宙中的能量逐渐减少。Oppenheim, *Shattered Nerves*, p.82.又见 Rabinbach, *Human Motor*, pp.3—4。

68 D'A.Power, rev. Caroline Overy,'Althaus, Julius（1833—1900）', rev. Caroline Overy, *Oxford Dictionary of National Biography*,（Oxford：Oxford University Press, 2004）.

69 Julius Althaus,'An Address on the Pathology of Influenza, with Special Reference to its Neurotic Character', *The Lancet*,（14 November 1891），Vol.138, pp.1091—3, and *The Lancet*,（21 November 1891），pp.1156—8；又见 *The Lancet*,（5 March 1892），Vol.139, p.556；（19 March 1892），Vol.139, p.664；（29 July 1893），Vol.142, p.279. Althaus,'On Psychoses'。

70 Althaus, *Influenza*.

71 同上，p.1—2。

72 同上，p.15—16, 87。

73 同上，p.9, 18。

74 *The Lancet*,（14 November 1891），Vol.138, pp.1091—3, and（21 November 1891），Vol.138, pp.1156—8。

75 *The Lancet*,（14 November 1891），Vol.138, 1091—3, p.1092.

76 奥尔索斯所说的"易感倾向"不仅包括遗传因素，还包括患者以前的神经症或精神病史、以前的脑损伤、酗酒、梅毒和"发烧后的悲伤或休克"。Althaus,'On Psychoses', p.168.

77 Althaus, *Influenza*, p.118—19.进一步的探讨见 Humphrey Rolleston, *Idiosyncrasies*（London：Kegan Paul, 1927）。

78 Althaus, *Influenza*, p.98.

79 同上，pp.90—3。

80 同上，p.90。

81 同上，p.98。

82 同上，p.88—9。

83 同上，p.84。

84 同上，p.93。

85 同上，p.101。

86 同上，p.123。遗憾的是，奥尔索斯没有说哪些病例是医院的，哪些是他位于哈利街的私人诊所的。所以，这个比例可能反映了他私人诊所对男性的偏爱。

87　Thomas Stretch Dowse, *On Brain and Nerve Exhaustion* (*Neurasthenia*) *and on the Nervous Sequelae of Influenza* (London: Baillière, Tindall and Cox, 1894), p.109.

88　同上，p.12。

89　Thomas Stretch Dowse, *On Neurasthenia*, *or Brain and Nerve Exhaustion* (London: Baillière, Tindall and Cox, 1890), p.40.

90　同上，p.42。

91　同上，pp.65—7。

92　Dowse, *On Brain and Nerve Exhaustion* (*Neurasthenia*) *and on the Nervous Exhaustions of Influenza* (London: Baillière, Tindall and Cox, 1892).

93　同上，pp.72—3。

94　同上，pp.74—5。

95　同上，pp.86—7。

96　Dowse, *On Brain* (1894), pp.84—5.

97　同上，pp.131—2。

98　同上，p.133。

99　同上，p.133。

100　John Erich Erichsen, *On Railway Travel and Other Injuries of the Nervous System* (London: Walton and Maberly, 1866).

101　Wolfgang Schivelbusch, *The Railway Journey* (Leamington Spa: Berg, 1977), pp.143—56; Caplan, *Mind Games*, pp.17—19.

102　Schivelbusch, *The Railway Journey*, p.145.

103　Dowse, *On Brain* (1894), p.29.

104　*Hampshire Telegraph and Sussex Chronicle*, 8 February 1890, p.3.

105　*Liverpool Mercury*, 15 April 1891, p.5.

106　*The Times*, 4 June 1891, p.7.

107　同上。

108　Olive Anderson, *Suicide in Victorian and Edwardian England* (Oxford; New York, NY: Clarendon Press, 1987), p.244.

109　Smith, 'Russian Influenza', p.71.

110　在《泰晤士报》Gale 数据库和大英图书馆 1890—1895 年间的报纸数据库中，使用"自杀"和"流感"这两个词进行搜索，发现了更多的例子。我们有充分的理由相信，如果对地方报纸进行更系统的人工搜索，还会发现更多的例子。

111　Smith, 'Russian Influenza', p.70.

112　Shaw, 'Psychoses', p.87.

113　Parsons, *Report*, p.21; Althaus, *Influenza*, pp.100—1.

114　Mills, 'Nervous and Mental Phenomena', p.126; 'Grip Makes Old Man a Murderer', *New York Tribune*, 15 April 1891, p.1; 'Driven to Suicide by Grip', *New York Tribune*, 17 April 1891, p.3.

115　这一表达出自易卜生的《海达·高布乐》，这一作品在 1891 年 4 月 20 日在伦敦首演，当时正值第二波大流行的高峰时期。安德森写道，这部作品被反复上演，后来"这一美丽的表演"成为一句时髦用语。Anderson，*Suicide*，p.242.

116 Anderson，*Suicide*，pp.246—7.

117 同上，p.243。

118 同上，p.4，250。

119 同上，pp.255—6。

120 *Sheffield and Rotherham Independent*，12 May 1891，p.7.

121 Mead and Halifax，'Stories'，p.87.

122 考虑到哈利法克斯是埃德加·博蒙特博士的笔名，这并不是不可能的。博蒙特博士是哈利街的一位医生，他很可能对道斯和奥尔索斯的许多作品都很熟悉。见本章注释44。

123 Mead and Halifax，'Stories'，p.81.

124 同上。

125 同上，p.82。

126 同上，p.91。

127 *Daily News*，8 March 1895，p.3.

128 *The Times*，8 March 1895，p.11.

129 Ibid.

130 *Daily News*，8 March 1895，p.3. See also *Northern Echo*，*Birmingham Daily Post*，*Liverpool Echo*，8 March 1895.

131 *Daily News*，8 March 1895，p.3，5.

132 *Hampshire Telegraph*，9 March 1895，p.3；*The Times*，11 March 1895，p.12.

133 *Lloyd's Weekly News*，17 March 1895，p.3.

134 *Manchester Evening News*，9 December 1918.

135 *Hackney Gazette*，20—23 January 1919；16 April 1919.

136 *The Observer*，1 June 1919，p.15.

137 *Practitioner*，52（January-June 1919），p.46.

138 Savage，'Psychoses'，p.40.

139 Lewis R.Yealland，*The Hysterical Disorders of Warfare*（London：Macmillan，1918）.

140 Peter Leese，'"Why are They not Cured?" British Shellshock Treatment During the Great War'，in Micale and Lerner，*Traumatic Pasts*，pp.205—21.

141 同上，p.217。

142 Savage，'Psychoses of Influenza'，p.40.

143 Shorter，*Paralysis*，p.231.

144 William H.B.Stoddart，*Mind and its Disorders：A Textbook for Students and Practitioners of Medicine*（London：H.K.Lewis，1921），pp.216—58；D.K.Henderson and R.D. Gillespie，*A Textbook of Psychiatry for Students and Practitioners*，3rd ed（London；New York，NY：Oxford University Press，1932），pp.417—23.

145 Maurice Craig and Thomas Beaton，*Psychological Medicine：A Manual on Mental Disease for Practitioners and Students*（London：J. & A.Churchill，1926），pp.72—84.

146 同上，pp.297—9。

147 Henderson and Gillespie，*Textbook of Psychiatry*，p.481.

148 另一种可能是，战后精神科医生对弹震症的研究更感兴趣。就此而言，流感的精神错乱可以被视为战争的又一个受害者，就像经常提到的对西班牙流感受害者纪念的缺失一样。

A HISTORY OF
THE GREAT
Influenza
Pandemics

第四章

恶魔和脱离了肉体的灵魂

流感、男性气概
以及世纪末的哥特式作品

1895 年 2 月 25 日，英国首相罗斯伯里勋爵在威斯敏斯特参加一场自由党宴会时，突然神经崩溃，被赶紧送往他在伯克利广场的家中。就在四天前，他还威胁说要辞去首相职务，以抗议其内阁内部的意见分歧。为了让持怀疑态度的媒体和公众安心，勋爵的医生威廉·布罗德本特（William Broadbent）爵士发表了一份乏味的声明，称首相患上了"急性流感"，但现在已经"有所好转"。[1]然而，第二天，布罗德本特不得不承认，前一天晚上"情况不太好"，罗斯伯里勋爵是否能继续履行他的公共职能令人担心。[2]

　　意识到罗斯伯里需要静养，布罗德本特安排他搬到他在埃普瑟姆乡间的杜尔丹斯别墅。然而，尽管他最初的发烧和发冷症状很快就消退了，但罗斯伯里却无法入睡。布罗德本特向罗斯伯里的密友雷金纳德·布雷特（Reginald Brett，后来的伊舍勋爵）吐露，他从未遇到过如此严重的慢性失眠症，他担心会导致"致命的结局"。[3]由于过度疲劳，加上写字的手也不明原因地瘫痪了，他甚至无法给维多利亚女王写信。在接下来的六周里，罗斯伯里与世隔绝，待在杜尔丹斯别墅。布罗德本特想找出他的病因，以便能让他早日恢复健康。

　　罗斯伯里直到 1895 年 5 月才恢复履行职务，对于这场久治不愈的疾病有多种解释。在那个时代，人们认为精神障碍是由神经功能的组织性变化引起的，对于罗斯伯里的失眠症，最普遍的医学解释是他患上了流行性感冒的"神经后遗症"。然而，布罗德本特将罗斯伯里的失眠症归因于"消化器官的长期紊乱"。[4]与此同时，罗斯伯里和他的密友们的日记给出了另一种解释，那就是，为了团结敌对的内阁同僚，他承受了巨大的压力，还有就是他仍在为五年前去世的妻子汉娜·德·罗斯柴尔德（Hannah de

Rothschild）而悲伤。[5]最近，历史学家提出了其他的说法，包括猜测罗斯伯里之所以感到不安是因为有传言称他与昆斯伯里侯爵（Marquess of Queensberry）的长子德拉姆兰里格勋爵（Lord Drumlanrig，即弗朗西斯·道格拉斯）有同性恋关系。德拉姆兰里格勋爵是奥斯卡·王尔德的情人阿尔弗雷德·"波西"·道格拉斯的弟弟，前一年在萨默塞特郡一处庄园神秘地自杀了。[6]昆斯伯里将儿子的死归咎于罗斯伯里的"邪恶影响"，并威胁将在对王尔德提起有伤风化罪的起诉时把他一起告了，而这几乎肯定会导致罗斯伯里政治生涯的终结。据说，直到1895年5月底王尔德被定罪入狱，罗斯伯里才摆脱了每天对出庭接受指控的恐惧，他的症状几乎马上就消失了。[7]

对于阴谋论者和"心理史学"的倡导者来说，这种说法的吸引力显而易见。根据戴维斯的说法，成年后的罗斯伯里维持了对年轻男子的情感依恋，在他的一本记事本中有一张语气热切的纸条，而在汉娜死后，他在那不勒斯附近一群英国同性恋侨民中度过隐居的假期，这些都可以作为证据。[8]当然，罗斯伯里并不是英国公立学校产生的第一个对男性有性冲动的人，也不是第一个就是否表达这种冲动而经历情感冲突的人，不管这种冲突是有意识的还是无意识的。然而，在本章中，我不会关注这种回顾性的精神分析解释。我的目的是表明对罗斯伯里的失眠症无法进行简单的分类，因为它打乱了后弗洛伊德式的身心模式。我的方法侧重于维多利亚时代的医学话语，试图将罗斯伯里的失眠症置于当时有关神经功能障碍的医学理论背景下。同时，我将阐述他的疾病如何利用了哥特式隐喻和世纪末的性别修辞。本章的目的是揭示1895年3月关于罗斯伯里精神崩溃的报道如何利用维多利亚时代对分裂的中产阶级男性的焦虑，以及罗斯伯里作为政治贵族的名声，来引起公众对其困境的广泛同情，并促使人们对其他患流感的名人进行充满同情的描述。对男性流感患者的这些描述最引人注目的方面之一是，它们打破了维多利亚时代的能动性观念，将人们的注意力吸引到世纪末男性身份的矛盾性和不稳定性上。因此，我对罗斯伯里失眠症的探讨应该被视为这样一种研究，即它强调了当时关于身份认同的广泛而微妙的争论。对这些争论的文本分析表明，在这一时期关于性身份的讨论背后，有"深刻的自我矛盾感"，从而打破了"受压抑"的维多利亚人的神话。[9]事实上，关于罗斯伯里的疾病的争论让我们注意到类似的矛盾，这也让我们认识到过度使用精神分析的方式解读过去的危险。

病态内省

在前一章中我们已经看到，流感的神经后遗症借鉴了维多利亚时代关于"神经质"的医学理论和世纪末关于"疲劳"和"耗竭"的论述，这些被认为是源自现代城市生活方式。然而，正如约翰·托什（John Tosh）所指出的那样，19 世纪 90 年代，男性在家庭和公共领域也面临着新的挑战，引发了他所说的男性气概的"危机"。[10]随着妇女运动的兴起和"新女性"的出现，传统的男性霸权不再被视为理所当然。相反，世纪末维多利亚时代的男性越来越发现他们不得不面对新的身份，这些身份建立在狭小的家庭空间之外构建的男性化模型之上。[11]这些模型不断发生变化，包括金斯利的"强人基督徒"（muscular-Christian）、纽曼的绅士基督徒、与奥斯卡·王尔德的颓废唯美主义者圈有关的文学花花公子和唯美主义者。[12] 然而，随着这十年里对堕落和国家效率的日益关注，男子气概变得越来越有争议，社会批评家越来越多地寻求定义与女性气质相对的男子气概。因此，关于堕落的语言带有"强烈的帝国主义色彩"，女性被视为"种族的母亲，而男性则是积极的、独断的"。[13]

关于流感的文化论述就是福柯所说的"话语场"（discursive field）的一个例子。[14] 因此，我认为，它们可以被用来解读关于男性/女性"差异"的性别假设，而 19 世纪 90 年代对退化和国家效率的讨论就建立在这种假设之上。正如我们在前一章所看到的，对流感的神经反应会引起激烈反应，因为它们可以被理解为一种歇斯底里和/或疑病症。这是因为，尽管人们越来越认识到流感对呼吸系统和神经系统的危害，但流感仍被普遍视为令人讨厌的东西，而不是对生命的致命威胁，因此莫雷尔·麦肯齐认为这种疾病是"一种逃避麻烦的方便手段"。[15] 在一个男人的健康被认为取决于精神和身体的坚忍或"勇气"的时代，一场流感可能会引发令人不安的关于品格的问题。[16] 尽管维多利亚时代的神经科医生试图从医学的角度来解释流感的精神疾病，并消除男性（在较小的程度上，还有女性）患者身上的污名，流感患者沉湎于自己病情的倾向也可以被理解为一种"病态内省"。换句话说，这是一种可疑性格的证据。[17] 正如《泰晤士报》在俄国流感第二波高潮时所指出的那样：

> 疑病症患者和体弱多病者常常以一种病态的快乐来研究他们假想的疾病……但是，身体健康的人会在很大程度上明智地把这些话题留给那些真正患病的人。[18]

流感大历史：一部瘟疫启示录

对于维多利亚时代的神经科医生，如莫兹利（Maudsley）、克劳斯顿、萨维奇和图克来说，这种病态的倾向是一种不良嗜好，如果不加以控制，可能会破坏心理健康。正如迈克尔·克拉克（Michael Clark）所言："内省和自我专注，不参加日常社交活动，忽视积极的追求，这些都会削弱人的意志，破坏'自然的'道德情感，鼓励懒惰、怪癖和不正当或不道德的倾向的生长。"[19]其结果是，那些反复患流感或死于该疾病神经并发症的男性可能会被贴上歇斯底里或女性化的标签，因此米卡勒（Micale）在关于男性患者歇斯底里症的医学话语中发现了"仪式化的沉默"。[20]

然而，虽然流感在 1895 年、1898 年和 1899—1900 年显著复发，此时正值男性气概的关键时期，因为人们对退化、国家效率和大英帝国的命运越来越担忧，但我想说的是，流感从来都没有被视为是女性特质。相反，这一时期有关流感的叙事作品中最引人注目的是，报纸对罗斯伯里病情的报道否定了这种性别化，从而促进了对男性患者的广泛同情。但在 19 世纪 90 年代早期，情况并非如此，当时由于对神经衰弱的症状不熟悉，医生会对在工人身上观察到的癔病产生怀疑，然而，到了 1895 年，流感的虚脱和疲劳症状不再需要特别的医学评论。相反，医学界越来越关注的是流感的反复发作以及易感性和免疫力的问题。

一位大名鼎鼎的患者

罗斯伯里出身名门，是一位拥有赛马的百万富翁，并且以其雄辩的口才而闻名。在 19 世纪 90 年代，罗斯伯里声名赫赫。1894 年首相格莱斯顿退休后，罗斯伯里被推上了政治舞台的前列，支持自由党的报纸经常把他描绘成"国家的救世主"，而他的传记作者利奥·麦金斯特里（Leo McKinstry）写道，在世纪之交，"他的声望几乎超过了皇室"。[21] 作为一名自由派贵族，罗斯伯里不愿接受最高职位，他担心没有下议院的基础，将无法在党内获得广泛支持。然而，1894 年 6 月，在纽马克特的德比赛马中，罗斯伯里的马拉达斯二世（Ladas II）获胜，为他赢得了 2 000 几尼，这巩固了他的声望，使他成为历史上第一位赢得令人垂涎的平地赛马比赛的首相。据说这一消息引起了一阵狂热，导致对伦敦西区裁缝店圆边的"罗斯伯里领"的需求量大增。[22]

然而，尽管罗斯伯里在赛马场上取得了成功，他对首相一职的准备却很不充分，很快就与自己内阁的许多成员产生了分歧，其中包括下议院领袖威廉·哈考特（William Harcourt）爵士，他觊觎首相之位，他的儿子不断与《真相》的编辑亨利·拉布歇雷（Henry Labouchère）密谋破坏罗斯伯里的权威。由于他的政府在地方自治问题上的分歧，加上女王反对他改革上议院的尝试，1895 年 2 月 19 日，罗斯伯里威胁说要辞职。而就在这时，伦敦再次暴发流感。和 1890 年俄国流感的第一波暴发一样，最早患病的是邮局的雇员，接着是伦敦主要铁路线的工人。伦敦西部的奇斯威克和肯辛顿等富裕地区比中部和东部地区更早受到了影响，但到了 2 月的最后一周，流感已经到达了老城区，有报道称圣巴塞洛缪医院和盖伊医院再次人满为患。[23] 到了 3 月的第一周，路透社报道称，流感也在圣彼得堡"肆虐"，这加剧了人们对伦敦正遭受另一波流感大流行的担忧。[24]《英国医学杂志》的报告显示，到此时为止，每周死于流感的人数为 296 人，而死于呼吸系统疾病的人数已升至 1 449 人的"巨大总数"，比这个季节的平均水平多了945人。[25]可以预见的是，这一消息引发了人们对安替吡啶和其他可疑药物的抢购，促使《英国医学杂志》对"自我治疗的狂热"发出警告。它批评报纸传播不必要的歇斯底里，并挖苦说："胆小的人是如此恐惧，以至于他们随时都可能成为这种疾病的受害者。"[26]公众最早知道罗斯伯里的病情是在2月下旬，他在威斯敏斯特的一场自由党宴会上昏倒。[27]与1890年冬天索尔兹伯里勋爵的情况一样，罗斯伯里患流感的消息也引发了新闻界的疯狂猜测，路透社和中央通讯社都派记者前往罗斯伯里在伯克利广场的家中。尽管罗斯伯里在2月21日已经撤回了他的辞职威胁，他的政府仍处于剑拔弩张的状态，所以难怪布罗德本特试图不要引发人们对首相病情的猜测。然而，到了3月，罗斯伯里的慢性失眠症迫使他退出了公众生活，他的症状成为政治猜测和讽刺的素材。

对罗斯伯里的病情有多种解释。虽然他的同事和朋友们倾向于把他的症状视为政治压力和他个人生活中因孤独和抑郁而产生的压力的结果，但是现代作家关注的是罗斯伯里退出公众生活和王尔德受到审判的时间之间的巧合，他们提供了另一种解释，从表面上看，这种解释要更有诱惑力。利用现代精神分析理论，这些叙述认为罗斯伯里是一个秘密的同性恋者，并担心如果把他和王尔德圈子联系起来的谣言为更多人所知，就会损害他的声望。有人指出，1892年，罗斯伯里把德拉姆兰里格招进了外交部，担任他的助理私人秘书，这一任命使他被授予贵族头衔。这一举动激怒了德拉姆兰里格的父亲、高傲的苏格兰侯爵昆斯伯里，他不仅反对这一头衔，还反对罗斯伯里对他儿子的"邪恶影响"。1894年，德拉姆兰里格在萨默塞特郡一处庄园的一次狩猎派对上神秘身亡，昆斯伯里对罗斯伯里的敌意进一步加剧。虽然验尸官做出了意外死亡的认定，但昆斯伯里怀疑他的儿子是"自杀"。1895 年，王尔德不明智地对昆斯伯里侯爵提出了诽谤诉讼，反而导致本人被起诉有伤风化罪，侯爵威胁说要在对王尔德提起有伤风化罪起诉时把罗斯伯里一起告了。因此，有人认为，在1895 年早春导致了罗斯伯里精神崩溃的，是他在法庭上被起诉的可能性，而不是流感，因此，5 月底王尔德被定罪入狱后，罗斯伯里奇迹般地"康复"了。[28] 然而，罗斯伯里最新一部传记的作者利奥·麦金斯特里对这一说法提出了质疑。他认为这种说法建立在不可靠的证人和对年代的"误读"之上，并指出罗斯伯里的病早于昆斯伯里对王尔德的诽谤，而且罗斯伯里在 1895 年 5月 27 日王尔德最终被关到雷丁监狱时已经在康复了。麦金斯特里总结道："事实上，罗斯伯里从童年开始就患有失眠症，这一点有充分的证据证明。很明显，他在 1895 年患上的严重失眠症不是王尔德审判造成的，而是他作为首相所要面对的压力和其他担忧造成的。"[29]

罗斯伯里究竟是由于王尔德审判的压力和紧张所导致的精神崩溃，还是其他的心理焦虑，在这里并不是问题的关键。我希望探讨罗斯伯里的病在当时是如何被解读的，以及政治和大众媒体对他的病情是如何描述的。罗斯伯里写道，他最早发觉自己生病是在 2 月 22 日，也就是他在内阁会议上撤销辞职威胁的第二天，当时他凌晨 3 点醒来，"莫名地确定自己患了流感"。布罗德本特到达杜尔丹斯别墅之后，确认了这一诊断，称罗斯伯里的体温为38.3 ℃，脉搏弱得"几乎察觉不到"。在头两个晚上，布罗德本特给他注射溴胺帮助他入睡，然后又给他注射了吗啡。令他吃惊的是，这也被证明是无效的。2 月 27 日，布罗德本特通知女王的御医詹姆斯·里德（James Reid）爵士，他不得不给罗斯伯里进一步用药。[30] 罗斯伯里的病情最让人尴尬的一点是，流感导致他写字时出现了一种特殊的神经痛。按照惯例，首相必须亲自写信给女王，向她汇报重要的外交进展，但罗斯伯里为自己难以辨认的字迹感到羞愧，甚至连给维多利亚女王的简短信件都写不出来。他做出了一项复杂的安排：将信件口授给一位政治密友，后者将信件转交给女王的私人秘书比格（Bigge）中校（后来成为斯坦福德汉姆勋爵）。然后，比格会把这些信件交给女王，这相当于直接来自女王的政府首脑。尽管如此，罗斯伯里意识到，在事关国家最高机密的问题上，他必须亲自写信。[31]

这些细节都没有出现在报纸上。3 月 7 日，布罗德本特向新闻记者通报说，他的病人正在取得良好进展，并且在"继续好转"。[32] 事实上，在这段时间里，罗斯伯里每天晚上的睡眠不超过 2—4 小时。3 月 11 日，他前往温莎觐见女王，他记录道，在他"第二次站起来时，由于虚弱差点摔倒"。[33] 据罗斯伯里的私人秘书乔治·默里（George Murray）说，布罗德本特称这是"他遇到过的最顽固、最令人费解的病例"。[34] 3 月 18 日，罗斯伯里的好友埃迪·汉密尔顿（Eddie Hamilton）到杜尔丹斯别墅看望他时，也同样被他严重的失眠症和"抑郁"的状况所震惊，"他说不能再这样下去了，即使他的身体没有垮掉，他的精神也一定会崩溃的。"[35] 尽管如此，在第二天前往伦敦参加内阁会议时——这是他因病禁足后的第一次——罗斯伯里似乎在竭力表现出一副坚忍的公众形象。考虑到幕后的权力争夺，这并不令人惊讶，但汉密尔顿私下里评论说，罗斯伯里通常"很少抱怨，非常顽强"。

有趣的是，汉密尔顿记录道，布罗德本特认为罗斯伯里的失眠症是由于独自吃饭时阅读的习惯导致的"肠胃紊乱"，"结果，神经的力量从胃部转移到了大脑"。[36] 然而，罗斯伯里却没有时间去研究布罗德本特的理论或他的治疗方案，他告诉汉密尔顿说，他将自己的疾病归咎于"他与所有同事单独会面并暗示他们必须支持他的烦恼"。[37] 与此同时，汉密尔顿和布雷特将罗斯伯里的失眠症归咎于他的"寂寞"和妻子去世后的孤独。[38]

罗斯伯里的病是送给他的政治对手的礼物，他们利用他的疾病来暗示他不适合担任最高政治职务，正在考虑辞职。支持自由党的《每日新闻》驳斥了这些谣言，称其"荒谬可笑"，而《发言人》则称这些猜测是"愚蠢的八卦"和"荒谬的胡说"。[39] 然而，就在布罗德本特继续为首相的病情描绘乐观图景的同时，5 月 9 日出现了一个尴尬的时刻：罗斯伯里在英国全国自由俱乐部（National Liberal Club）发表了一篇演讲，但说到一半时思路出现了中断。[40] 据在场的人说，当时罗斯伯里正在敦促他的同事们需要党内团结，而"他的思路似乎断了"。接着便是令人尴尬的 20 秒钟的沉默，在此期间，他转向他的陆军大臣亨利·坎贝尔-班纳曼（Henry Campbell-Bannerman）爵士，说他讲不下去了。尽管罗斯伯里最终恢复了演讲，但《晚间新闻和邮报》的记者称这是一个"痛苦的插曲"，称首相看起来"苍白无力，几乎没有康复的迹象"。他的外观"暴露了首相所患疾病的严重性"。《圣詹姆斯公报》的记者同样感到震惊，他质疑说，鉴于罗斯伯里显然仍是一个"病人"，他是否还是领导自由党的合适人选。[41] 然而，尽管罗斯伯里未能履行他的公共职责是他个人和政治上相当尴尬的原因，但即使是他的批评者也从未暗示他应该为他的失眠症负责。正如《圣詹姆斯公

流感大历史：一部瘟疫启示录

报》的记者所言："事实上，撇开政治不谈，我们非常遗憾……（罗斯伯里）仍被视为病人，饱受神经衰弱之苦，而这是现代社会最令人苦恼的疾病之一。"[42]作为一家支持自由党的报纸，《每日新闻》更加同情他，认为"如果他是屠夫、面包师或烛台匠，同样的事情也会发生。那些体面职业的任何一个从业者都可能染上流行性感冒。"[43]事实上，罗斯伯里远不是俄国流感复发的唯一一名人受害者。在1890年，反对党领袖阿瑟·贝尔福（Arthur Balfour）也成为流感的受害者，《泰晤士报》认为他是"那些特别容易患流感的不幸的人之一，而且在每次流感暴发时都被预先标记为肯定会被杀死的人之一"。[44]其他名人受害者包括曾在艾德菲剧院的《致命赌局》（*Fatal Card*）中出演的演员哈利·尼科尔斯（Harry Nicholls），生物学家、达尔文的支持者托马斯·赫胥黎（Thomas Huxley），还有即将成为《德古拉》（*Dracula*）作者的小说家布拉姆·斯托克（Bram Stoker）。[45]

易感性和同情

引起公众广泛同情的一个原因是，失眠症患者和神经衰弱患者一样，往往被视为自主神经工作过程的受害者。正如疲劳会使神经系统负荷过重，加重神经衰弱一样，它也会破坏大脑对调节睡眠的神经过程的警觉性。这完全是熵的问题。"正常"疲劳的人，身体会保留足够的残余神经力量，以确保睡眠周期的平稳运行，而那些由于身体或精神过度紧张而变得过度疲劳的人，这种残余神经力量会耗尽，从而剥夺了这些人利用意志的力量让自己入睡的能力。结果就产生了一个悖论：通常的意志等级制度被推翻，"使最固执的人变得最无能为力"。[46]难怪比尔德和道斯认为失眠是神经衰弱的主要症状之一。从理论上讲，脑力劳动的压力和紧张应该会使脑力劳动者和其他高效能的人更容易入睡，因为神经系统的多余能量被消耗掉了。然而，实际情况往往相反，失眠就像其他形式的神经质一样，是一种甚至连首相都无法控制的情况。

这些自主神经过程出现故障的另一个关键标志是消化不良。胃作为负责给身体"提供燃料"的器官，长期以来在神经病理学中享有特殊地位，因此它被认定为历史上各种神经疾病的发源地，如消化不良、"脾气暴躁"和"英国病"。[47]胃和大脑之间的这种感应被认为是相互的。正如肠胃的"病态敏感性"会干扰神经系统的平稳运行一样，"病态思想"和精神焦虑也会导致消化紊乱。[48]不过，从本质上讲，这是一种神经紧张的问题。结果是，尽管内科医生可能会对作为潜在精神问题次要症状或迹象的消化不良表示怀疑，但消化就像睡眠一样，依赖于自主神经过程，就此而言，在原则上，被称为消化不良并不可耻。克利福德·奥尔巴特认为，"一个神经质的人只不过是一个轻型飞轮和一只小火炉"：

> 我们往往会忘记，营养过程悄无声息工作时所使用的力量可能比许多人在神经肌肉生命中所花费的还要多，因此，神经病患者的消化系统会出现故障。[49]

布罗德本特认为，"肠胃紊乱"是导致罗斯伯里生病的原因，他认为首相边吃边阅读的习惯把神经力量"从胃部转移到了大脑"，这实际上是借用了神经病理学的模型，值得补充的是，这样做还有一个好处，那就是确保他不会陷入责难患者的尴尬境地。

当然，人们普遍同情罗斯伯里的另一个原因是流感的普遍存在，到 19 世纪 90 年代中期，对流感的医学化开始改变人们对男性应该如何应对流感的普遍观念。帕森斯在他第一份关于流感大流行的报告中指出，"强健的体魄"并不能预防流感，那些在完全康复之前就返回工作岗位的病人经常会出现严重的复发。[50]他认为，这种危险在男性病人身上更为明显，因为他们的职业使他们更容易疲劳，因而更容易遭受病菌的侵袭。[51]随着医生们越来越重视"易感性"的作用，这也证实了帕森斯的观点。在俄国流感第二波暴发后，几名医生和卫生医务官员对数量不多但意义重大的重复感染者发表了评论。例如，圣托马斯医院的助理医师特尼（H.Turney）医生发现，在 1891 年 5 月至 6 月期间到急诊室就诊的 1 324 名患者中，有近 7% 的人在前一个冬天曾患过流感。他认为，从这一观察结果可以得出两种可能的推论。一种是流感后的衰弱持续的时间比之前认为的要长，这意味着在第二波感染到来时，一些病人可能还没有完全康复。另一种是某些"身体强壮的人"就是更容易受到流感侵袭，或者先前的感染可能会导致对流感的"获得性易感性"。[52]这些观点被 1895 年冬天流感的复发所证实。《泰晤士报》指出："流感最糟糕的一点是，无论其发作是轻微的还是严重的，患者可能会在以后每次流感暴发时都会再次感染。"这与其他"更可怕的"疾病不同。

无论是流感患者本来就比其他人更容易感染，还是这种疾病一旦站稳脚跟就会产生以前不存在的易感性，结果都是一样的。患过一次流感的人可能还会有第二次和第三次，而且每次流感暴发都难以幸免。[53]

医学界越来越关注易感性的一个结果是，男性患者不再动不动就被视为疑病症患者或"装病者"。相反，漫画周刊很可能会强调流感对那些忽视复发风险的人的威胁。一个很好的例子是在1898年疫情高峰时期《月光》上的一幅漫画，嘲笑了一个名叫布朗的商人，他认为流感不过是以前的感冒，但是在一段长时间的患病之后，他改变了观念，认识到流感是一种非常严重的疾病，而且他"肯定会再得一次！"[54]（图 4.1）

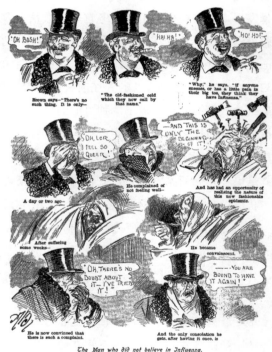

图 4.1　不相信流感的人

资料来源：*Moonsbine*，12 March 1898，p.123。经大英图书馆授权使用。

分裂的主体

另一个更微妙的例子出现在 1895 年疫情的高峰时期，当时《好玩》杂志刊登了一幅漫画，一个伦敦警察躺在地上，一个恶魔趴在他的胸口。漫画的标题是"伦敦警察和流感恶魔"，标题下面写道："根据报纸的说法，已经有 1 000 名强壮的伦敦警察被这个恶魔击倒，普通人有多大的机会能够逃脱呢？"[55]（图 4.2）。

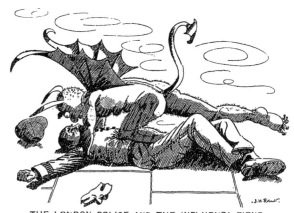

THE LONDON POLICE AND THE INFLUENZA FIEND.
What chance has the ordinary mortal of keeping this fiend at bay when 1,000
stalwart London policemen have been, according to the papers, bowled over by him.

图 4.2 伦敦警察和流感恶魔

资料来源：*Fun*，18 March 1895，p.122。经大英图书馆授权使用。

从某种程度上讲，这幅漫画可以被解读为对大量警察因流感而病倒的同情，但是"根据报纸的说法"这一措辞表明漫画家可能对这个数字有些怀疑。在画面中，恶魔趴在警察身上，用膝盖抵住他的胸口，这一点也可以说有点同性恋的暗示。恶魔像蝙蝠一样的翅膀和尖尖的、标志性的尾巴也让人想起哥特式的意象。遗憾的是，我无法确定漫画家的身份，也无法进一步阐释他在画这幅漫画时的想法。这幅漫画所在的那一期《好玩》似乎并没有进一步提及流感或警察缺勤率的报告。但是，将恶魔和强壮的、象征着正直的警察并置，这位漫画家可能无意中利用了弥漫在维多利亚哥特式小说经典作品中的、关于分裂的男性主体的世纪末焦虑。

有人认为，史蒂文森的《化身博士》（1886）、王尔德的《道林·格雷的画像》（1891）和斯托克的《德古拉》（1897）等小说都向维多利亚时代的读者提出了关于人性的问题，同时也探索了"不稳定的、混杂的男性主体"。[56] 例如，在《化身博士》中，史蒂文森讲述了一个医生被自己发明的药剂变成了杀人犯的故事，从而探讨了人们对中产阶级男性职业人士在某些情况下退化到一个没有道德观念的返祖状态的忧虑。同样，在《德古拉》中，律师乔纳森·哈克（Jonathan Harker）在性和生理方面都是被动的，这使他与女性气质联系在一起。相比之下，德古拉拥有一种性魅力和原始的力量，使他与男子气概联系在一起。根据安德鲁·史密斯（Andrew Smith）的说法，"通过和德古拉的接触，哈克认识到，他需要把自己变成一个行动派。"然而，这个转变的代价是哈克必须变得更像伯爵，换句话说，更像一个堕落的人。尽管这个悖论从来没有被完全解决，斯托克的小说让读者真正意识到这里的问题是"一个具体的中产阶级男子气概的角色"。[57]

在《道林·格雷的画像》中，这种分裂的资产阶级男性的观念得到了最好的阐发。王尔德用道林这个堕落贵族的形象来探讨道林的"双重生活",并暗示男子气概是一种表演。虽然王尔德小心翼翼地从唯美主义的角度来描述道林的双重生活,这部小说弥漫着一种颓废的同性恋气氛,因此在王尔德起诉昆斯伯里诽谤未果期间,后者的辩护律师爱德华·卡森(Edward Carson)曾试图提出,小说中为道林画像的艺术家巴兹尔·霍尔沃德(Basil Hallward)所表现出来的情与爱是"某种趋势"的例证。[58]在审判中,王尔德很容易就推翻了卡森的暗示,反驳说这本书发展了关于爱与美的纯洁观念,是受到了莎士比亚十四行诗的启发。然而,在法庭之外,像马克斯·诺尔道(Max Nordau)这样的社会评论人士毫不怀疑,王尔德的作品几乎是在含蓄地描述他本人的同性恋倾向。他在《退化》(*Degeneration*)中指出,王尔德和唯美主义者们宣扬一种"没有男子气概的情感主义",这削弱了民族的阳刚之气和活力。[59]

如果说王尔德对这些争论的主要贡献是将对资产阶级男性性别身份的焦虑置于唯美主义语境中,那么在史蒂文森和斯托克的小说中,同样的观点在生物学语境中得到了体现。在前文提到的《海滨杂志》上那个故事中,资产阶级对男子气概的理想也可以说是关键所在。哈利法克斯告诉我们,在过去,费弗洛"充满了肌肉和活力,浑身上下都是英国人不屈不挠的勇气"。但当哈利法克斯在他流感发作后再次见到他时,对他的变化深感震惊,用几乎哥特式的语言进行了描述:

> 他佝偻着身子,浓密的黑发中间夹杂着一些白发,他的眼睛深陷,闪烁着可疑的光芒,眼睛下面有几道深深的黑线,脸颊凹陷。[60]

就像杰基尔博士一样，费弗洛无法抑制犯罪的冲动，似乎表现出了人格分裂的特征，因此他抱怨了自己的"失忆"和"无法表达的恐惧"，因为他的精神状态不正常，可能已经毒死了一个病人。[61] 就像在史蒂文森的小说中，杰基尔博士因为无法阻止自己变成海德，又担心警察正在逼近他凶残的另一个自我，因而自杀了，费弗洛也确信自己正在被警方追捕，并有了自杀的念头。只有当哈利法克斯向他证明了他的清白的时候，费弗洛才摆脱了幻觉，再次变成一个温文尔雅的中产阶级职业人士。

"脱离了肉体的灵魂"

从罗斯伯里对自己病情的描述来看，流感对他的性格也产生了类似的破坏作用。在全国自由俱乐部尴尬的公开失态后，他登上了一艘环绕英格兰南部海岸的游轮，希望海风能让他恢复健康。[62] 结果，天气糟透了，据罗斯伯里自己说，他"在结束时经历了一个非常糟糕的夜晚"。[63] 然而，在 5 月 20 日返回后，他的失眠症有所缓解，能够逐渐恢复公共生活。不幸的是，他的长期缺席已经危险地削弱了他对权力的掌控，6 月 21 日，他的政府在关键的预算投票中失败，他别无选择，只能去白金汉宫递交辞呈。厌倦了管理分裂的政党，罗斯伯里的第一反应是如释重负。离开白金汉宫时，他在日记中写道："去伦敦，总算自由了！"[64] 然而，在以后的岁月里，他依然会时常想起在首相任期最后几个月里与失眠症的可怕斗争。"我无法忘记 1895 年"，他在 1903 年写道：

> 我夜复一夜地躺在那里，眼睛睁得大大的，根本就无法

入睡，神经备受折磨，清楚地意识到周围的一切，而我就像一个脱离了肉体的灵魂，日复一日地看着自己的尸体，这样的经历是任何神志清醒的人都不愿重复的。[65]

罗斯伯里认为自己是一个"脱离了肉体的灵魂"，这与道斯对流感患者的描述相呼应。正如罗斯伯里深受失眠之苦，道斯指出患流感后抑郁症的患者经常会抱怨"失眠"和"噩梦"。他们还往往会痛哭流涕，并产生一种"忧郁"和"沮丧"的感觉，这种感觉如此深刻，以至于道斯将其比作一个"有意识的生命体"。[66]有趣的是，就在罗斯伯里病情最严重的时候，《月光》杂志上出现了一幅漫画，很好地捕捉了人们对流感的各种情感和心理反应。这幅漫画的标题是"流感感言"，描绘了 8 位知名男性公众人物，并假想了他们对流感的不同反应。这些人物中有爱尔兰民族主义议员、《星报》编辑奥康纳（T.P.O'Connor），他的反应是"很想大哭一场"，这大概是暗示他情感丰富的凯尔特血统；另外一位是著名的戏剧界花花公子伊万·卡里尔（Ivan Caryll），说他"连卷曲自己胡子的精力都没有"。漫画还假想并嘲讽了其他名人对流感的反应，包括爱尔兰民族主义政治家和激进记者蒂姆·希利（Tim Healey），他"不患流感的时候很少"，还有就是刑事审判法官霍金斯（Hawkins），他是一个严肃的司法人物，从没有患过流感，也"不打算患流感"（图 4.3）。[67]

在某种程度上，这幅漫画是对名人的直接讽刺。然而，其言外之意是，男子气概是一种表演，男性名人的表演可以包含多种戏剧形式。[68]在这幅漫画中，一些男性人物泪流满面、情绪低落，而另一些则没有流泪、坚忍顽强，这似乎表明，对流感的反应是一种表演行为，不仅与潜在的神经疾病有关，同样也与男性性格"类型"有关。这种含蓄的身心同一理论在右上角罗斯伯里的形象中表现得最为明显，他蜷缩在被窝里，被政治对手的幻影所困扰，言外之意是，政治上的麻烦带来的压力是他失眠的真正原因。

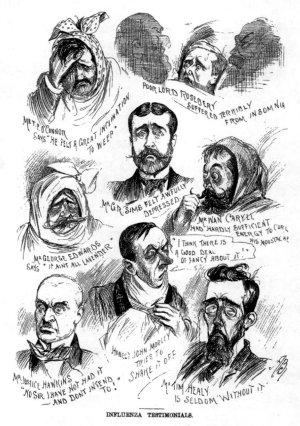

图 4.3　流感感言

资料来源：*Moonsbine*，30 March 1895，p.145。经大英图书馆授权使用。

流感大历史：一部瘟疫启示录

罗斯伯里对 1895 年往事的痛苦回忆不仅与他的疾病有关，还与他的执政经历有关。罗斯伯里不仅在预算计划上受挫，也没能赢得议会同僚对上议院改革的支持。很长时间以来，他一直渴望实行这一措施，认为对于结束自由派议员在地方自治等有争议问题上的主导地位至关重要。结果是，在 1895 年的大选中，他的政党遭遇灾难性失败，而他的辞职又让情况雪上加霜。罗斯伯里选择了与政党主流格莱斯顿派保持距离，开始了长达三年的自我放逐。然而，在 1898 年伦敦郡议会选举中，他重新成为一股政治力量。1899 年 10 月，南非战争爆发，他与自由党的帝国主义派结盟。英国在南非的失败给罗斯伯里创造了一个可以团结其支持者的理由。1900—1901 年，他以英国的政治和社会复兴为口号，重新获得政治声望。[69]一个主要问题是英国军队败给了布尔人，引起了人们对从市中心招募的志愿者身体状况的关注，这促使像西伯姆·朗特里（Seebohm Rowntree）这样的反贫困运动者表达了对英国近一半工作人口可能不适合服兵役的担忧。[70]1901 年 12 月，在切斯特菲尔德发表的一次演讲中，罗斯伯里阐明了他在这些问题上的立场，他与韦伯夫妇联合起来，公开呼吁进行旨在促进英国"国民效率"的改革。他警告说，如果这样的呼吁得不到执行，结果将是"帝国种族的活力会不断下降，帝国范围内的任何狂热活动都无法阻止"。[71]到 1902 年，罗斯伯里已经进一步完善了他的主张，他呼吁采取三管齐下的政策，以"恢复我们的议会、行政和人民的效率"，以达到"能够满足大英帝国要求的国民健康"。[72]罗斯伯里的政治演讲更加有力，这与爱德华时代更加强有力的男子气概理想的回归相照应，后者推崇传统的男子汉美德，如力量、勇气、坚忍和沉默。正如我们将在第六章看到的，在第一次世界大战期间，随着歇斯底里和恐惧被政治化，被认为不但会削弱个人对病菌威胁的抵抗，还会削弱平民对外部军事威胁的抵抗，对身体和精神上的坚忍的强调变得越来越重要。

† † †

本章指出，在那个时代，医生们用神经功能的话语来解释一些症状，而这些症状在今天看来可能是由心理原因造成的。当时人们对罗斯伯里的失眠症有着各种各样的解释。在布罗德本特看来，罗斯伯里的失眠症只是简单的"肠胃紊乱"的结果，而这是由他独自吃饭时阅读的习惯引起的。而罗斯伯里的密友怀疑他的症状是由于他努力团结敌对的内阁同僚所带来的焦虑和抑郁，以及他妻子去世后的孤独感所导致的。与此同时，一些现代作家提出了各种精神分析式的解读，认为罗斯伯里的失眠症可以解释为他对自己的性别身份感到焦虑，也可以解释为他害怕被卷入奥斯卡·王尔德的颓废唯美主义者圈子。还有一种可能性是，罗斯伯里的失眠症有一个简单的生理原因，虽然今天的科学家可能将其归因于病毒对中枢神经系统的入侵以及病毒抗原对大脑特定区域的亲和性表达，而不是布罗德本特所说的"肠胃紊乱"。

鉴于流感的不同症状以及它与多种神经疾病的联系，这些都不是医学历史学家能以某种方式解决的问题。我采用的是一种话语分析的方法，展示了罗斯伯里的症状是如何借鉴和反映了哥特式文学形式，以及世纪末对堕落和男性行为规范的焦虑。特别要

流感大历史：一部瘟疫启示录

指出，罗斯伯里的失眠症引发了人们对分裂的中产阶级男性主体的焦虑。与此同时，罗斯伯里的名气改变了公众对流感患者的看法，引起了公众对男性患者的广泛同情，而不再将他们视为歇斯底里症患者和装病者。

这种方法的一个优点是，它回避了这样一个问题，即罗斯伯里的失眠是情绪压抑的症状，还是无意识欲望的表达（我们怎么可能知道？），而是强调人们对罗斯伯里疾病的反应动摇了维多利亚时代关于能动性的观念，并让人们注意到世纪末时期男性身份的矛盾性和不稳定性。然而，正如我们将在下一章看到的，名人流感患者不仅打乱了关于性别的话语，也跨越了阶级和社会界限。1892 年冬天，克拉伦斯公爵因流感后的肺炎意外死亡，由此而出现的情感共同体就是一个很好的例子。

注释

1　*Daily News*，24 February 1895，p.3.

2　*Birmingham Daily Post*，25 February 1895，p.8.

3　Richard Rhodes James，*Rosebery：A Biography of Archibald Philip，Fifth Earl of Rosebery*. (London：Weidenfeld and Nicolson，1963) p.370.

4　Robert O.A.Crewe-Milnes，*Lord Rosebery*，2 vols. (London：John Murray，1931)，p.501.

5　汉娜是梅耶·德·罗斯柴尔德男爵和男爵夫人的独生女，1878 年嫁给了罗斯伯里，随之而来的还有一笔独立的财富和她始终如一的支持，但在 1890 年 11 月，39 岁的她感染了致命的伤寒。根据詹姆斯的说法，汉娜的死是罗斯伯里人生中"最大的个人悲剧"，使他陷入了"黑暗的抑郁症"，此后一直没有完全康复。James，*Rosebery*，p.229.

6　这一最详细的解释见 Michael Foldy，*The Trials of Oscar Wilde：Deviance，Morality，and Late-Victorian Society*（Yale University Press，New Haven，CT；London，1997），pp.21—8. See also，Brian Roberts，*The Mad Bad Line：The Family of Lord Alfred Douglas*（London：Hamish Hamilton，1981）。

7　John Davis，'Primrose，Archibald Philip，Fifth Earl of Rosebery and First Earl of Mid-lothian（1847—1929）'，*Oxford Dictionary of National Biography*（Oxford：Oxford

University Press, 2004); online edn, January 2011. http://www.oxforddnb.com/view/article/35, 612 [accessed 14 Jan 2011].

8　同上。

9　Jenny Bourne Taylor and Sally Shuttleworth, *Embodied Selves: An Anthology of Psychological Texts, 1830—1890* (Oxford: Clarendon Press, 1998), p.xvi.

10　John Tosh, *Manliness and Masculinities in Nineteenth-century Britain: Essays on Gender, Family, and Empire* (Harlow: Pearson Longman, 2005), p.119.

11　同上, pp.116—19, 204—5。

12　James E.Adams, *Dandies and Desert Saints: Styles of Victorian Masculinity* (Ithaca, NY: Cornell University Press, 1995).

13　Tosh, *Manliness*, p.195.

14　Michel Foucault, 'Politics and the Study of Discourse', in Graham Burchell, Colin Gordon and Peter Miller (eds), *The Foucault Effect* (Chicago, IL; London: University of Chicago Press, 1991), pp.53—72 (p.58). See also Michel Foucault, *The Will To Knowledge*, *The History of Sexuality*, volume I (London: Penguin, 1998), pp.100—2.

15　MacKenzie, 'Influenza', p.878; 关于人们藐视流感的其他例子, 见 'A Curious Cure', *Punch*, 14 January 1890, p.29; 'Our Paris Letter', *Ladies' Monthly Magazine*, 1 February 1890, p.18; 'Leader', *Times*, 25 April 1890, p.9。

16　在他对维多利亚时代健康文化的研究中, 布鲁斯·哈利 (Bruce Haley) 认为健全的精神寓于健全的身体这一原则尊崇 "男子气概或勇气, 这是一种类似于身体力量或勇气的品质, 并依赖于这种品质"。 Bruce Haley, *The Healthy Body and Victorian Culture* (Cambridge, MA; London: Harvard University Press, 1987), pp.21—2.

17　Michael J.Clark, ' "Morbid Introspection": Unsoundness of Mind and British Psychological Medicine', in William F.Bynum, Roy Porter and Michael Shepherd (eds) *The Anatomy of Madness*, III: *The Asylum and its Psychiatry* (London: Routledge, 1988). pp.71—101.

18　*The Times*, 25 April 1891, p.9.

19　Clark, 'Morbid Introspection', p.80.

20　Micale, *Hysterical Men*, p.281.

21　Leo McKinstry, *Rosebery: Statesman in Turmoil* (London: John Murray, 2005), p.1.

22　同上, p.323。

23　*The Times*, 25 February 1895, p.9; *The Times*, 26 February 1895, p.5.

24　*Daily News*, 7 March 1895, p.2.

25　*BMJ*, (9 March 1895), Vol.1, p.550.

26　同上。

27　*Speaker*, 2 March 1895, p.235.

28　John Davis, 'Primrose, Archibald Philip, Fifth Earl of Rosebery and First Earl of Midlothian (1847—1929) ', *Oxford Dictionary of National Biography* (Oxford: Oxford University Press, 2004); online edn, January 2011 〈http://www.oxforddnb.com/view/article/35612〉 [accessed 14 Jan 2011].

29　McKinstry, *Rosebery*, pp.343—68.

30　同上, p.343。

31 Queen Victoria, *Letters of Queen Victoria*, 3rd series, volume II (London: John Murray, 1930), p.494.

32 *Daily News*, 7 March 1895, p.3.

33 Crewe-Milnes, *Rosebery*, p.501.

34 同上，p.501。

35 Edward Hamilton and David Brooks, *The Destruction of Lord Rosebery: From the Diary of Sir Edward Hamilton*, *1894—1895* (Historians' Press: London, 1986), p.228.

36 同上，pp.228—9。

37 同上，p.224。

38 McKinstry, *Rosebery*, p.344.

39 *Daily News*, 21 March 1895, p.4; *Speaker*, 23 March 1895, p.319.

40 McKinstry, *Rosebery*, p.346.

41 *Western Mail*, 10 May 1895, p.5.

42 同上。

43 *Daily News*, 8 May 1895, p.4.

44 *The Times*, 25 February 1895, p.9.

45 *Birmingham Daily Post*, 25 February 1895, p.8.尼科尔斯和斯托克都幸存了下来，而赫胥黎在感染流感后又出现了肺部和心脏并发症，于6月底去世。*The Times*, 1 July 1895, p.7.

46 Lee A.W.Scrivener, *Modern Insomnia: Vicious Circles and Paradoxes of Attention and Will*, *1860—1910* (unpublished thesis: University of London, 2011), pp.49—52.

47 Ian Miller, *A Modern History of the Stomach: Gastric Illness, Medicine and British Society*, *1800—1950* (London: Pickering & Chatto, 2011).

48 James Johnson, *An Essay On Morbid Sensibility of the Stomach and Bowels* (London: Thomas and George underwood, 1827), pp.60—5.

49 Clifford T.Allbutt, *On Visceral Neuroses: Being the Gulstonian Lectures on Neuralgia of the Stomach and Allied Disorders* (Philadelphia: P.Blakiston, 1884), p.95.

50 Parsons, *Report*, p.67.

51 Parsons, *Further Report*, p.2.

52 *The Lancet*, 5 February 1898, pp.363—5.

53 *The Times*, 25 February 1895, p.9.

54 *Moonshine*, 12 March 1898, p.123.

55 *Fun*, 18 March 1895, p.122.

56 Andrew Smith, *Victorian Demons: Medicine, Masculinity and the Gothic at the fin-de-siècle* (Manchester: Manchester University Press, 2004), p.28.

57 同上，pp.34—7。

58 Smith, *Victorian Demons*, p.151.

59 Max Nordau, *Degeneration* (Lincoln, NE: University of Nebraska Press, 1993), p.2.诺尔道这本书在1892年首次以《退化》（*Entartung*）的名称在德国出版。第一个英文版本以 "Degeneration" 命名，问世于1895年。

60 Mead and Halifax, 'Stories', p.80.

61 同上，p.82。

62 *Speaker*，11 May 1895，p.506.

63 Victoria，*Letters*，p.518.

64 James，*Rosebery*，p.384.

65 同上，p.373。

66 Dowse，*On Brain and Nerve Exhaustion*，pp.131—3.

67 *Moonshine*，30 March 1895，p.145.霍金斯也是著名的卡利尔诉石炭酸烟丸公司案的主审法官。1892 年，伦敦南部的一名女性伊丽莎白·卡利尔起诉石炭酸烟丸公司，据说石炭酸烟丸预防流感万无一失。进一步探讨见本书第五章。

68 进一步的讨论，见 James Eli Adams，*Dandies and Desert Saints：Styles of Victorian Manhood* （Ithaca，NY；and London：Cornell University Press，1995），pp.1—19。

69 Davis，*Rosebery*.

70 Richard Soloway，'Counting the Degenerates：The Statistics of Race Deterioration in Edwardian England'，*Journal of Contemporary History*，17，137 （1982）：137—94，pp.140—2.

71 McKinstry，*Rosebery*，p.438.

72 Davis，*Rosebery*.

A HISTORY OF
THE GREAT
Influenza
Pandemics

第五章

"死神现在很忙"

流感、名人与痛苦

1892 年 1 月 9 日，周六，威尔士亲王给当时的著名医生威廉·布罗德本特爵士发了一封"加急"电报，请他直接前往位于诺福克郡的桑德林汉姆宫。五天前，威尔士亲王的儿子克拉伦斯公爵在参加他的表兄霍恩洛厄王子维克托（Prince Victor of Hohenlohe）的葬礼时着凉了，现在患了严重的流感，似乎是肺炎的早期阶段。

第二天下午，布罗德本特一到桑德林汉姆宫就径直来到克拉伦斯的卧室。情况不太好。布罗德本特发现克拉伦斯的左肺发生了"实变"，右肺充血，表明可能是"双侧肺炎"。[1]这种肺炎并不总是致命的，但事实上，当时流感暴发的背景让布罗德本特很是担忧，因为这意味着他无法预测这种实变进展什么时候会停止，或者"它对肺部的影响是否会发展到危及生命的程度"。布罗德本特的担心是有道理的。第二天早晨，他发现克拉伦斯呼吸困难，那天晚上，克拉伦斯神志不清，出现了幻觉，说一个老战友走进了他的房间。三天后，他在父亲和母亲面前去世，威尔士王妃用床单盖住他的脸，以掩盖他临终时的表情。[2]

克拉伦斯被公众亲切地称为"艾迪王子"，他的逝世震惊了全国，也凸显了流感对每个英国家庭的威胁。克拉伦斯不仅是一位能得到最好医疗照顾的"皇室成员"，而且还是一个年富力强的年轻人。事实上，威尔士亲王刚刚宣布了儿子与特克的维多利亚·玛丽公主（后来的玛丽王后）订婚的消息，据说公众对他们的婚礼充满期待。女权活动家约瑟芬·巴特勒（Josephine Butler）在给儿子斯坦利的信中预言，克拉伦斯的死"将引起全国人民的同情：

可怜的爱德华王子，这么年轻就死了。死神现在很忙，它对强者和弱者的打击一样大。[3]

巴特勒预料到会有同情的反应，这是对的，但即使是她也没有预料到公众的感情会如此强烈。1月20日，5 000多人参加了在威斯敏斯特教堂举行的追悼会，同样多的人涌进了毗邻的圣玛格丽特教堂墓地。圣保罗大教堂的仪式也同样"人满为患"，人群挤在入口处，出现了"不体面地争抢位子"的现象，有几位女士被挤得晕倒在地。[4]根据《发言人》的报道，这一场面是"独一无二的"，"还从来没有哪一场哀悼活动能够像人们为克拉伦斯公爵所举行的这样，完全超出了参与者的想象。"[5]

本章将探讨克拉伦斯公爵之死是如何利用那个时代对轰动、名人和痛苦的迷恋的。通过将报纸上关于克拉伦斯病情的报道与他主治医生的描述进行对比，我将展示威尔士亲王是如何通过发布一系列误导性的公告来控制公众对他儿子病情的反应的。结果，直到最后一刻，公众才知道克拉伦斯病情的严重性。然而，消息一出来，就迅速通过电报传遍了整个国家和帝国，形成了一连串的"轰动效应"，加剧了公众悲痛之情的表达。

正如我们在第二章看到的那样，因为他的死发生在大流行期间，所以公众对其不幸命运的认同感更强。此外，这一时期人们对流感病因的认识正在发生重大转变，即从一种与大气和气象干扰有关的瘴气疾病，转变为一种与特定杆菌有关的传染病。特别是，在克拉伦斯公爵去世两天之后，理查德·法伊弗宣布流感的病因是流感嗜血杆菌，这改变了流感的隐喻表征，因此这种杆菌在周日画报和漫画周刊中被拟人化为"恶魔"。

本章将继续探讨这些隐喻表征是如何被当时的专利药品广告所强化的。事实上，如果说公众对名人死亡的关注使得流感成为社论的主角，正是专利药品的广告——为头条新闻作家的作品提供资助的行业——让对流感的恐惧时刻萦绕在读者的心头。这些广告宣传和维持这样一种观念，即消费者是患者共同体的一部分，通过购买这种或那种医疗产品来分享彼此的疾病体验。最能说明这一现象的莫过于著名的"卡利尔诉石炭酸烟丸公司案"（Carlill v. Carbolic Smoke Ball Company）。路易丝·伊丽莎白·卡利尔（Louise Elizabeth Carlill）是伦敦南部的一名女性，她起诉公司老板弗雷德里克·罗（Frederick Roe）拒不支付其在广告中所承诺的 100 英镑。这家总部位于英国的美国制造商声称其产品可以治疗流感。卡利尔诉石炭酸烟丸公司案被认为是英国合同法历史上的一个里程碑。[6]然而，本章关注的不是这一案件的法律技术细节，而是该公司如何巧妙利用名人背书的，以及 19 世纪90 年代，其他专利药品的广告商是如何使用类似伎俩的。我认为，这些策略利用了当时人们对传染病的恐惧，让人们对流感念念不忘。通过购买石炭酸烟丸并严格按照产品说明来使用，卡利尔不仅与该公司签署了合同，也与其他同病相怜的消费者联合在一起。传统的药物无法预防流感，这种"微生物"可以杀死这个国家最富有和出身最高贵的人，在这样一个时代，购买烟丸和类似江湖偏方的行为首先是出于对其神奇力量的信仰。罗的失误在于把这份契约写得过于清楚，称任何使用其产品的人如果仍然患上流感，就可以获得 100 英镑的赔偿。他声称未发现有使用这种产品的人患流感，因此卡利尔误以为只要购买了这种产品她就不会患流感。[7]

最后，我研究了夸张、隐喻和象征主义在 19 世纪 90 年代后期"保卫尔"牛肉汁和其他流行的流感药物广告中的使用。通过追溯从世纪之交一直到 1910 年的这些广告，我认为"保卫尔"牛肉汁的广告为文化历史学家提供了一片可以深耕的沃土。我重点将展示在布尔战争期间，保卫尔公司是如何利用流感丰富的隐喻潜力，将英国军队在南非所面临的威胁与国内流感所代表的威胁进行象征性的类比。

电报传来的消息

克拉伦斯公爵绝不是 19 世纪第一个去世的显赫王室人物，也不是第一个被隆重国葬的显赫人物。正如约翰·沃尔夫（John Wolffe）所指出的，1817 年夏洛特公主在分娩时难产而亡，时年 21 岁，这一悲剧凸显了所有社会阶层的产妇所面临的风险，引发了类似的集体哀悼，在公主葬礼那天，全国各地的教堂挤满了哀悼者。[8]乔治三世分居的妻子卡罗琳王后在 1821 年去世也激起了公众的悲伤情绪，尽管是出于不同的原因。[9]相比之下，一年前乔治三世的葬礼很低调，虽然 1827 年肯特公爵的告别仪式更加隆重，但直到 1852 年 9 月威灵顿公爵去世，维多利亚人才见证了一场堪与 1851 年的万国博览会相提并论的盛况。[10]这场葬礼被推迟到 11 月 18 日，以等到议会重开。超过 100 万人涌上伦敦街头，目送他的殡葬车队从切尔西医院缓缓行驶到圣保罗大教堂。葬礼场面之壮观超过了近期的任何一位君主。事实上，公众的情感如此强烈，政府不得不调派额外的警察去守护威灵顿在切尔西医院的遗体，11 月 13 日，威灵顿的遗体就被转移到那里。

流感大历史：一部瘟疫启示录

《图片报》开辟特刊记录了送葬车队的行进路线和在圣保罗大教堂的入殓仪式，竟然售出了近 200 万份，这在当时是一个破纪录的数字。[11] 阿尔伯特王子的葬礼没有这么复杂，只是在温莎城堡的圣乔治礼拜堂举行了私人葬礼，但举国上下的震惊和悲伤可以说更为强烈。根据沃尔夫的说法，这种"强烈的感情"可以归因于很多因素，包括对阿尔伯特只有 42 岁就英年早逝、不能为公众生活作出更多贡献的遗憾；英国公众对其遗孀的同情；对女王可能无法独自应对由此引发的国家危机的担忧；还有就是和夏洛特公主分娩时的死亡一样，这对整个王室来说是一个巨大的悲剧。然而，沃尔夫认为，阿尔伯特病情的严重性被故意隐瞒到最后一刻，这也导致了这次震惊，公众几乎没有任何思想准备。另一个因素是阿尔伯特逝世的消息通过电报传播的速度之快，放大了全国的悲痛。在此之前，教堂一直是传播这类消息的主要途径，也就是说，许多教区居民在早晨礼拜时才知道王室有人去世的消息。现在，正如彭赞斯（Penzance）的一位牧师所指出的那样，由于电报的出现，这种悲伤情绪立刻蔓延到了全国。

> 当我们遇见的每一个人都为同一个悲惨的故事而忧伤时，每个人在听到重大不幸消息时所经历的感受就会成倍地增加，这个庞大共同体的每一个成员都与同一条电线有联系，沿着这条电线，强烈的情感很快从一端传到另一端。[12]

1871 年 10 月，阿尔伯特的长子爱德华在拜访一位朋友的乡间别墅时染上了伤寒，这一消息被传至全国各地，也引发了类似的焦虑情绪。与阿尔伯特形成鲜明对比的是，各家报纸密切关注威尔士亲王的病情，记者定期报道他的健康状况。另一位客人切斯特菲尔德勋爵于 12 月 1 日去世，人们普遍认为阿尔伯特死于同样的疾病，这加剧了公众的焦虑。当王室成员聚集在桑德林汉姆宫，相信死亡即将降临的时候，将来的桂冠诗人阿尔弗雷德·奥斯汀（Alfred Austin）写道：

> 病床前传来电报消息，他的病情没有好转，他依然朝不保夕。[13]

让这些电报消息如此强大的，既有这种通信的即时性，还有对其体验的集体性。在 19 世纪 60 年代，威尔基·柯林斯（Wilkie Collins）等小说家开创了一种新型的"煽情"小说（"sensation" fiction），它似乎绕过了反思这一中间阶段，创造了艾莉森·温特（Alison Winter）所说的一条从书页到神经的直接道路，让读者感到"激动"和"着迷"。[14] 就像阿尔蒂克（Altick）和波伊尔（Boyle）所指出的那样，大众市场日报和画报利用了公众对犯罪、恐怖和血腥的真实犯罪事件日益增加的兴趣，反过来也助长了公众对轰动事件的迷恋。[15] 在《蓓尔美尔公报》编辑威廉·斯特德（William Stead）和《星报》编辑托马斯·奥康纳这些新新闻先驱手中，对谋杀和暴力犯罪的报道成为了一种"轰动性的恐怖新闻"，一种让维多利亚时代刚刚学会识字的工人阶级读者感到震惊和兴奋的方式。[16] 实现这种效果的一种方法是采用粗体的副标题和更大的版面，使故事从页面上跃然而出。另一种方法是通过公布更加耸人听闻的细节。当然，"煽情小说"和"轰动新闻"的成功不仅仅在于它们能刺激个别读者的神经，还在于它们

流感大历史：一部瘟疫启示录

能让广大读者群体产生不由自主的反应。煽情小说和大众市场报纸以新颖独特的方式将读者联系在一起。正如安德森所指出的那样，报纸是一种"大众仪式"，它把在很大程度上匿名的、彼此不可见的读者融入一种集体仪式之中，这种仪式建立在对一个想象世界的"几乎精确同步的消费"之上。[17] 在这方面，对轰动新闻的消费类似于催眠，使人们更容易接受外界刺激。正如温特所说，在催眠术中，人们将自己置于这样一个情境中，通过部分中止自己的意志或判断，通过协调一致的刺激，将自己与群体合而为一。[18] 煽情小说在读者共同体中产生了一种与此类似的强大反射。[19] 我认为，克拉伦斯公爵的去世在维多利亚时代引发了一种类似的身不由己的感觉，这种感觉被这样一种认识放大了，即它是一个看不见的、有着相同思想的群体所共有的。

"严重但并不真的危险"

与他的父亲相比，克拉伦斯是一个鲜为人知的人物。由于脖子和胳膊都比一般人要长，克拉伦斯被威尔士亲王称为"衣领和袖口"（Collar-and-Cuffs）。克拉伦斯是一个资质平庸的年轻人，在大学和军队里都表现不佳。他是伦敦市中心克利夫兰街一家同性恋妓院的常客，1889 年，这家妓院遭到警方突击检查。有证据表明，早在感染流感之前，他的健康就因酗酒、痛风（可能还有梅毒）而受到损害。[20] 他原名阿尔伯特·维克托，1890 年 5 月被封为克拉伦斯与埃文代尔公爵和阿斯隆伯爵。仅仅 19 个月后，白金汉宫宣布他与特克的维多利亚·玛丽公主订婚，婚期定在1892 年 2 月 27 日。这一消息被媒体广泛报道，提高了公众对即将到来的婚礼的期待。[21]

公众最早知道克拉伦斯的病情是在 1 月 11 日那个周一，桑德林汉姆宫的审计官戴顿·普罗比恩（Dighton Probyn）发布公告称，上周一公爵在参加表兄的葬礼时着凉，他的病"继续发展到有点严重的程度"。[22]事实上，从 1 月 6 日那个周三开始，普罗比恩就一直在担心克拉伦斯的健康状况。他参加了桑德林汉姆宫组织的一个狩猎聚会，结果早早就回去了，抱怨说"头痛、浑身冰冷"。[23]周四当天，他开始发烧，体温在 38.5 ℃以上，虽然第二天（1 月 8 日）是他的生日，他却因为病得太厉害，无法参加自己的生日聚会，再次早早离开。1 月 9 日，周六，威尔士亲王的医生弗朗西斯·拉金（Francis Laking）医生被要求为公爵检查身体。他本来是来探望克拉伦斯的弟弟乔治王子（后来的乔治五世）的，因为他最近刚从伤寒中恢复。拉金发现克拉伦斯高烧39.6 ℃以上，并且左肺还有"实变"的迹象，他马上给布罗德本特发紧急电报，让他尽快赶到桑德林汉姆宫。

布罗德本特是一位优秀的医生，他于 1858 年加入伦敦圣玛丽医院，一直工作到 1896 年。在 1892 年，他还开办了一家利润丰厚的私人诊所，客户中有不少达官贵人，其中包括首相索尔兹伯里勋爵，在 1890 年他曾经为首相治疗流感。[24]同一年，他还在罗斯伯里夫人因伤寒而久病期间照顾她，1895 年，他又为她的丈夫罗斯伯里勋爵治疗流感后的慢性失眠。[25]更重要的是，1871年威尔士亲王患伤寒时，布罗德本特也曾悉心照料，使他康复。前不久，他应拉金的邀请，去桑德林汉姆宫看望乔治王子，检查他的身体状况。布罗德本特不仅深受王室信任，而且素来行事谨慎。后者是一个重要的考虑因素，因为媒体一直在关注王室成员的健康状况，以及万一克拉伦斯病故可能会造成的政治影响。

刚一到达桑德林汉姆宫，布罗德本特就意识到他面临的是"非常严重的情况"。[26]克拉伦斯的左肺实变已经蔓延到了肩胛骨那里，而右肺底部也有实变的迹象，布罗德本特据此得出结论，说克拉伦斯患的是"大面积双侧肺炎"。在肺炎的早期阶段，这种广泛的实变并不一定是坏的征兆，特别是如果就像克拉伦斯公爵那样，体温不是很高，而且其他方面都还正常。然而，布罗德本特担心的是当时正值流感暴发，而且无法知道其肺炎症状是什么时候出现的。似乎就是在这个时候，布罗德本特意识到克拉伦斯病情的严重性，他开始仔细记录王室的事件，之后写出了一份10页的手稿，记录了公爵的病情以及王室对他死亡的反应。[27]

在他的叙述中，布罗德本特抱怨说，关于公爵症状的出现，别人对他和拉金的解释"有点含糊不清"。尽管布罗德本特小心翼翼地做到了公平，但是从字里行间可以清楚地看出，他怀疑这种含糊不清可能是由于当地医务人员曼比（Manby）医生试图为自己开脱罪责，前一天公爵就抱怨头疼和发冷，他却允许公爵去参加周四的狩猎聚会。正如布罗德本特在圣诞节后不久访问桑德林汉姆宫时所了解的那样，正如他在自己的叙述中清楚地表明的那样，那里的几位来访者和官员已经受到了流感的袭击。[28]他还提到在他逗留期间，威尔士亲王对曼比"言辞尖锐"，将责任完全推到他身上，而后来曼比几乎没有别的话可说，他不断地"哀叹"自己的处境，说"这辈子毁了，如果公爵死了，每个人都会说是他的错。"[29]

从一开始，威尔士亲王就想方设法控制公众对这一消息的接受。考虑到1871年他在约克郡拜访一位朋友的乡间庄园时感染伤寒并卧床数周的经历，这并不令人惊讶。布罗德本特写道，这段经历引起了公众很大的忧虑，让爱德华产生了"一种病态但又很自然的恐惧，害怕惊动公众"，他担心一旦克拉伦斯的病情泄露出去，源源不断的电报会传到桑德林汉姆宫，"大批记者会涌到皇家公园的每一个角落"。他授意戴顿·普罗比恩发布一份简短的声明，称公爵患上了流感，"肺部有轻微的炎症"。考虑到自己的声誉，布罗德本特反对说，如果使用了"肺炎"或"肺部炎症"这样的表达，那么就"不应该被称为是轻微的"。[30]然而，在这件事上，决定权不在他手上。周日，普罗比恩发表了一份声明，说克拉伦斯患上了"严重的流感，并伴有肺炎"，但他的状态"很好"。[31]

然而，如果威尔士亲王以为这一声明能安抚公众的话，那他就错了。消息一出，桑德林汉姆宫就收到了潮水般的电报，使得庄园的电报机"应接不暇"。[32]到了周二早上，布罗德本特更加担忧了，因为他"非常清楚地"听到克拉伦斯左肺里空气的自由流通，这是一个"逆转"可能正在进行的迹象。他立即着手起草一份新的声明，表达了他对"病情严重性"的看法。然而，当威尔士亲王读到这封信时，他觉得其语气"太过强烈"，而且"担心会对公众产生影响"，坚决要求修改。[33]结果，桑德林汉姆宫大门上的公告解释说，虽然克拉伦斯的炎症仍在"继续"，而且没有好转的迹象，但他的总体状态很好。[34]

此时，拉金医生已经和住在怀特岛上奥斯本的女王取得了联系，日夜打电话向女王汇报克拉伦斯的健康情况。当她听说孙子呼吸急促时，她让拉金问一问布罗德本特这种实变是不是"很危险"。在这种情况下，布罗德本特不需要任何提示就对克拉伦斯的症状进行了积极的修饰，他给女王发了一封电报，上面写着："严重但并不真的危险"。[35]

然而，那天晚上，克拉伦斯的病情恶化了，他神志不清，出现了幻觉，说有一个老战友进入了他的房间。布罗德本特报告说，他还开始狂躁地谈论威斯敏斯特的主要政治人物，"变得比人们印象中的他更加渊博和深刻"。周三早上，他仍然神志不清，布罗德本特和拉金别无选择，只能公开承认他的病情很严重。按照布罗德本特的说法，拉金预料会遭到威尔士亲王的反对，但是这一次他没有表示反对，只是说他也这么认为，没有什么可说的。[36]终于不用再含糊其词了，布罗德本特立即和拉金一起发表了一份声明，称"出现了严重的症状"，公爵的病情"非常危急"。[37]与此同时，他为医学杂志准备了关于公爵病情进展的梗概，并附上了一份给编辑们的私人便条，告知他们"要对事态的进一步发展有所准备"。[38]

据《泰晤士报》报道，这封简短的电报引发了"全国的悲伤"，随着公爵病情的消息在伦敦传开，"俱乐部、交易所和大街小巷的人们都表现出热切的关注，希望获得更多有关公爵病情的信息。"[39]正如威尔士亲王担心的那样，此时桑德林汉姆宫已经挤满了记者，每隔几个小时就向伦敦发送最新的电报。由于皇家公园内外的一举一动都受到监控，电报真的成了一条"电线"，把记者和聚集在马尔巴罗王府（Marlborough House）以及伦敦市长官邸外的人群连接起来，放大了集体情感。《泰晤士报》生动地记录了人群的感受。上午过去了，没有进一步的消息，报纸报道说"兴奋达到了最高点，马尔巴罗王府外的人群压力太大了，所以有必要在门口多放一块牌子，上面印着（早些时候的）公告"。下午 1 点，又有消息说克拉伦斯给他小时候的贴身男仆富勒（Fuller）先生发了一封电报，要他"火速"赶到桑德林汉姆宫。这则消息被认为表明公爵的病情已经到了危急关头。不久之后，一位记者从桑德林汉姆宫发出电报说，公爵的情况仍然"危急"，脉搏为 120，体温为 41.6 ℃。《泰晤士报》指出，这个数字比他父亲威尔士亲王在 1872 年患伤寒时的"高得多"。当时这一事件也引起了公众广泛的"同情和慰问"。[40]

下午 1 点 20 分，布罗德本特、拉金和曼比发布了第三条公告，称公爵的病情"没有变化"。此后又中断了三个小时，直到下午 4 点 15 分才收到消息，当时一名记者发电报说公爵的病情没有变化，随后在下午 4 点 45 分又传来消息说"情况略有好转"。接下来是很长一段时间的沉寂，在这段时间里没有进一步的消息。据了解，桑德林汉姆宫的医生将于晚上 7 点进行会诊，但"随着时间的推移，没有消息传来，得到令人满意的报告的希望开始变得渺茫"。据《泰晤士报》报道，人群中的普遍观点是"没有消息就是坏消息"。此时，马尔巴罗王府外的人群穿过马路来到了门外，任何从侧门出来的人都会立即被盘问。终于，在晚上 9 点半，一位守门人带着一份新的公告出来了。这份由三名医生共同签署的公告称，"不良症状没有减轻"，尽管公爵的体力仍然"良好"，但他的状况依然让人"深感焦虑"。据《泰晤士报》报道，"急切的询问者"立刻挤满了马尔巴罗王府外的告示板周围，迫不及待地想了解最新消息。现场一位《泰晤士报》的记者说："'没有好转'这个说法很快就从一个人传到另一个人。"然后人群就"散去"了。[41]

那天晚上，克拉伦斯的病情似乎有所好转，布罗德本特决定休息一下。然而，周四凌晨 2 点前，曼比冲进了布罗德本特的房间，说："他快不行了。"布罗德本特发现躺在床上的公爵"脸色惨白，浑身冰冷，没有了脉搏，也完全失去了知觉"。他立即给他注射了乙醚和士的宁，使他苏醒过来，但到了早上 6 点，"所有的疗法都回天乏力"。1 月 14 日上午 9 点 15 分，布罗德本特宣布公爵死亡。克拉伦斯在他的父母、妹妹维多利亚公主和三位医生的陪伴下离世。根据布罗德本特的记录，后来他无意中听到曼比喃喃地说自己"这辈子毁了"。[42]

"这将引起全国人民的同情"

如果说前一天马尔巴罗王府和伦敦市长官邸外的人群很壮观的话，那么与后来所发生的情况相比，简直是小巫见大巫。上午 9 点 15 分，公爵去世的消息最早以私人电报的形式发送给了市长，不久电报就张贴到了官邸外面。与此同时，马尔巴罗王府收到了一份电报。《泰晤士报》报道说："五分钟后，外面出现了一大群人，人数之多史无前例。"到了晚上 10 点半，满载着"焦急的吊唁者"的出租车开始抵达马尔巴罗王府，车上的女士们"泪流满面"。到了次日上午 11 点，伦敦西区所有的俱乐部都拉上了窗帘，几乎所有的商店都关门了，这片区域似乎"完全沉浸在一种阴郁的气氛中"。中午时分，布罗德本特发布了公爵去世的正式通告，引来了更多的吊唁者来到马尔巴罗王府。到了下午 1 点30 分，拥挤的人群如此之大，以至于不得不召集警察来管理交通。《泰晤士报》报道说："尽管周三发布的公报和电报都是不祥的预兆，但这条消息还是让公众震惊不已。"这种震惊并不仅限于伦敦。在伯明翰、曼彻斯特和爱丁堡也出现了类似的场景。下午早些时候，消息就传遍了整个欧洲和整个帝国，大量回电从远至澳大利亚的地方潮水般涌来。[43]第二天，《泰晤士报》在一篇社论中写道："昨天和今天我们的专栏都充斥着同情和哀悼，这是史无前例的。"[44]

同样，《每日新闻》也被这种自发的、普遍的情感表达所震撼，守在桑德林汉姆宫的记者报道说，在附近的村庄，"在路上到处都能看到人们泪流满面地交流"。[45]大多数评论者认为，人们对克拉伦斯之死的震惊最好的解释是他的年轻和公众对他即将到来的婚礼的期待。就像不久之后索尔兹伯里勋爵在给维多利亚女王的信中所说的那样，"每个人都想着他订婚的事，每个人都期待着他的婚礼。"[46]另一个因素是，从 1 月 11 日第一次宣布公爵患病到四天后他去世，时间间隔很短。《周六评论》指出："因此，人们收到这一消息时的心情超过了一个生来就是这个国家君主的人的死亡所引起的情感。"但也许最重要的因素是，克拉伦斯是一个不为人们所熟知的人，就像一张白纸，公众可以在上面投射他们对王室的期望和想象。"对女王陛下王国的绝大多数居民来说，克拉伦斯公爵不过是一个名字而已，但正因为如此，全国上下感受到的悲痛更加强烈。"[47]

作为他去世时的医生，布罗德本特有幸见证了克拉伦斯之死转变为国家损失的象征这一过程。这种转变开始于将克拉伦斯病榻神圣化。据布罗德本特讲述，威尔士王妃用一张白床单盖住了床头的墙壁，在枕头上摆放了一大束几乎一直延伸到天花板的棕榈枝，形成了一个"优雅的拱门"。拱门里挂着一个由白色的花朵组成的十字架，下面也是一个十字架，公爵胸前还有一个十字

流感大历史：一部瘟疫启示录

架。"病房里所有的混乱都消失了",这个房间变成了一个"美丽优雅的死亡之屋"。[48]

在接下来的几天和几周里,克拉伦斯公爵的形象和记忆将被进一步改变,首先是通过精心设计的葬礼仪式,随后是向大众纪念这一事件的周刊画报的特别纪念版。正如 1852 年《图片报》推出了两期特刊,记录了威灵顿的送葬车队从切尔西到圣保罗大教堂的行进过程,现在,这家画报又推出了合刊,记录了克拉伦斯的送葬队伍从桑德林汉姆宫出发的旅程,他的棺木搭乘的是当年玛格达的内皮尔勋爵(Lord Napier of Magda)用过的那架炮车,然后搭乘 11 节车厢的特殊火车到达温莎车站,再到达温莎城堡,他将在这里的圣乔治礼拜堂长眠。[49] 两周前,在出席霍恩洛厄王子的葬礼之前,《图片报》的画家赫尔科默(Herkomer)教授曾为他画像,报纸现在复制了他的素描,画中克拉伦斯穿着一套便装,看上去很放松。这幅画像将克拉伦斯作为一位即将成婚的现代年轻人的形象刻画得有血有肉。报纸的下一个版面刊登了王子三岁时的一张照片,按照当时的王室习俗,他穿着女孩的服装。两个形象的并列让前者显得更加引人瞩目。《图片报》在和这些图片一起出现的社论中指出,"从来没有人试图让克拉伦斯吸引公众的注意。"

但是,英国人对他们所知道的关于他的一切都做出了正确的解读,得出了一个和俾斯麦公爵这位判断敏锐并且和他有过私交的人一样的结论,即他是一个性格坦率、和蔼可亲的年轻人,"是一位典型的英国绅士"。

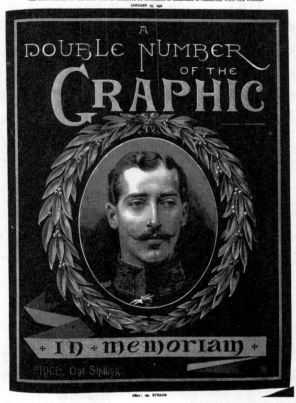

图 5.1　赫尔科默教授在《图片报》纪念合刊封面上画的克拉伦斯公爵

资料来源：*Graphic*，23 January 1892。经大英图书馆授权使用。

　　这篇社论接着说，更可能的是，在他去世那天举国上下的悲伤情绪从那以后变得更加强烈了。"就好像王国里的每一个人都被一种巨大的个人悲伤所笼罩……人们越关注这一灾难，就越悲伤，对死去的王子的家人表达的同情也就越强烈。"[50]

　　这种悲伤之情如此普遍的一个原因是，这是一场每个英国人

流感大历史：一部瘟疫启示录

都能感同身受的悲剧。到 1892 年冬天，大多数家庭都至少经历过一场俄国流感，很多人知道因为流感和其他传染病而失去一个亲人意味着什么。例如，1 月 18 日，鲁德亚德·吉卜林（Rudyard Kipling）与凯莉·巴莱斯特（Carrie Balestier）在马里波恩的万灵教堂举行了一场安静的婚礼。婚礼之所以很安静，不仅因为距离克拉伦斯的葬礼很近，还因为凯莉的哥哥、美国作家兼出版商沃尔科特·巴莱斯特（Wolcott Balestier）在一个月前死于伤寒。他去世时才 30 岁，比克拉伦斯大两岁。吉卜林一听到巴莱斯特的死讯就立刻向他的妹妹求婚。正如他后来在回忆录中所说的那样，他的婚礼是一件阴郁的事情，"当时正是流感流行最严重的时候，殡仪馆的黑马不够用，死者只能用棕色的马，而幸存者也大多病卧在床。"[51]

吉卜林的说法得到了官方报告的证实。正如第二章所讨论的，统计分析证实，1892 年 1 月第三周的流感死亡人数是有记录以来最高的。不仅如此，因支气管炎和肺炎而造成的"超额"死亡也大大增加了死亡人数。[52]克拉伦斯和 84 岁的红衣主教曼宁是最著名的受害者，但受害者中还包括一些儿童。为了纪念不同年龄的受害者，表明这场流行病的举国性质，《伦敦警察新闻画报》选取了这样一幅画作为封面，上面是流感"恶魔"在红衣主教、28 岁的公爵和一个不知姓名的 1 岁婴儿的棺材上盘旋的形象（图 5.2）。其他的画面呈现了克拉伦斯悲伤的母亲和未婚妻的形象。长期以来，肺炎一直被认为是"老年人之友"，但正如该报纸在一篇附带的文章中指出的那样，事实证明，"1892 年的瘟疫"对年轻人和老年人都是毁灭性的。[53]因此，在听到公爵的死讯之后，约瑟芬·巴特勒写道："死神现在很忙"，这不过是反映了一个残酷的日常现实。[54]

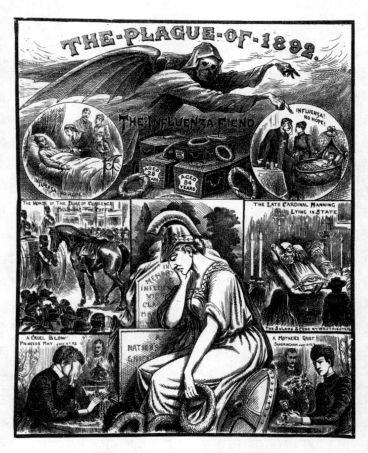

图 5.2　《伦敦警察新闻画报》的封面

注：克拉伦斯公爵的死（左上）、一个不知姓名的婴儿之死（右上）和红衣主教曼宁的遗体（中间右侧）并列在一起，而"流感恶魔"在三具棺材上方盘旋。其他的画面呈现了克拉伦斯公爵悲伤的母亲和未婚妻的形象。

资料来源：*Illustraled London Police News*，30 January 1892，p.1。经大英图书馆授权使用。

　　　　　　　　　　　　　　流感大历史：一部瘟疫启示录

神奇的石炭酸烟丸

克拉伦斯的死突出了流感对呼吸系统的危害，专利药品行业抓住他国葬的机会向公众兜售一系列流感和感冒治疗药物，这不足为奇。例如，在克拉伦斯被安葬在温莎城堡几天后，《图片报》就整版登载了一则石炭酸烟丸的广告，这东西被说成是一种"灵丹妙药"，在 24 小时内"肯定可以治愈"流感和其他 16 种疾病，其中包括咳嗽、感冒、卡他、哮喘、支气管炎、失声、花粉病和百日咳。就像今天的制造商会请名人来为他们的产品代言一样，1892 年石炭酸烟丸的制造商弗雷德里克·罗也提供了一系列知名用户的证言，这些人中包括自由党领袖、前首相格莱斯顿的妻子，波特兰公爵和伦敦主教，以及著名的耳鼻喉科专家莫雷尔·麦肯齐爵士。为了进一步让未来的客户放心，广告还表示，如果有人按照"和每个药丸一起提供的说明"使用该药丸，却仍然得了"流感、感冒或其他任何由感冒引起的疾病"，他们将向这个人支付 100 英镑（相当于现在的 6 000 英镑）。作为担保，该公司在摄政街的联合银行存入了 1 000 英镑。该广告还声称，在上次流感流行期间，他们售出了几千个石炭酸烟丸，作为预防的手段，但未发现有使用石炭酸烟丸的人感染（图 5.3）。[55]

今天，石炭酸烟丸最为人所铭记的是它在这个开创先例的案件中的作用。[56] 1892 年 2 月，伊丽莎白·卡利尔对罗提起诉讼，声称她有权获得赔偿，因为虽然她持续两周每天按照说明使用石炭酸烟丸三次，但还是感染了流感。卡利尔诉讼的实质是，她最初在 1891 年 11 月的《蓓尔美尔公报》上看到的这则广告相当于

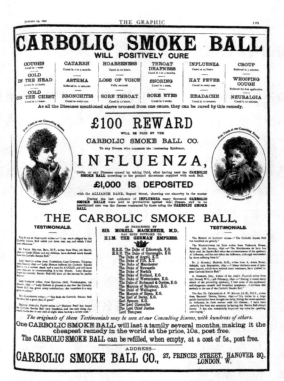

图 5.3　克拉伦斯的葬礼几天后,《图片报》上登载的石炭酸烟丸的广告

资料来源:*Graphic*, 23 January 1892,p.129。经大英图书馆授权使用。

一份合同,而该公司没有赔偿她广告中所说的 100 英镑,这相当于违反了合同。罗强烈地反驳了卡利尔的说法,争辩说广告"仅仅是一种吹捧",并且公司无法知道她是否按照说明用药了。然而,1892 年 12 月,高等法院做出判决,命令罗向卡利尔支付广告中所说的赔偿,从而在合同法领域开创了一个先例,被广泛认为是现代商品说明条例的先驱。[57]

　　在这里我们并不关注这起诉讼的法律技术细节,以及该案对

流感大历史:一部瘟疫启示录

消费者保护法的贡献。我希望关注的是，在 19 世纪 90 年代，罗对名人代言的使用以及其他专利药品广告商的大量类似声明，使得流感对于当时的消费者随处可见，并在此过程中改变了关于流感的叙事。我想说的是，这些叙事作品利用了当时公众对传染病的恐惧和对名人的迷恋，因此可以在某种程度上解读为商业对那些轰动一时的名人感染和死亡报道的回应。然而，与此同时，我要指出的是，流感药物和所谓的"灵丹妙药"广告的激增构成了文学评论家托马斯·理查兹（Thomas Richards）所说的"一种新的微观商品文化"，在这种文化中，普通物品被赋予了非凡的象征力量。[58]理查兹将这一现象追溯到 1851 年的万国博览会以及维多利亚时代对奇观的热爱，认为在 19 世纪后半叶，广告商塑造了一种新的大众消费意识，这种意识建立在对英国理想和现实世界幻想的表征之上。到了 19 世纪 90 年代，在诸如《伦敦新闻画报》及其竞争对手《图片报》那里，在所谓的"灵丹妙药"的市场上，"维多利亚时代疯狂的广告物质文化"得到了越来越多的表达。在缺乏规范广告真实性的法律的情况下，这些"灵丹妙药"制造商可以随意"囊括所有能想到的疾病"，并向消费者做出任何承诺，这导致了理查兹所说的"商品叙事的激增"，而其场域就是维多利亚时代消费者的身体。[59]

冒牌医生、"妙方"和商品文化

石炭酸又被称为苯酚，是 1834 年从煤焦油中被发现并提取出来的。它被认为是外科手术中的抗菌剂，但也被认为如果内服可能是致命的。事实上，在 1882 年，制药协会曾号召要将其添加到毒物清单中。作为一种预防手段，它具有相当大的风险。为了消除这种顾虑，罗设计了这种烟丸，将粉状苯酚装入密封的橡胶球中，当橡胶球被挤压时，就会释放出一股酸性烟雾到一个插入使用者鼻孔的管子里。他们的想法是，辛辣的烟雾会让人流鼻涕，从而排出流感和感冒的"细菌"。虽然烟丸的样品没有保存下来，但该产品说明警告说，吸入的过程可能会导致"打喷嚏"。辛普森猜测，这种烟雾一定会产生"一种刺鼻的麻木效果，让人不舒服"。[60]

几乎可以肯定，在今天推广这种可疑的医疗产品是非法的。然而，在 19 世纪 90 年代，这种忽悠人的"灵丹妙药"却是一笔大生意，伦敦和各地区的日报都依靠专利药品的广告收入来资助他们的社论。[61]虽然受过良好教育的读者往往被认为会怀疑这些所谓的"秘方"，但是为调查专利药品行业对公众健康的影响而成立的一个皇家委员会在 1914 年得出结论，购买者中很大一部分是中产阶级。[62]尽管《柳叶刀》和制药协会长期以来一直呼吁对专利药品的广告进行更严格的监管，认为推广万能药破坏了"正当"的医疗方法，但事实是，许多公认的医学权威所推荐的治疗方法同样无效。专利药品制造商经常在广告中加入知名医生的评价或"某某所指定的"这样的说法，以增加其广告的可信度，这进一步模糊了获批疗法和未获批疗法之间的界限。在有些情况下，这些评价是虚构的。有时这些评价是真实的，但没有得到被指名方的批准，考虑到禁止医生在广告中宣传"秘方"的职业道德规定，这并不奇怪。[63]问题是，从消费者的角度来看，这往往很难判断。事实上，洛布（Loeb）指出，在 1892 年，医生们就在《柳叶刀》和《英国医学杂志》上发文，建议将石炭酸滴在手巾上，或者使用商业汽化设备。结果，尽管医生声称不赞成"秘方"，但流感专利药物"与专业处方并不总是那么不同"。[64] 石炭酸并不是当时最奇怪的治疗方法，在同一时期，《柳叶刀》和《英国医学杂志》也发表文章，建议使用直肠注射桉树油以及含有氨、氯仿和颠茄的混合物治疗流感。[65] 不同之处在于，专利药品制造商会经常根据可能促进销售的疾病调整广告，根据季节和流行病的情况扩大或缩小疾病清单。以今天的标准来看，这样的广告容易让人难以置信，但是对于当时的报纸读者来说，这些广告并不比社论版那些耸人听闻的关于自杀和杀人的"真实"故事更加难以置信。从虚假医疗产品的广告客户所花费的巨额资金，以及在英国舰队街及其周围成长起来的为这个行业服务的专业代理人数量的不断增加来看，我们可以有把握地认为，这样的广告对消费者是一种相当大的诱惑。[66]

根据洛布的说法，1850—1880 年间出现了一股"史无前例的广告热潮"。她认为，在广告税被废除和大众市场报纸增长的刺激下，日渐扩大的中产阶级群体成为一种以"视觉和语言夸张"为特征的新型广告的目标。[67] 用洛布的说法，通过"描绘幻想、理想和生活应有的样子"，这些广告考验了维多利亚时代读者的轻信，使这些作品"既是社会理想的一面镜子，也是实现社会理想的一种工具"。[68] 考虑到流感在 19 世纪 90 年代的广泛流行以及爱德华时代早期反复出现的感染浪潮，流感毫不奇怪地成了这些叙事的主要候选对象，广告商抓住消费者对流感和冬季寒冷的焦虑，以洛布所说的"前所未有的频率和夸大其词的语言"大肆推销他们的产品。[69] 事实上，石炭酸烟丸只是 1892 年冬天争夺读者注意力的众多产品之一。例如，在刊登烟丸广告的《图片报》的同一版中，读者还能看到四分之一版面的"布朗氏支气管含片"（Brown's Bronchial Troches）广告，这是一种据说能治疗"咳嗽、感冒、喉咙嘶哑和流感"的药丸。此外还有克拉克的"仙子"组合灯，这是一种吸入器兼食物加热器，按照制造商的说法，被证明"对支气管炎，流感等患者非常有用。"[70]

在此一周之前，通过《图片报》来了解克拉伦斯公爵短暂一生的读者，还会发现一个由牛津街的医疗电池公司销售的"哈内斯牌"电疗腰带（Harness's Electropathic Belt）的广告，其广告词同样离谱。这种腰带是哈内斯（C.B.Harness）的创意，据说能够通过释放恒定的电流直接作用于神经系统，因而可以"更新生命能量"，因而可以预防"风寒、支气管炎、肺部充血、风湿病、虚弱和内虚"。[71]一个月后，在《伦敦新闻画报》上的一则广告中，这份名单已经被扩大，囊括了流感"和所有的虚弱和倦怠"，以及"痛风、坐骨神经痛、腰痛、脑部病病、失眠、妇科疾病、歇斯底里、消化不良、便秘、食欲不振和肾脏疾病"。[72]这种增加非常典型，表明了这个冒牌医生在制造新疾病并将其"治愈"方面所具有的天赋。然而，这种荒诞不经的主张并不是冒牌医生的专利。专业的医生们同样会发明新的疾病，尤其是神经疾病，因此神经衰弱在19世纪90年代流行起来，成为对神经紧张的诊断。正如理查兹所说的那样，大多数专利药品广告"使用恐吓战术，一边发明疾病，一边将其消灭，而这些疾病同时也占据了医学界的精力"，冒牌医生似乎已经意识到，疾病是"一种社会创造的现实，可以通过多种方式进行生产和消费。"[73]

名人背书

虽然在现代人看来，这样的广告显得很不专业，但要知道，在 19 世纪 90 年代，大众广告还是一种新事物，精心设计的展示广告被认为是最先进的。利用这种夸大其词的语言，专利药品的广告常常会模糊事实和虚构之间的界限，使中产阶级读者和刚学会识字的工人阶级（大众市场日报的核心读者）都难以抗拒他们的花言巧语。这类广告的特征是大量使用感叹号和粗体字，常以街头报贩的风格书写，给人一种正在报道新闻的感觉。例如，在大流行的第一个月，奎宁类滋补药"好得快"（Kure-Quic）在《旗帜晚报》上的分类广告中写道："流感！流感！流感！惊人的事实！医生指出，论文证实。虚弱者被打倒，体弱者会死去。"[74]再例如，以可可为基础的药物饮料"马里亚纳葡萄酒"在《每日新闻》上的广告故意模仿从俄国发来的电报，甚至复制了据说是俄国女皇的电报，在这个电报中，她似乎订购了几十瓶这种刺激性的饮料。[75]

弗雷德里克·罗的石炭酸烟丸广告在很多方面都很典型，他大肆利用名人来为自己的产品代言，并根据季节的需要增减疾病。因此，在 1888 年冬天出现的最初的广告中，特别提到名字的只有三种疾病，即"卡他、支气管炎和流感"。然而，与此同时，该广告邀请"所有患有任何头部、咽喉或肺部疾病的人"到罗位于摄政街的办公室进行免费试用。[76]到了次年 3 月，罗获得了前赛艇冠军华莱士·罗斯（Wallace Ross）的背书，他声称，石炭酸烟丸治愈了他的腰痛，使他能够参加刚刚在帕特尼举行的世界划船锦标赛。[77] 后来，在 1890 年 1 月，随着俄国流感的暴发，这份名单被扩大到包括哮喘、花粉热、神经痛和"扁桃体肥大性耳聋"。有趣的是，虽然流感是广告中提到的第一种疾病，但罗没有进一步提及这种流行病。在接下来的冬天，罗在《伦敦新闻画报》上发出了一系列新的广告，声称他的发明能在"24小时内"治愈流感，"在 12 小时内"治愈头部或胸部感冒，"在 3个月内"治愈卡他。该广告还声称，如果在睡觉前使用，这种烟丸还可以防止打鼾。到了 1891 年春天，随着威斯敏斯特宫暴发的疫情被广泛报道，报纸上也刊登了名人患者的名字，罗开始提供来自名人患者的证言，如萨瑟兰公爵夫人和威斯特摩兰伯爵、卡多根伯爵和莱特里姆伯爵。与此同时，他提出了一种新的观点：流感和其他冬季疾病都是由同一个原因引起的，也就是感冒，这意味着你可以用石炭酸烟丸来治愈所有这些疾病。[78] 在这一年的 5 月，罗首次利用了莫雷尔·麦肯齐爵士以及其他知名医生的证言，比如治疗神经衰弱的专家安德鲁·克拉克（Andrew Clark）爵士，他的客户包括著名的流感患者格莱斯顿。[79] 然而，随着 6 月疫情的消退，罗删除了有关流感和其他疾病的内容，将广告集中在花粉热上。[80] 到了 11 月以后，罗再次把重心转移到流感市场，在《蓓尔美尔公报》上提出，如果连续两周每天三次按照说明使用石炭酸烟丸，却感染上流感，将获得 100 英镑的赔偿。[81] 相对于罗早些时候在《伦敦新闻画报》上发布的精心设计的广告，以及他次年 1 月在《图片报》上发布的广告，《蓓尔美尔公报》上这则广告无伤大雅，只占了第三版顶部的一小块，和其他分类广告混在一起。然而，后来卡利尔在她的诉讼陈述中说她援引的就是这个广告，她说正是因为看了这则广告，她才尝试石

流感大历史：一部瘟疫启示录

炭酸烟丸的，因此这则广告相当于她和罗之间的契约（图 5.4）。

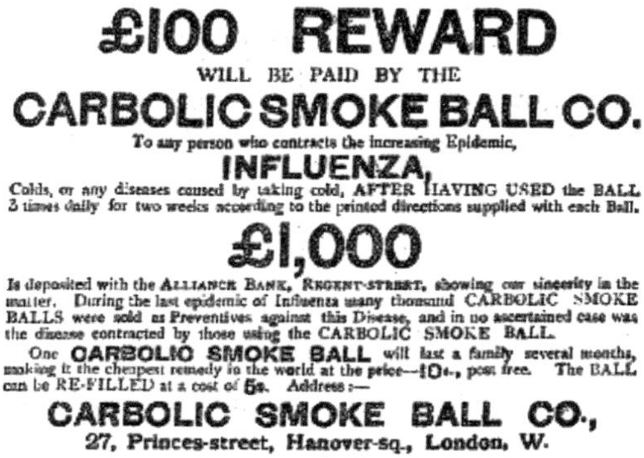

£100 REWARD

WILL BE PAID BY THE

CARBOLIC SMOKE BALL CO.

To any person who contracts the increasing Epidemic,

INFLUENZA,

Colds, or any diseases caused by taking cold, AFTER HAVING USED the BALL
3 times daily for two weeks according to the printed directions supplied with each Ball.

£1,000

Is deposited with the ALLIANCE BANK, REGENT-STREET, showing our sincerity in the
matter. During the last epidemic of Influenza many thousand CARBOLIC SMOKE
BALLS were sold as Preventives against this Disease, and in no ascertained case was
the disease contracted by those using the CARBOLIC SMOKE BALL.

One CARBOLIC SMOKE BALL will last a family several months,
making it the cheapest remedy in the world at the price—10s., post free. The BALL
can be RE-FILLED at a cost of 5s.   Address :—

CARBOLIC SMOKE BALL CO.,

27, Princes-street, Hanover-sq., London, W.

图 5.4　导致伊丽莎白·卡利尔提起索赔诉讼的石炭酸烟丸广告

资料来源：*Pall Mall Gazette*，13 November 1891，p.3。经大英图书馆授权使用。

一个"不恰当的"索赔人

人们对伊丽莎白·卡利尔知之甚少，只知道她是一位作家，她的律师称她是一位"文学女士"。[82] 11 月 20 日，也就是《蓓尔美尔公报》刊登罗的广告后的第 7 天，伊丽莎白·卡利尔去了牛津街的一家药店，用写作挣来的 10 先令（先当于今天的 30 英镑）买了一个石炭酸烟丸。根据她后来在法庭上的描述，她非常用心地按照罗的指示进行使用，在早餐前、下午 2 点、睡觉前都要用一次。她这样一直坚持到 1 月 17 日，却还是患上了流感，不得不把医生请到家里来。[83]

三天后，她的丈夫写信给石炭酸烟丸公司，告诉他们说，虽然遵照了使用说明，他的妻子依然"患了流感"，现在正在接受他们的医生罗伯逊的治疗，他"无疑能够证明此事"。詹姆斯·卡利尔的信石沉大海，于是他又写了一封，最后终于收到了公司的回信，说公司已经被欺诈性的索赔淹没了，为了保护自己免受诉讼，要求"有意索赔人"每天到公司的办公室三次，接受免费的烟丸治疗。卡利尔说他的说法完全属实，罗回复说公司认为他的信是"不恰当的"，并让他联系公司的律师。因此，在 2 月 15 日，卡利尔提起诉讼，要求获得承诺的 100 英镑赔偿。[84]

被告的论点巧妙而复杂。有趣的是，该公司并没有试图质疑卡利尔夫人使用烟丸的证据，也没有质疑她对自己疾病的描述。相反，罗的律师提出了一系列技术上的异议，分别声称广告是对"整个世界"的要约，不能被理解为个人合同；卡利尔夫人从来没有通知公司她接受这个合同；那 100 英镑的承诺"仅仅是一种商业吹嘘"，更像是一种打赌，而不是合同。法官们依次驳回了这些论点，并于 1892 年 12 月 7 日责令罗向卡利尔支付 100 英镑。[85]然而，令人感兴趣的不是这一判决，而是促使卡利尔购买石炭酸烟丸的原因和她提起索赔的动机，以及罗是如何将负面的公众关注为自己所用的。

1891 年 11 月，卡利尔购买了烟丸，在随后的 1892 年冬天，人们对流感的担忧达到了空前的高度。此前春天的第二波俄国流感夺去了约克大主教和 2 000 名伦敦人的生命，英国人对此依然记忆犹新。他们有充分的理由相信，流感会在秋季再次发作，因为秋季是呼吸系统疾病的暴发季。[86]此外，尽管许多医生和病人继续用瘴气理论来解释流感的广泛流行，但越来越多的人接受了帕森斯 1891 年 7 月的报告中的观点，即流感的传染性很强，其传播是通过一种微生物来进行的，这种微生物"能在空气中繁

　　　　　　　　流感大历史：一部瘟疫启示录

殖"，或者能够人传人，或者两者都有。[87]事实上，吸入剂、熏蒸剂和消毒含片的广泛使用表明消费者接受了流感的微生物学解释，也表明了重视个人卫生的重要性。偶尔，流感的微生物学解释会被明确说明，比如克拉伦斯公爵去世后不久出现的一则吸入剂广告。这种品牌名为"卡利斯塔"（Calista）的吸入剂的广告是这样说的：

> 卡利斯塔是一种新的吸入剂。它能杀死流感病毒。任何内部疗法都不能起到预防作用。细菌在空气中，我们呼吸时就会吸入它们。常识告诉我们，只有用吸入剂才能有效预防。[88]

然而，通常广告商们会选择具有更原始吸引力的广告，这种广告诉诸更基本的恐惧和对身体健康的整体观念。一个很好的例子是疫情最严重时《化学家和药剂师》上刊登的一则整版广告，宣传的是一种名为"卡芬的马托-加尼斯"（Caffyn's Malto-Garnis）的牛肉提取物。这则广告先是提醒读者"伦敦有 25 万人遭到流感侵袭"；在 1847 年伦敦暴发流感时，"6 周内就有 5 000 人死亡"，而那些"年老体衰"的人面临的风险最大。接着，又援引帕克斯医生（Dr. Parks）的建议，告诉大家不要饮用"热牛肉茶"，说这种茶总是会增加慵懒感，而这款生牛肉提取物作为"刺激物"和"营养物"可以被身体很快吸收。[89]

广告栏并不是让人们担忧的唯一因素。整个 11 月和 12 月，《泰晤士报》的讣告专栏每天都在提醒人们流感的危险。[90]受害者中包括英国驻君士坦丁堡大使威廉·亚瑟·怀特（William Arthur White）爵士，据报道称，他在前往柏林与家人共度圣诞节的途中患了感冒，不久就死于"流行性感冒引起的心脏功能衰竭"。[91]与此同时，《泰晤士报》报道，在苏格兰，讣告专栏中记录的流感死亡人数是"前所未有的"。该报的爱丁堡通讯员报道说："我了解到，在爱丁堡，护士奇缺，而从事殡仪工作的人忙得焦头烂额。前者根本就招不到人，而后者在到处搜索棺材。"[92]

可以肯定的是，卡利尔也有同样的担忧。事实上，她在证词中也说了同样的话。当被问及为什么近三个月来她一直坚持每天使用石炭酸烟丸时，她回答说："我以为它能让我远离流感，所以我坚持了下来，并且还向一两个朋友推荐了它。"[93]她的用词肯定不是偶然的，她不仅认为石炭酸烟丸能让她"安全"地远离流感，而且通过向朋友们推荐，她试图减少其他潜在流感患者的风险。换句话说，使用石炭酸烟丸不仅是一种私人行为，也是一种公共行为，卡利尔象征性地加入了一个潜在的患者共同体。同样令人吃惊的是，虽然她在克拉伦斯去世之前就购买了烟丸，但她使用烟丸的时间正好是克拉伦斯生病的时候，而且在克拉伦斯死后的三天里她一直在使用烟丸。在这个举国哀悼的时刻，公众对女王和公爵的父亲威尔士亲王表示同情是完全可以理解的，我们可以毫不牵强地推测，卡利尔对烟丸的坚持使用或许也反映了她对流感及其打击能力日益增长的担忧，正如巴特勒所说的，它"对强者和弱者的打击一样大"。[94]在这方面，在罗的广告中突出的名人代言可能与赔偿本身一样重要。毕竟，这种烟丸是"莫雷尔·麦肯齐爵士"所推荐的，并且爱丁堡公爵、康诺特公爵和阿盖尔公爵也在使用，还有谁会不放心呢?[95]尽管任何关注审判程序的人都不会对烟丸的效力抱有任何幻想，但这次法庭上的失利几乎没有挫伤罗的热情，反而鼓励他打出了更大胆的广告。因

流感大历史：一部瘟疫启示录

此，在上诉法院做出判决几个月后，罗重组了公司，并在《伦敦新闻画报》上刊登了一则新广告，将赔偿提高到了 200 英镑，并将担保范围扩大到其他 18 种已命名的疾病，其中包括"喉炎"和"白喉"。流感仍然在疾病列表中居于首位，但由于这起诉讼，它现在成了人们关注的对象，因此，罗夸口说："这些广告出售了成千上万的石炭酸烟丸，但只有三个人索要 100 英镑的赔偿，从而有力地证明，这种无价的疗法将预防和治疗上述疾病。"

无论怎样，罗大胆的营销活动表明专利药品制造商不断努力为他们的品牌构建形象和叙事，以便能够在不断变化的疾病流行中生存下来。其结果是，就像肥皂剧中的一个小角色，流感可以被罗随意写入或退出情节。

广告流感

有人认为，广告构成了一种有特权的"利用物体谈论物体的话语"。凭借其"运用和改造大量符号和思想"的能力，广告能够"用日常生活中熟悉的组件，想象出一个又一个场景，假设这些组件和产品之间的交互，从而重新描述现实。"[96] 这种效果通常是通过意象的处理和隐喻的使用来达到的，目的是让广告中看似不同但却具有相同含义的两种事物进行比较。与此同时，广告商试图通过将产品与消费者最初的欲望和愿望联系起来，或利用诸如嫉妒、恐惧和焦虑等负面情绪，来挖掘消费者心理，以加强"真实"世界和商品文化幻想世界的并列。[97]

就流感而言，保卫尔公司的广告宣传最典型地表明了这种流行病为顺应其叙事可能性的广告代理商提供的机会。"保卫尔"

是一种混合肉提取物，它的起源可以追溯到 1870—1871 年的普法战争时期，当时苏格兰企业家约翰·劳森·约翰斯顿（John Lawson Johnston）赢得了一份合同，为巴黎被围攻期间的法国军队提供肉罐头。布尔沃·利顿（Bulwer Lytton）1871 年发表了科幻小说《即临之族》（*The Coming Race*），描写了一个地下的优等种族维利雅人（Vrilya）。受这部小说的启发，1877 年，约翰斯顿将他的液体牛肉提取物改名为"Bovril"，将拉丁语表示牛肉的"Bo"和利顿小说中虚构的优等种族吸食的生命液体"Vril"结合在一起。保卫尔公司最早的广告可以追溯到 1889 年前后，但直到其前雇员本森（S.H.Benson）开始从事广告代理业务，并将保卫尔公司作为他的第一个客户，公司才开始了一场持续的、协同的广告宣传活动。[98] 从一开始，本森就试图将保卫尔牛肉汁与"力量"联系起来，也就是其早期广告所说的"优质公牛肉的生命原则"。为了突出保卫尔牛肉汁与市场上其他肉制品相比的真实价值，广告经常将罐装的保卫尔牛肉汁与公牛的雄壮形象并置。另一种常见的手段是展示年轻人和狮子搏斗的图片，或者寻求名人的背书，比如曾找到戴维·利文斯通（David Livingston）的探险家亨利·莫顿·斯坦利（Henry Morton Stanley），他在 1890 年以自己的名义支持了一场名为"斯坦利从保卫尔牛肉汁中获得力量"的宣传活动。[99] 作为一种被认为会消耗神经能量的、特别使人疲劳的疾病，流感很容易被用于这种比喻。因此，在俄国流感的第一波高峰时期，保卫尔公司发起了一项运动，承诺"自由使用"其产品将可以强化"血液、大脑、骨骼和肌肉"，进而"增强"消费者对抗流感的能力。这个广告并没有试图解释这一神秘过程背后的机理，而是权威地宣称，保卫尔牛肉汁是"血液、大脑、骨骼和肌肉的完美食物"。[100]

和其他制造商一样，保卫尔公司也迅速利用了克拉伦斯意外死亡带来的营销机会，一个很好的例子是 1892 年 1 月 15 日《蓓尔美尔公报》第 4 版上的一则广告，广告的对面是冗长的讣告和关于王室葬礼安排的报道。预料到参加皇家游行将会导致消费者担心自己受寒，广告中写道："寒冷的日子里，离不了热乎乎的保卫尔牛肉汁！！！应对感冒、风寒、流感、活力不足以及我们多变的气候所特有的许多疾病，这是最好的预防和治疗方法。"[101]到 1895 年流感流行的时候，这份清单被扩大了，此时的保卫尔牛肉汁不仅被赋予抵抗流感的力量，还可以赋予病人"在流感早期阶段击退流感的力量和支撑病人快速康复的力量"。[102]这种认为保卫尔牛肉汁是体内能量的来源，既能让身体抵御疾病的攻击，又能帮助身体恢复活力的想法，被证明是该公司广告中反复出现的主题。的确，在那个时代，恐惧被认为是一种会破坏个人抵抗能力的情绪，人们通常会把主观心理状态（如勇气、刚毅和韧性）视为身体上"神经力量"的储备，这样做相当于把保卫尔牛肉汁视为对各种环境和社会所造成的疾病的灵丹妙药。因此，1895 年年底的一则广告声称保卫尔牛肉汁不仅能预防流感，还能预防"气候变化"和"日常生活的一般疲劳和精神过度紧张的压力"。[103]此时，保卫尔公司和其他大制造商一样，设计了越来越精致的展览广告，还在报纸和期刊的背面和内页投放了大字报式广告。[104]19 世纪 90 年代后期的流感流行为本森提供了一个完美的机会来投试这些新形式。

在 1895 年流感意外复发之后，每年死于这种疾病的人数稳步下降，这让人们看到了希望，认为英国终于看到了俄国流感的最后一次暴发，但在 1898 年 2 月，感染人数突然回升，仅伦敦就有 1 283 人死于流感。1899 年的早春又发生了一次严重的疫情。这一次的流行伴随着明显的消化道症状，导致流感被与腹泻和肠热病混为一谈。[105]流行性感冒的复发催生了保卫尔公司最著名的广告语之一，即"保卫尔牛肉汁是液体生命"。我能找到的最早的一个例子出现在《卢德门杂志》上，当时正值 1898 年冬季传染病的高峰期。这则广告占据了整整一页的版面，标题为"正在好转"，底部用大号粗体字打出了"保卫尔牛肉汁是液体生命"几个字。广告的内容是这样写的：

> 几乎每个人都知道在一次多少有点严重的疾病发作后好转的愉快感觉，那时食欲开始恢复，肠胃还依然很弱，不能吃油腻的食物，需要清淡、诱人和容易消化的营养饮食。保卫尔牛肉汁是病人和康复者的理想食物，它能使人精力充沛、精神振奋、神采焕发。它能迅速修复受损的组织，改善血液、大脑、骨骼和肌肉，并在长期萎靡不振后彻底强化神经系统。[106]

在这里，"液体生命"一词巧妙地概括了保卫尔牛肉汁的独特卖点：它既是一种营养食品，也是一种能修复和更新受损组织的刺激剂，又是一种能"强身健体"、抵御未来疾病攻击的灵丹妙药。然而，正如我们将要看到的那样，到 1899 年 12 月布尔战争爆发时，本森才想起重新启用这个标语，"保卫尔牛肉汁是液体生命"这句话被赋予了全新的意义。

在有关流行病的讨论中，军事比喻总是最常出现的。流感、鼠疫和霍乱的流行通常被说成是"攻击"平民人口，"挫败"国

流感大历史：一部瘟疫启示录

家精心制定的公共卫生措施的实施。为了使国民恢复健康，抗击传染病的运动经常被描述为一场战争，在这场战争中，有必要通过部署从实验室提取的药品和疫苗来"杀死"威胁社会的病原体。就像罗杰·库特（Roger Cooter）指出的那样，军事上的比喻对医学的这种"入侵"在很大程度上是由于史学上对战争和流行病之间"致命的伙伴关系"的认识。此外，使用这种战争语言往往可以使平民医生的权力合法化，并将为了医疗目的而对平民进行的规训合法化。就像库特接着指出的那样，这样的比喻还可以服务于更广泛的争论目的，例如，赋予公共卫生运动一种紧迫性，强调"男子气概对于民族的必要性"。[107]库特举了韦伯夫妇在 20 世纪第一个十年反对贫困的运动和斯塔克·默里（D.Stark Murray）在 20 世纪 20 年代针对微生物病原体的运动为例。布尔战争期间似乎也发生了类似的事情。实际上，南非战争给本森提供了和平时期想象不到的隐喻和象征。特别是，布尔战争期间关于流感的医学论述通常会以英国在南非的损失为例，强调流感对平民造成的风险，以及个人规范其行为以消除这些风险的重要性。1899 年 12 月 10 日至 15 日的"黑色一周"让人们真正理解了这些相似之处。当时，英国军队在布尔人手中遭受了一系列耻辱性的失败，最终在瑞德弗斯·布勒（Redvers Buller）将军对科伦索的不明智的进攻中，英军 143 人死亡，1 002 人受伤，而南非方面只有 7 人死亡，22 人受伤。[108]一周后，一波新的流感席卷不列颠岛，夺去了 3 288 名伦敦人的生命，并使伦敦新年第一周的死亡率上升到每 1 000 人中有 37.1 人死亡，这是自 1895 年 3 月以来的最高水平。[109]注意到流感"在伦敦杀死的人数与南非战争中被子弹、炮弹和刺刀直接杀死的人数一样多"，《评论回顾》

哀叹说："即使是在 12 月的黑色一周，布尔人杀死的人数也没有 1 月份的一个星期内因流感而死亡的人数多。"该刊物还指出，与以往的疫情一样，受害者不仅限于贫困阶层，还包括一些家喻户晓的人物，包括艺术评论家约翰·拉斯金（John Ruskin）和通俗历史浪漫小说《洛娜·杜恩》（*Lorna Doone*）的作者、小说家理查德·布莱克莫尔（Richard Blackmore）。"医生和护士不堪重负，而一些城市墓地的丧葬数量超过了之前的所有记录。"[110]《柳叶刀》同样对这些相似之处和流感复发给军事行动带来的危险提出警示。然而，认识到在国家危机时期，恐惧是一把双刃剑，它敦促读者要正确看待流感的威胁。一篇社论开门见山指出：

> 流感以一种流行病的形式再次出现是国家的一大祸害，但是在像现在这样的危机中，当每一个人都被需要时，这最少是带来了很大的不便……当国内外形势对国民提出如此高的要求时，我们必须指出，忽视适当的预防措施是愚蠢的，也是不爱国的。[111]

本森同样对这些相似之处和布尔战争给他带来的商机保持警觉。因此，他没有采纳《柳叶刀》的建议，淡化流感在国内的威胁，而是抓住南非发来的严峻消息，在伦敦几家日报上刊登了一则广告，广告上一位商人正在用手帕擦拭鼻子，上方写着"流感：国内的敌人"。为了强调战争和国内流感所带来的危险之间的相似之处，"保卫尔"一词是用长满了尖刺的大写字母写出来的，好像在暗示即将到来的恐惧或惊慌，而文字内容解释说，保卫尔牛肉汁能"有效抵抗敌人的攻击"，从而表明它会给那些容易感染病毒之人带来活力，帮助他们恢复健康（图 5.5）。[112] 本森还在妇女杂志《壁炉和家》上刊登了类似的广告，但是这次把商人的图像换成了一位摩登女郎（图 5.6）。

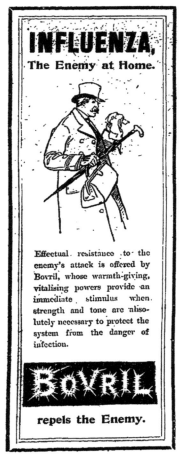

图 5.5　流感：国内的敌人

资料来源：*Penny Illustrated Paper*，13 January 1900，p.28。经大英图书馆授权使用。

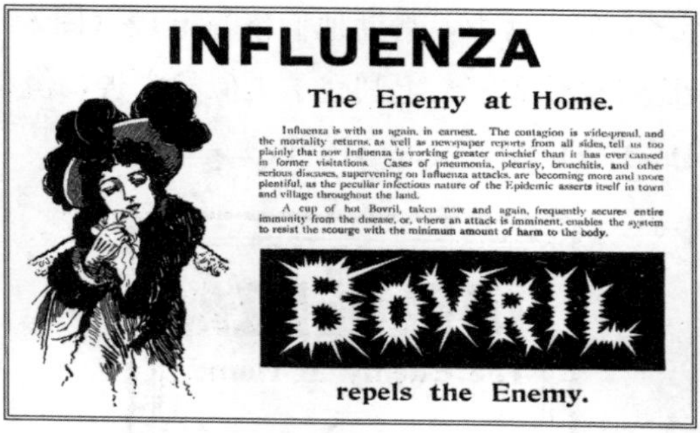

图 5.6　流感：国内的敌人

资料来源：*Hearth and Home*，18 January 1900，p.462。经大英图书馆授权使用。

　　到了 2 月，本森利用这些比喻达到了更好的效果，他用了半个版面的广告宣称："保卫尔牛肉汁在和平与战争时期都冲锋在前"。在这里，士兵和平民的两个世界被明确地对比，目的是要在两个"战场"上将爱国主义与消费保卫尔牛肉汁联系起来。在这则广告中，一名手臂吊着绷带的受伤士兵在悠闲地喝着一大杯保卫尔牛肉汁，与这一形象同时出现的是威廉·麦考马克（William McCormac）爵士在图盖拉战役后的证言，赞扬保卫尔牛肉汁在帮助伤员康复方面的好处。保卫尔牛肉汁"在战场上"帮助士兵的形象与"我们门口的流感"的标语并置，试图在两种类型的消费者之间创造一种认同感。因此，正如保卫尔牛肉汁"给失血而昏倒的士兵以生命"，它也"给那些被流感所包围的人以活力……既是补药和食物，也是康复者的刺激剂"。这则广告的结论是："保卫尔牛肉汁是液体生命。"[113]

　　这波疫情很快就平息了，但几个月后本森再次回到了同样的主题。这一次，在《球体》杂志 1900 年 10 月刊登的一则广告

流感大历史：一部瘟疫启示录

中，一杯热乎乎的保卫尔牛肉汁把正在排队等待退伍文件的士兵和欢迎他们从南非归来的平民象征性地联系在一起。这则广告说："对于士兵和平民来说没有什么比保卫尔牛肉汁更能御寒解乏的了……保卫尔牛肉汁给予身体温暖，以成功抵御流感和其他冬季疾病的侵袭。"这里似乎暗示保卫尔牛肉汁不仅是一种刺激剂和恢复剂，更是一种预防药物，它与其他"像风箱作用于火一样作用于人体"的刺激剂不同，保卫尔牛肉汁就像煤炭一样，可以提供稳定的能量，"在恶劣天气里提供保障"。[114]

随着 1902 年布尔人投降和和平的回归，保卫尔牛肉汁和其他抗感冒药物的广告再次发生了变化，这次利用的是人们对于城市过度拥挤的焦虑。因此，在 1907 年《伦敦新闻画报》上刊登的一则广告中，一杯保卫尔牛肉汁被放在一群工人阶级男子的旁边。文字内容是：

> 最近每天出售的保卫尔牛肉汁可以给 3 500 名这样的人每人一杯滚烫的牛肉汁。保卫尔牛肉汁能预防感冒和风寒，大众知道这一点！[115]

到了 1910 年，这种信息变得更加微妙和具有暗示性。在一则广告中，一群穿着体面的爱德华时期的人挤在特拉法加广场的一把伞下，保卫尔牛肉汁被说成不仅有助于应对"寒冷的瓢泼大雨"和"令人浑身发冷的潮湿空气"，还有助于应对洛布所说的"公共领域的冷漠"。她表示，群体不再是疏离感的来源。相反，广告似乎把人群变成了"作为消费者的共同体验的隐喻"，把消费行为变成了"勇气和掌控能力的体现"。[116]

† † †

　　在本章中，我指出俄国流感借用了维多利亚时代对传染病的恐惧和对轰动、名人和奇观的迷恋。人们早就知道流感有可能会导致致命的呼吸系统并发症，但直到 1892 年冬天克拉伦斯公爵（维多利亚时代特权的代表）的死亡才凸显了这种流行病对社会各个阶层的危害。

　　和在第一波大流行病期间一样，大众市场报纸和电报通信技术对这一过程至关重要，极大地放大了公众对克拉伦斯之死的震惊，这种情感将整个国家团结在一起，克拉伦斯成为国家损失的象征。结果，克拉伦斯之死成为公众"奇观"，当时的人们被邀请分享威尔士亲王和王妃的悲痛，并加入一个痛苦的共同体之中。

　　所谓的"灵丹妙药"的专利药品制造商维持了这种共同承受痛苦和危险的感觉。与社论版关于流感的叙事相呼应，像石炭酸烟丸这样的流感药物广告利用了消费者对疫情的焦虑，以及当时的人们对名人和奇观的迷恋。尽管专利药品的广告商提出的各种说法让人难以置信，但是在一个对传染性微生物普遍恐惧的时代，随着细菌学使得以新的方式将流感杆菌可视化成为可能，石炭酸烟丸似乎并不比流感的许多常规疗法更加荒诞不经。与此同时，我认为购买这种产品是一种同情行为，一种象征性地将个人与同一产品的其他消费者联系起来的行为。结果，正如克拉伦斯的国葬成为公众悼念的焦点，引发了一种共同的国家损失感一样，专利药品的广告客户也能够制造一种幻觉，即消费者可以通过分享同批量生产的产品而免受流感的侵袭。

弗雷德里克·罗的错误在于，他向消费者提供了一种牢不可破的保证，从而破坏了这些幻想。虽然这场诉讼的核心是石炭酸烟丸未能保护卡利尔免受流感的侵袭，事实证明，对于罗的营销活动来说，这不过是一个偶然事件，他能够利用维多利亚时代对各种疾病的恐惧和这场官司所带来的知名度来继续向轻信的消费者推销这种烟丸。在这方面，克拉伦斯死于流感后的肺炎只是罗和 19 世纪 90 年代其他专利药品制造商寻求利用的一系列营销机会之一。

我曾说过，流感作为一种千变万化的疾病，具有相当大的隐喻灵活性。没有什么比布尔战争期间保卫尔公司的广告更能说明这一点了。在这些广告中，流感成为军事比喻的喻体，象征着南非的英国士兵所遭受的威胁和流感对国内平民的威胁之间的相似性。同样，1910 年保卫尔公司试图利用爱德华时代对城市过度拥挤的焦虑，将保卫尔牛肉汁作为一种预防药物，保护消费者免受流感和其他在公共领域蔓延的疾病的侵袭。

正如我们将看到的那样，保卫尔牛肉汁是一种内在力量和恢复能力的源泉。这种观念会在四年后英国再次陷入战争时重新出现。

注释

1　肺实变是指肺泡被渗出物阻塞，使肺变得坚实而不再富有弹性和充满空气这一过程。Sir William Broadbent，'Account of the Illness and Death of the Duke of Clarence，9—15 January 1892'，Sir William Broadbent papers and letters，Royal College of Physicians.

　　MS-BROAW/801/A.后文的引用将遵循打字稿的页码。

2　同上。

3　Josephine Butler to Stanley Butler, 15 January 1892. 3JBL/31/01.

4　*Standard*, 21 January 1892, p.3.

5　*Speaker*, 23 January 1892, p.94.

6　欲了解此案及其余波的详细情况，见 A.W.B.Simpson, 'Quackery and Contract Law：The Case of the Carbolic Smoke Ball', *The Journal of Legal Studies* 14, 2 (1985)：345—89。

7　'Carbolic Smoke Ball,' *Graphic*, 23 January 1892, p.129.

8　John Wolffe, *Great Deaths：Grieving, Religion, and Nationhood in Victorian and Edwardian Britain* (Oxford：Oxford University Press, 2000), p.17.伍尔夫认为，大众悲伤的部分原因可能是王室树立了一种"普通的、平易近人的家庭生活"的形象。

9　她曾因被控不忠而在下议院接受"审判"，这使她成为辉格党和激进派抗议的焦点。她在伦敦举行的葬礼游行吸引了大批人群，甚至与警方发生了扭打。Wolffe, *Great Deaths*, pp.20—2.

10　同上，pp.23—4。

11　同上，pp.28—55。

12　Phillip Hedgeland, *National Grief and Some of Its Uses* (Penzance, 1861). Quoted in Wolffe, *Great Deaths*, p.197.

13　H.C.G.Matthew, 'Edward VII (1841—1910)', *Oxford Dictionary of National Biography*, (Oxford：Oxford University Press, 2004)；online edn, May 2009 〈http：//www.oxforddnb.com/view/article/32975〉[accessed 11 Jan 2011].虽然爱德华最终幸免于难，但这终究是虚惊一场，格莱斯顿立即利用他康复的机会举办了一次公众庆祝活动，从而打破了在关于王子婚外情的谣言和关于他性格的质疑而起的共和情绪的假象。

14　Alison Winter, *Mesmerized：Powers of Mind in Victorian Britain* (Chicago, IL；London：University of Chicago Press, 1998), pp.320—31.温特的讨论集中在柯林斯的《白衣女人》(*The Woman in White*) 上，该作品首次连载于 1859—1860 年。维多利亚时代后期的小说家也采用了类似的技巧，著名的有艾伦·伍德 (Ellen Wood)、玛丽·伊丽莎白·布雷登 (Mary Elizabeth Braddon) 和查尔斯·里德 (Charles Reade)。

15　Richard D. Altick, *Victorian Studies in Scarlet* (London：Dent, 1972)；Thomas Boyle, *Black Swine in the Sewers of Hampstead：Beneath the Surface of Victorian Sensationalism* (London：Hodder & Stoughton, 1990).

16　Lewis P.Curtis, *Jack the Ripper and the London Press* (New Haven, CT：Yale University Press, 2001), p.14.

17　Benedict Anderson, *Imagined Communities：Reflections on the Origins and Spread of Nationalism* (London：Verso, 2006), p.35.

18　Winter, *Mesmerized*, p.342.

19　同上，pp.328—9。

20　John Van der Kiste, 'Albert Victor, Prince, Duke of Clarence and Avondale (1864—1892)', *Oxford Dictionary of National Biography*, (Oxford：Oxford University Press,

2004）；online edn, Jan 2008〈http：//www.oxforddnb.com./view/article/275〉［accessed 11 Jan 2011].他还一度被怀疑是开膛手杰克。

21　例如，*Morning Post*, 7 December 1891, p.4；*Manchester Times*, 11 December 1891, p. 8；*Penny Illustrated Paper and Illustrated Times*, 19 December, p.392.

22　*The Times*, 12 January 1892, p.10.

23　Broadbent,'Account'.

24　Kevin Brown,'Broadbent, Sir William Henry, First Baronet（1835—1907）', *Oxford Dictionary of National Biography*,（Oxford：Oxford University Press, 2004）.〈http：//0-www.oxforddnb.com.catalogue.ulrls.lon.ac.uk/view/article/32077〉［accessed 11 Jan. 2011].

25　同上。

26　Broadbent,'Account', p.1.

27　同上，p.2.

28　同上，p.1.

29　布罗德本特接着说："他老是纠结于对自己前途的那种自私的担心，这可怕地加剧了我们的烦恼和焦虑。拉金医生和我说什么都不能给他提供安慰。"同上，p.6.

30　同上，p.4.

31　*The Times*, 11 January 1892, p.9.

32　*The Times*, 12 January 1892, p.9.

33　Broadbent,'Account', pp.5—6.

34　*The Times*, 13 January 1892, p.9.

35　Broadbent,'Account', pp.5—6.

36　Broadbent,'Account', pp.7—8.

37　*The Times*, 14 January 1892, p.9.

38　Broadbent,'Account', p.8.

39　*The Times*, 14 January 1892, p.9.

40　同上，p.9。

41　同上，p.9。

42　Broadbent,'Account', pp.9—11.

43　*The Times*, 15 January 1892, p.9.

44　*The Times*, 16 January 1892, p.9.

45　*Daily News*, 15 January 1892, p.5

46　Queen Victoria, *Letters of Queen Victoria*, 3rd series, volume II, 1891—95（London：John Murray, 1930）, pp.93—4.

47　*Saturday Review*, 16 January 1892, p.65.

48　*Broadbent*,'Account', p.12.

49　*Graphic*, 23 January 1892.

50　同上，p.102。在这方面，人们对克拉伦斯之死的反应类似于1997年戴安娜王妃在巴黎阿尔玛桥隧道车祸中丧生时的反应。有关进一步讨论，见Adrian Kear and Deborah Lynn Steinberg, *Mourning Diana：Nation, Culture, and the Performance of Grief*（London；New York, NY：Routledge, 1999）.

51　Rudyard Kipling, *Something Of Myself：For My Friends Known and Unknown*（Edinburgh: R & R Clark, 1935), p.105.

52　Dixey, 'Influenza Epidemic'; Dixey, *Epidemic Influenza*.

53　*Illustrated London Police News*, 30 January 1892, p.2.

54　Josephine Butler to Stanley Butler, 15 January 1892. 3JBL/31/01.

55　'Carbolic Smoke Ball', *Graphic*, 23 January 1892, p.129.

56　对于该案件的法律含义及其后果的现代解释，见 A. W. B. Simpson, 'Quackery and Contract Law: The Case of the Carbolic Smoke Ball', *The Journal of Legal Studies*, 14, 2（1985）: 345—89; Janice Dickin McGinnis, 'Carlill v Carbolic Smoke Ball Co.: Influence, Quackery and the Unilateral Contract', *Canadian Bulletin of the History of Medicine*, 5（1988）: 121—41。

57　同上，pp.356—68。

58　Thomas Richards, *The Commodity Culture Of Victorian England: Advertising and Spectacle, 1851—1914*（Stanford, CA: Stanford University Press, 1990）, p.169.

59　同上，pp.3—9。

60　Simpson, 'Quackery', pp.351—2.

61　据威尔金森（Wilkinson）估计，到 1902 年，专利药品广告为《每日电讯报》带来了惊人的 20 万英镑收入。Glen R. Wilkinson, ' "To The Front": British Newspaper Advertising and the Boer War', in John Gooch（ed.）, *The Boer War: Direction, Experience and Image*（London: Frank Cass, 2000）, p.205.

62　Lori Anne Loeb, *Consuming Angels: Advertising and Victorian Women*（Oxford: Oxford University Press, 1994）, p.105.在 1907 年对 "秘方" 和专利药品广告成分的调查中，英国医学协会得出了类似的结论，认为 "富人" 在 "实验神秘化合物时获得了一种神秘的乐趣"。*Secret Remedies: What They Cost and What They Contain*（London: British Medical Association, 1909）, p. viii.之后又有了第二份报告，*More Secret Remedies*（London: British Medical Association, 1912）, 以及 1914 年的 *Report from the Select Committee on Patent Medicines*。

63　根据托马斯·珀西瓦尔（Thomas Percival）的《医学伦理》（Medical Ethics），任何医生都不能开或推荐成分不明、药效不明的药物。Thomas Percival, Medical Ethics（Manchester: S Russell, 1803）, pp.44—5.

64　Lori Anne Loeb, 'Beating The Flu: Orthodox and Commercial Responses to Influenza in Britain, 1889—1919', *Social History of Medicine*, 18, 2: 203—24, pp.213—14.

65　Simpson, 'Quackery', pp.367—8.

66　除了在《图片报》和《蓓尔美尔公报》上刊登广告，罗还在《伦敦新闻画报》上刊登了一系列广告，整页的广告费用高达 100 英镑。据估计，到 1908 年，专利药品行业每年在广告上花费 200 万英镑。Simpson, 'Quackery', p. 352; Richards, *Commodity Culture*, p.172.关于广告代理的兴起，见 Eric Field, *Advertising: The Forgotten Years*（London: Ernest Benn, 1959）。

67　Loeb, *Consuming Angels*, pp.5—7.

68　同上，pp.viii, 10。

69　Loeb, 'Beating the Flu', p.213.

70　*Graphic*, 23 January 1892, pp.127, 130, 131.

71 *Graphic*, 16 January 1892, p.85

72 *Illustrated London News*, 20 February 1892. Quoted in Simpson, 'Quackery', p.382.

73 Richards, *Commodity Culture*, pp.187—8.

74 *Standard*, 9 January 1890, p.4.

75 *Daily News*, 12 March 1895, p.9.

76 *Era*, 14 January 1888, p.10.

77 *Era*, 28 March 1888, p.10.

78 Simpson, 'Quackery', p.352—3.

79 *Graphic*, 23 May 1891, p.590.

80 *Graphic*, 20 June 1891, p.712.

81 *Pall Mall Gazette*, 13 November 1891, p.3.

82 同上，p.356—8。

83 *Chemist and Druggist*, 18 June 1892, p.875—6.

84 *Chemist and Druggist*, 9 July 1892, pp.39—41；Simpson, 'Quackery', pp.359—60.

85 *Carlill v. Carbolic Smoke Ball Co.*〈http://www.bailii.org/ew/cases/EWCA/Civ/1892/1.html〉[accessed 6 Jan. 2011].

86 Parsons, *Further Report*, p.12.

87 Parsons, *Report*, p.81.

88 *Graphic*, 23 January 1892, p.130.

89 *Chemist and Druggist*, 13 February 1892, p.37.

90 例如，*The Times*, 13 November 1891, p.1；20 November 1891, p.1；2 December 1891, p.1。

91 *The Times*, 29 December 1891, p.4.

92 *The Times*, 2 December 1891, p.2.

93 *Chemist and Druggist*, 18 June 1892, p.876.

94 Josephine Butler to Stanley Butler, 15 January 1892. 3JBL/31/01

95 *Graphic*, 23 January 1892, p.129.

96 William Leiss, Stephen Kline, Sut Jhally, *Social Communication in Advertising：Persons，Products and Images of Well Being*（London：Routledge, 1997），pp.1—5，287—9.

97 同上，pp.287—9。

98 Peter Hadley, *The History of Bovril Advertising*（London：Ambassador Publishing Services Ltd, 1971），pp.3—6.

99 Ibid，pp.7—9.

100 *Standard*, 8 January 1890, p.4.

101 *Pall Mall Gazette*, 14 January 1892, p.4.

102 *Standard*, 25 March 1895, p.6.后来出现在 1898 年疫情高峰期的一则广告甚至更加明确。这则广告以"流感"为标题，宣称"保卫尔牛肉汁是力量之源，而力量正是增强系统抵御感染能力或帮助患者迅速康复所需要的。"*Speaker*, 12 February 1898, p.217.

103 Hadley, *Bovril Advertising*, p.10.

104 伦敦的日报在 1895 年前后开始登载展示广告。然而，尽管像《每日新闻》这样的报纸迅速接受了这种新形式，但创办于 1896 年的《每日邮报》却慢得多，而《晨报》直到 1910 年才接受单栏广告。Eric Field, *Advertising: The Forgotten Years* (London: Ernest Benn, 1959) p.62.

105 *Report of the Public Health Committee of the London County Council for 1903*, pp.38—39.

106 *Ludgate*, 7 December 1898, p.8.

107 Roger Cooter, 'Of War and Epidemics: Unnatural Couplings, Problematic Conceptions', *Social History of Medicine*, 16（2003）: 283—302, pp.283, 294—5.

108 Dennis Judd and Keith Surridge, *The Boer War*（London: John Murray, 2002）, p.126.

109 *Daily News*, 6 January 1900, p.8. 1900 年，英格兰和威尔士总登记官记录了 16 245 人死于流感，是 1891 年以来的最高数字。该流行病的死亡率也显著上升，达到每百万人有 504 人死亡，这是自 1892 年该流行病致命的第二波以来的最高比率。*Annual Report of the Registrar General*, 1919, p.11.

110 *Review of Reviews*, February 1900, p.110.

111 *The Lancet*, 13 January 1900, p.107.

112 *Penny Illustrated Paper*, 13 January 1900, p.28.

113 *Illustrated London News*, 24 February 1900, p.275.

114 Hadley, *Bovril Advertising*, p.15.

115 Loeb, *Consuming Angels*, p.145.

116 同上，p.146。

A HISTORY OF
THE GREAT
Influenza
Pandemics

第六章

"无所不在的恐惧感"

第一次世界大战、
西班牙流感和诺思克利夫的报纸

1918 年 6 月 24 日，在斯卡伯勒附近狂风肆虐的田野里，战争诗人威尔弗雷德·欧文爬进一顶军用钟形帐篷，开始给母亲写信。当时 20 岁的欧文是第二曼彻斯特步兵团的一名中尉，在苏格兰经过长时间的康复后，刚刚被认为适合执行任务。此前，他因为堑壕战的紧张和压力而患上了神经衰弱，但是当欧文在北约克郡等待返回法国北部的命令时，他的思绪似乎完全在另一种疾病上。

他的信是这样开头的："一定要和这封信保持距离！看完了一定要消毒。我所在的营有 1/3 的士兵和大约 30 名军官都感染了西班牙流感。周五医院里人满为患，体育馆的临时医院也爆满，现在到处都是裹着毯子缩成一团的人……年轻的士兵们像苍蝇一样纷纷病倒。"[1]

乍看之下，欧文似乎非常惊慌，但下一段话就清楚地表明，欧文是在讽刺，他根本没有认真对待消毒措施，而是认为流感是一个笑话。"这种事太普遍了，我是不会参与其中的。我已经决定不这么做了！我现在有时还能见到斯科蒂（同一个团的战友），他今天感染了，昨天我的随从也感染了。想想看，那些没有被感染的军官负担得有多重。"[2]

欧文的揶揄显然是故意逗母亲开心，却反映了当年夏天英国人对待"西班牙流感"的典型态度。[3] 5 月的时候，马德里突然出现的流感登上了《每日快报》的头版，但到了 6 月，它被认为不过是战争的一个注脚，并被降级到报纸的内页。[4] 正如《泰晤士报》的医学记者所说的那样：

普通人已经从战争这个严苛的老师那里学到，要更加关注国外发生的事情。他们讨论着几周前在西班牙以惊人的速度传播的疫情，并乐观地等着它的到来。[5]

在最初轻微的夏季大流行期间，人们对西班牙流感的这种漫不经心的态度是可以理解的，但到了 1918 年秋天，流感已经变异成一种致命得多的感染。事实上，据估计，这场大流行在英国造成的 22.8 万例死亡中，64% 发生在 1918 年的最后三个月。[6] 25—40 岁的年轻人占死亡人数的近一半，这与以往的大流行和流行病的模式不同，在以前，死亡的主要是婴儿和老年人。总体而言，这些病例的平均死亡率为 2.5%，比正常流行病高出 25 倍。[7] 然而，尽管西班牙流感造成了巨大的破坏，但即使是在后来致命的大流行浪潮中，坚忍似乎也是一种典型的反应。《泰晤士报》在 1918 年 12 月评论道：“自黑死病席卷全球以来，从未有过这样一场瘟疫，或许也从未有过一场瘟疫被如此坚忍地接受。”[8]

事后看来，这种对西班牙流感的蔑视似乎有些奇怪。和其他地方一样，在英国，这种病毒引发了一种特殊的自身免疫反应，导致年轻人的肺部充满了令人窒息的液体。这样的死亡触目惊心，因为会导致一种被称为发绀的情况，随着为心脏供血的血管中氧气丧失，病人的脸颊、嘴唇和耳朵会变成鲜艳的蓝色。[9] 相比之下，俄国流感造成的死亡就不那么吓人了，因为大部分死亡是肺炎引起的并发症造成的。当时，肺炎是一种常见的死亡原因，对占死亡者绝大多数的老年人来说尤其如此。

这种所谓的坚忍精神让当时的评论家感到困惑，此后也一直让历史学家感到困惑。伦敦卫生学院的流行病学和医学统计学教授梅杰·格林伍德回忆了 1935 年西班牙流感的经历，指出：“事实上，这场大流行对人的情感造成的影响要远小于没有它严重的流行病，这是一个十分有趣的现象。"[10]同样，美国历史学家阿尔弗雷德·克罗斯比（Alfred Crosby）也对当时美国文学中极少提及这场大流行而感到困惑不解，他将西班牙流感称为"美国被遗忘的大流行"。[11]最近，英国医学历史学家和历史地理学家尼尔·约翰逊（Niall Johnson）将流感描述为1918年"被忽视"和"被遮蔽"的杀手，以及"在第一次世界大战这个大叙事中的小角色"。[12]然而，约翰逊并没有进一步探讨这一观点，他认为一战仅仅是导致1918年大流行"被遮蔽"的因素之一。[13]

在本章中，我将通过考察大众对西班牙流感的反应是如何利用战争叙事与情感和生命政治话语的，试图超越这个"被遮蔽"的概念。我认为这些话语既是由战时的宣传努力所决定的，也是由医学界监督平民对流感反应的尝试所决定的。通过探讨欧文的坚忍精神是如何产生的，它可以实现哪些广泛的社会和政治目的，以及它可能掩盖了什么样的情感，我希望探究欧文的不屑之情，与此同时，我希望审视在第一次世界大战期间，政府、志愿组织和大众媒体在这种坚忍精神及恐惧和仇恨等情绪的形成过程中所扮演的角色。这样做，并不是声称我能够了解欧文或其他人过去的情感经历，"知道"他们的主观想法。我的方法试图将情感的表达和表现与当时的文化和政治话语联系起来，试图理解它们对当时的个人所具有的意义和功能，这种方法已经被命名为情感学的方法。[14]最后，我想指出，这些情感脚本可能对人们对流感的反应产生了重要影响，这种疾病多变的症状和丰富的隐喻性既掩盖了西班牙流感的"社会"影响，同时又使流感在文化层面广泛传播。

在和平时期，恐惧对社会秩序几乎不构成威胁，但在1914—1918年，恐惧成了社会和政治控制的重要工具。[15] 为了让英国人团结起来对抗共同的敌人，压制国内的异议，英国政府在报社老板和编辑的自愿合作下，故意助长了对德国的恐惧和仇恨。与此同时，英国的宣传旨在通过培养平民的韧性和"持久力"来建立国内后方的团结，使培养坚忍精神成为社会和政治上的当务之急。然而，这些话语并不是孤立的，而是相互借鉴，但有时也会发生冲突。例如，英国的宣传试图助长对德仇恨的同时，也冒着打击平民士气的风险，因为这会激起对敌人及其对平民攻击能力的过度恐惧。[16] 在这方面，宣传话语既是一种产生规训权力的手段，也是福柯所称的生命权力运作的"绊脚石"和"反抗点"。[17]

试图将恐惧作为一种自我调节技术的医学话语也同样如此。[18] 如果医生热衷于说服病人认真对待流感的"危险"，并相应调整他们的行为，例如，生病时在家休养，那么感染传播的风险和对流感呼吸道并发症的恐惧就可以作为生命权力的一个关键工具。然而，对流感的恐惧有变成病态的可能，可能会变成歇斯底里，就此而言，对这种生命政治话语的放大有相当大的风险，经常与促使平民蔑视外国威胁的宣传言论相冲突。

隐喻，情感和行动

虽然近年来有很多学者研究媒体在传播生命政治话语和建构现代疾病流行的隐喻框架方面的作用，但这些研究通常没有扩展到情感和生命政治话语之间的关系。[19] 考虑到隐喻在情感认知过

流感大历史：一部瘟疫启示录

程中所扮演的角色，这是很奇怪的。莱考夫（Lakoff）和约翰逊（Johnson）认为，隐喻不仅仅是华丽的修辞，而是通过邀请我们以特定的方式对世界采取行动，为我们"创造"或建构社会、文化和心理现实。他们指出，"隐喻的核心是推理……因为我们用比喻来推理，我们使用的比喻在很大程度上决定了我们如何生活。"[20]隐喻实现这一点的一种方式是，在我们的经验领域内引导我们对人、事件和物体的情感反应。就像博诺（Bono）所说的那样："隐喻的作用与其说是为了表现世界的特征，不如说是为了邀请我们对世界采取行动，仿佛世界就像某个已知的实体或过程一样，是以一种特定的方式被配置的。"[21]换句话说，隐喻不仅具有表征性，而且具有施为性。

然而，尽管隐喻有助于塑造和指导我们的情绪认知反应，但就情感的具体体现而言，它们也处于语言和话语之外。正如雷迪所指出的，与强烈的建构主义模型不同，表现出愤怒、恐惧或羞耻与真正的愤怒、恐惧或羞耻并不是一回事。[22]这是因为情感表达绝不仅仅是描述性或表述性的，而是通过改变它们所指代的对象来构建、隐藏或强化情感。雷迪认为，正是这种情感的"内在"维度"限制了话语的建构"。[23]此外，在话语层面上，隐喻可以作为不同学科和文化领域的意义信使，但是一旦被具体化，它们就会被混合，并受制于博诺所说的"复杂的反馈循环"。[24]

正是隐喻在表征性和施为性上的双重性，以及它与情感和认知的复杂关系，支撑了我对西班牙流感大流行的分析。特别要指出的是，爱德华时代对流感的医学建构很容易被神经"虚弱"的躯体隐喻所使用，因为流感被认为是一种会消耗神经能量的令人疲劳的疾病。这些隐喻也是生命政治和宣传话语的核心，而这些话语试图控制对身体的外部威胁的情绪反应，无论这些威胁是以德国齐柏林飞艇的形式出现，还是以外来的微小未知病原体的形式出现。然而，这些话语远不是天衣无缝、始终如一的，而是包含了很多断裂点和分歧点。

"谎言之王"

要理解第一次世界大战中军事与医学话语的互动，就必须了解媒体（尤其是诺思克利夫旗下的报纸）在战时宣传中的关键作用。[25] 与其他国家不同，英国政府几乎不需要在国内进行直接宣传。政府依靠同情他们的报社老板和编辑来压制国内的异议，培养对德国的仇恨，因此，劳合·乔治在 1917 年 12 月向《曼彻斯特卫报》的编辑斯科特（C.P.Scott）承认，如果人们真的知道了战争的真相，明天战争就会停止。[26] 尽管人们都知道宣传的实际影响难以衡量，但劳合·乔治的话反映了人们的普遍认识，即在一战期间，英国媒体对公众舆论有巨大的影响。如今，文化和媒体历史学家对于将这种影响归因于媒体的做法更加谨慎。[27] 然而，如果衡量媒体有效性的标准是看它是否能让人们坚决支持战争，那么它基本上是成功的。[28] 可以说，衡量报刊宣传受欢迎程度的另一个指标是大众市场报纸和周报的巨大发行量，以极端爱国主义的《约翰牛》为例，在战争结束时销量达到了 200 万册。尽管所有的报纸都或多或少地参与了宣传过程，但最重要的媒体宣传者是《每日邮报》《晚间新闻》和《泰晤士报》的老板诺思克利夫勋爵。

诺思克利夫被视为推销"天才"，他在职业生涯的早期就意识到，操纵他所说的"普通人"的情感是增加报纸发行量的关键。[29]事实上，早在 1909 年，诺思克利夫——当时还是名不见经传的阿尔弗雷德·哈姆斯沃思（Alfred Harmsworth）——就在《每日邮报》上发表了一系列关于德国入侵英国的煽动性文章。[30]这些文章在提升报纸发行量方面达到了预期的效果，同时也为哈姆斯沃思赢得了不道德的战争贩子的名声，此后不久人们就宣称，除了德皇之外，他是最应该为发动这场战争负责的人。[31]这是哈姆斯沃思乐于接受的名声，随着战争的爆发，他很快将《每日邮报》称为"士兵的报纸"，利用其专栏谴责和平主义情绪，并通过将德国人描绘成"邪恶的匈人"来煽动对德国的仇恨。[32]在反德战争煽动和谴责持不同政见者的言论方面，比弗布鲁克（Beaverbrook）的《每日快报》也同样不遗余力。其结果是，到1918 年，《每日快报》的发行量几乎翻了一番，达到 59.5 万份，而《每日邮报》的销量接近 100 万份。[33]

　　政府赞助的招募活动、志愿组织制作的海报和其他形式的宣传，以及大英帝国联盟（British Empire Union）等极端爱国主义组织的活动，都助长了人们对德国的仇恨，扼杀了国内的异见。[34]然而，凭借其庞大的发行量和直接打动读者情感的能力，诺思克利夫旗下报纸的力量是无与伦比的。[35]其中最臭名昭著的是 1917 年《泰晤士报》和《每日邮报》发布的假新闻，称德国人正把战死士兵的尸体送回德国，在科布伦茨附近的一家工厂里加工成脂肪。[36]难怪在 1918 年 2 月，诺思克利夫接受劳合·乔治的邀请担任海外宣传主任之后，德国人称他在克鲁馆（Crewe House）的总部命名为"一流的谎言工厂"，称诺思克利夫为"谎言之王"。[37]

恐惧、仇恨和"群体心理"

对于媒体对英国国内的影响，卡罗琳·普莱恩（Caroline Playne）是较为敏锐的观察者之一。普莱恩的父亲是格洛斯特郡一位布料生产商，母亲是荷兰人。她是一位坚定的和平主义者，1904 年加入英国国家和平委员会（National Peace Council）时，她第一次对欧洲战争的危险警觉起来。1908 年，她参加了在伦敦举行的国际和平大会，在那里她结识了奥地利小说家、激进和平主义者贝尔塔·冯·苏特纳（Bertha von Suttner）。六年后，当战争爆发时，她加入了救助受困的敌国侨民（被困在英国的德国人）的紧急委员会和莫雷尔（E.D.Morel）的民主控制外交政策联盟（Union for the Democratic Control of Foreign Policy），并为内尔斯沃思和平协会（Nailsworth Peace Association）和英国国家和平委员会工作。与此同时，她开始收集受到镇压的和平主义小册子，保存剪报和日记，记录政府的宣传活动，记录她对平民阴郁情绪的印象。一战结束后，她开始整理这些材料，试图理解她眼中的"集体疯狂"，这种疯狂在第一次世界大战之前和期间席卷了英国和欧洲。[38] 她的成果是三部开拓性的文化史和社会心理学著作，分析了战前的心态以及她所看到的媒体在操纵民意的过程中的作用。[39] 根据古斯塔夫·勒庞（Gustave Le Bon）关于群体传染性的观点和威尔弗雷德·特罗特（Wilfred Trotter）关于群体心理的观点，普莱恩认为在 1914 年，个人被"害怕、恐惧和好战的激情"的浪潮所席卷。[40] 她认为，这些"心理传染"压倒了理性思维，导致了"麻痹性害怕"和集体"麻醉"，使得

流感大历史：一部瘟疫启示录

个体几乎不可能独立思考或抵制多数人的意见。[41] 在她看来，媒体——尤其是诺思克利夫旗下的报纸——在这一过程中发挥了关键作用，既迎合又帮助激发了"大众心理的仇恨和恐惧"。她相信，是媒体"让战争的大火熊熊燃烧"，让人们不可能质疑可怕的生命损失，也不可能考虑通过谈判达成和平的可能性。她还指出，战争几乎没有给其他叙事留下空间，因为它"淹没了其他的新闻话题，或者使其他的新闻话题变得无关紧要……使人们对除了战争以外的一切都丧失了兴趣"。[42]

在普莱恩看来，通过煽情的语言和符号传播对德国的仇恨并培养坚忍的态度，是这一过程的关键因素，既增强了民众面对德国威胁的韧性，也有助于扼杀国内的异议。然而，正如下文要展示的，这种仇恨和恐惧也会依附于其他的叙事对象，影响和破坏宣传的努力。这一点在西班牙流感期间表现得淋漓尽致。

对 1918—1919 年大流行的回顾经常把一波又一波的西班牙流感浪潮当作一个单一的事件来认知。然而，正如拉姆森（Ramussen）所说，在那个时候，人们经历的更多的是"一连串的危机和短暂的喘息"。[43] 同样，布雷萨利尔指出，夏天轻微的那一波疫情和 1918 年秋季和 1919 年冬季致命的后续疫情之间的关系令医学界感到困惑。直到后来流行病学和军事细菌学专家就三波疫情的本质特征达成一致，流感大流行才被视为"单一的灾难性事件"。[44] 因此，在 1918 年夏天欧文写信给他母亲时，英国人没有理由害怕流感。和其他国家一样，流感是季节性的。流感每年秋冬都会在英国肆虐，提高了婴儿和 65 岁以上人群的死亡率，但是对成年人的死亡率并没有影响。结果是，在大多数年份，伦敦每年死于流感的人数很少达到 1 000 人。[45]

英国人最早知道这场流感是在 5 月底，当时《每日快报》和《每日邮报》对西班牙的一场"神秘流行病"进行了简短的报道。[46]《英国医学杂志》担心这些报道会吓到公众，因此将其斥为"危言耸听"，而《柳叶刀》则完全将其忽略。[47]在俄国流感大流行期间，地方政府委员会曾指示其医疗部门展开全国性的调查，但是在 1918 年，地方政府委员会并没有对西班牙流感的流行病学或细菌学进行调查，也没有就症状或疾病的潜伏期向医生征询意见。事实上，1918 年 11 月 13 日，在皇家医学学会举办的"关于流感的讨论会"上，地方政府委员会的首席医疗官阿瑟·纽肖尔姆（Arthur Newsholme）说，他在夏天曾考虑过发布一份关于流感的备忘录，但出于权宜之计将其搁置了，理由是"当时国家的主要职责是'一切照常'"。[48]这也许是可以理解的，因为正如艾勒所指出的那样，1918 年地方政府委员会的权威大大削弱，由于战争，纽肖尔姆缺乏人手。[49]根据布雷萨利尔的说法，对流感身份的混淆也意味着纽肖尔姆对预防措施没有信心，因此他愿意听从陆军部医务处和医学研究委员会的意见，认为这些机构更有能力对这种流行病的起因进行详细的细菌学和病理学调查。[50]

英国医疗当局的这种"沉默"与协约国集团其他国家（如澳大利亚和美国）采取的更为积极的措施形成了鲜明对比，引发了英国医疗专业人员在 1918 年遭遇"专业技术失败"的说法。[51]然而，如果将英国的反应与其他地方采取的更有力的措施进行比较，就忽略了 1918 年英国大后方的情况非常不同这一现实，也忽略了地方政府委员会和医学新闻界积极参与宣传的程度。和诺思克利夫的报纸一样，1918 年英国医学界的首要任务是避免使平民恐慌，尤其是在半数以上的医务人员都在执行军事任务的情况下。[52] 然而，随着疫情的蔓延，药剂师报告称人们争相购买奎宁和其他药物，引发了人们对恐慌性购买的担忧，显然，这种沉默无法持续下去了。[53] 于是，纽肖尔姆转向了诺思克利夫，向《每日邮报》和《泰晤士报》的医学记者简要介绍了该委员会对疫情的了解，并利用其专栏向读者提出了实用而乐观的医学建议。在这种情况下，纽肖尔姆的行为可以被视为生命政治的一种形式。然而，我要指出的是，在这个过程中，纽肖尔姆和其他医学评论员一样，很快发现自己被夹在对立的话语之间，这些话语一方面要求他劝导平民认真对待流感的威胁，与此同时，为了避免恐惧本身成为感染的原因，又要鼓励人们要保持"乐观"。[54]

战争、情感与隐喻

情感可以作用于想象，从而使人更容易受到疾病的影响，这种观点至少可以追溯到罗伯特·伯顿（Robert Burton）的《忧郁的解剖》（*Anatomy of Melancholy*）。[55] 尽管在爱德华七世时期，情感敏感性通常被定义为身体"神经力量"储备的消耗，但前现代关于想象力作用的概念依然广泛流传。1902 年出版的一本关于流感的医学小册子说："恐惧会使神经系统不安。"[56] "预防流感最好的方法之一是保持放松，而不是像很多人那样想象自己将成为其受害者。"这本小册子还推荐富含"神经"营养素的食物和饮料，避免"令人沮丧"的影响，如寒冷天气或"过度劳累"。培养积极向上的心态也被认为可以增强个体的抵抗能力，因此这本小册子声称："在整个流行病史上，没有比这更加确定无疑的事实了，即有勇气和精力的人最不容易感染时疫。"[57]这一观点为许多医学界人士所认同，其中包括英国精神病学家先驱里弗斯。1916 年，他成为爱丁堡克雷格洛克哈特战争医院的一名医生，开始利用这一机会探索在军官和士兵中普遍存在的弹震症和其他形式的"战争"创伤的精神病理学。[58]正是在那里，里弗斯第一次遇到了威尔弗雷德·欧文和西格夫里·萨松。1917 年 6 月，欧文在法国北部无人区的一处防空壕里经受了一场"炮弹旋风"后，被送往克雷格洛克哈特休养。作为一位诗人和拒服兵役者，萨松后来成为里弗斯最有名的病人。虽然里弗斯似乎和欧文没有多大关系，认为欧文是文法学校一个乏味的产物，但是他认为军官所受的良好教育使他们能够更好地承受战争的冲击和创伤，这一观点为他的同事、负责治疗欧文的布罗克（A.J.Brock）所接受，并渗透到这家医院的治疗方案之中。[59]正如艾伦·扬（Allan Young）所表明的那样，里弗斯确信军官们能够更好地抵抗"恐惧及其表达"，因为通过公立学校对坚忍精神和竞技博弈的重视，他们已经学会如何抑制负面情绪。然而，根据里弗斯的说法，即使是受过良好教育的人也无法承受堑壕战的创伤和持续炮击带来的神经冲击，因此才有了他在克雷格洛克哈特所遇到的创伤性神经症。他没有采取军方和纽肖尔姆所青睐的应对流感流行的解决方案，即压抑隐藏在这些神经症背后的创伤性记忆，并"一切照常"，就像什么都没发生过一样，而是鼓励病人通过写作练习和早期版本的"谈话疗法"来重温战争的创伤和令人不安的梦境。其结果是，里弗斯将军官阶层的痛苦重新定义为一种高尚而又英勇的神经衰弱，而不是将弹震症的受害者贴上装病和歇斯底里的标签（这种诊断带有女性情感的内涵）。结果，正如扬指出的那样，在里弗斯那里，神经衰弱变成了"没有耻辱的弱点"。[60]

就欧文而言，他在克雷格洛克哈特的神经衰弱诊断和治疗可以被视为一种特殊的荣誉徽章，因为从治疗的角度来说，这种经历把他和受过公立学校教育的贵族萨松放在了一起。萨松被里弗斯诊断患有"反战情结"，欧文一直渴望效仿他在文学上的成功。正如谢泼德（Shephard）和其他人所认为的那样，当欧文到达克雷格洛克哈特时，没有什么能表明他具备成为伟大诗人的潜质。然而，在编辑了医院的报纸《九头蛇》并接受萨松的建议，即他的诗歌可以包含"合理的反战因素"，欧文的写作被彻底改变了。当然，当欧文从克雷格洛克哈特出院，并和战友一起被派往斯卡伯勒执行"轻松任务"时，他发现了自己内心深处的真正想法。到 1918 年 5 月，他已经润色了那本使他声名鹊起的诗集。[61] 作为一名"神经衰弱"军官阶层正式成员的自信心不断增强，正是在此背景之下，欧文在 1918 年夏天对西班牙流感显得不屑一顾，认为流感"司空见惯"，他这个社会地位的人不应该对其大惊小怪。然而，正如肖沃尔特（Showalter）令人信服地指出的那样，欧文和其他男性战争创伤患者所展示的坚忍在很大程度上是一种表演，是面对战争的残忍和恐怖而重申男性反情感主义的一种方式。[62]欧文把西班牙流感视为一个"笑话"，这也可以作如是观，这是一种塑造他对流感的情绪反应的方式，彰显了军官的"高级"教养。因此，欧文没有像普通士兵那样屈服于流感，而是取笑他们歇斯底里的反应，并告诉他的母亲他"已经决定不屈服了"。换句话说，欧文用语言表达了他不屈服的决心，这样的情感表达对他的坚忍品格的产生至关重要。用雷迪的术语来说，情感表达强化了欧文对流感这个情感对象的认知态度。

如果里弗斯和其他军队精神病医生的活动可以被看作是一种尝试，即要在为了国家利益而恢复士兵心理健康的同时，接受战争中固有的情感矛盾，类似的矛盾也困扰着专利药品和其他商业产品的广告。战争期间，从英国制造的橡胶轮胎到麦金托什电脑，各种产品的广告如洪水般泛滥，制造商们竞相为战争作出自己的贡献，同时把自己的产品描绘得比竞争对手更加爱国。一些最著名的运动就是由保卫尔公司赞助的。就像在布尔战争期间一样，保卫尔公司善于将英国人所面对的国内外双重威胁进行类比。为了强调其牛肉汁的功效及其与爱国主义之间的联系，在该公司赞助的一系列广告上，保卫尔公司标识上的公牛在征兵帐篷外站岗，下面的文字是"彻头彻尾的英国人"和"保卫尔从牛肉获得力量"。[63]

作为一种消耗神经能量的特殊疲劳疾病，流感很容易被用于这些身体隐喻，因此保卫尔公司声称它可以"通过增强体质来抵御流感和感冒的攻击"，保卫尔牛肉汁是"液体生命"。[64]问题是，为了将保卫尔牛肉汁作为一种预防药物出售，广告明确利用了消费者对外源性病原体的恐惧，经常将其对个人身体的威胁与德国对英国政治和社会机体的威胁进行类比。这样一来就增加了人们的恐惧，而这种恐惧恰恰是战争宣传所要消除的。一个很好的例子是 1914—1915 年间出现在各个报纸上的一则整版广告。广告的标题是"你身处险境吗?"，展示了一罐保卫尔牛肉汁在拯救"受到威胁的身体"，身体被几个敌人包围着，它们分别是"风寒""感冒"和"流感"。文字内容解释说身处"险境"的是那些"疲惫不堪"或总是"染上某种疾病"的人，或"生病后没有康复"的人。广告解释道，在每一种情况下，"保卫尔牛肉汁都是最好的防卫"。[65] 与此相类似，在另一则广告中，一架齐柏林飞艇成了各种细菌的喻体，这些细菌正等着攻击慌张的平民。这则广告的时间可以追溯到 1915 年德国对英国东海岸的空袭。广告上的文字写道："空气中充满了以感冒、风寒和流感等形式存在的敌人，它们比敌机更阴险，总是盘旋着伺机袭击身体虚弱或者出现不适的男男女女。"[66] 类似的矛盾也困扰着战时杀菌剂、滋补品和消毒剂的广告。例如，1918 年初秋，《索尔福德记者报》刊登了一则消毒剂的广告，警告读者说："流感和其他疾病的细菌会在你毫无防备的时候袭击你，只有当可怕的疾病幽灵或可怕的死神阴影落在你的家里时，你才会意识到危险。"[67]

　　这些矛盾可以被看作是生命政治话语和宣传话语中固有的张力的反映。对流感和其他微生物"威胁"的恐惧可能会说服患者对自己的卫生负责，并相应地调整自己的生活习惯，就此而言，这种情感受到了医学界和专利药品制造商的鼓励。但是，这种恐惧可能会蔓延成恐慌和歇斯底里，从而破坏宣传话语的稳定作用，就此而言，它应该被摒弃。在致命的秋季流感高峰期，《时尚》杂志上登载了一则杀菌喷雾器的广告，警告说"惊慌不仅是不必要的，而且绝对有害。人们应该听从医生的建议，采取一些非常简单的预防措施，而不是惊慌失措。"[68] 问题是，由于流感有时威胁很大，有时无伤大雅，被认为是可以接受的和不可接受的情感反应之间的界限在不断变化。因此，在秋季流感暴发期间，英格兰和威尔士每周的死亡人数约为 5 000 人，人们"害怕"流感是有道理的，宁可慎之又慎。相比之下，在夏天那一波轻微的疫情期间，流感还是一种新鲜事物，其风险还没有被充分理解，恐惧有可能被理解为一种可疑的情感，这种情感很容易被解读为歇斯底里和缺乏"勇气"的证据。

报道流感

在 6 月的第一个星期,《每日邮报》主评论页上的一篇文章很好地说明了这些生命政治话语中存在的矛盾。这篇文章出自该报的医学记者之手,标题是"流感来了吗?",开篇就提醒读者,大多数流感的发作并不比感冒更严重,患者不应"对其过于恐惧"。然而,接下来作者就警告说流感的并发症确实可能会非常严重,"现在就做好防御准备"将是明智的。然后他列出了一系列建议,比如尽可能多地在户外活动,以避免感染流感杆菌,"勤劳的耕作者比他那久坐不动的邻居逃离流感侵袭的机会更大"。读者也被建议要注意避免"过度疲劳"和"受寒"。然而,最关键的建议是"保持乐观",因为据说"精神抑郁状态"易于引起疾病的发作。[69]

在这个阶段,流感似乎还没有严重到动摇主流政治话语的程度。然而,到了 6 月底,随着伦敦出现零星流感暴发的报道,《每日邮报》改变了说法,建议怀疑自己感染了流感的读者"立即上床休息,不要试图'一切照常',否则只会把病毒传染给其他人"。[70]第二天,在得知柏蒙德塞一家皮具工厂的"300 名女工"生病的消息后,纽肖尔姆向《每日邮报》提交了一系列公开简报的第一份,他告诉《每日邮报》的医学记者,虽然目前的疫情没有"1889—1892 年的大流行那么严重",但英国各地以及法国、德国和西班牙都报道了疫情暴发。纽肖尔姆认为全民隔离措施是"行不通的",大意是个人应该监测自己的症状,并从自己以及更广泛的人群的最佳健康利益出发采取行动。因此，他建议患者应在出现症状后立即上床休息，并在之后至少保持 4—5 天的隔离。他警告说："流感复发可能会比最初的发作更危险。"接着补充说，"防止感染的好办法是使用消毒喷剂或漱口水。"[71]

到了 6 月末和 7 月，描述疫情的语言又发生了一个微妙的变化。导火索是汉普郡布拉姆利的德国战俘营暴发的流感，近 1 000 人入院接受治疗，占战俘总人数的三分之一。据报道，几名看守也病倒了。[72]突然间，德国人不再是唯一的敌人了。"我们中间有了一个新敌人。"《索尔福德记者报》宣称。

> 流行性感冒已经蔓延到了索尔福德，它不是以前让人打喷嚏的那种，而是会让人非常虚弱。本周，这一地区已经发生了数百起病例，医生们都忙得焦头烂额。

这篇文章还建议患者不要试图"一切照常"，而是应该在受到流感侵袭之后立即上床休息。这家报纸还援引一位医生的话说："如果你四处走动，试图摆脱它，情况会变得更糟。"[73]

然而，在大多数情况下，关于坚韧和坚忍的话语往往占主导地位，而在《泰晤士报》的社论版中更是如此。一个很好的例子是 6 月下旬的一篇文章声称，普通的英国人正"乐观"地等着西班牙流感的到来。回顾起来，这篇文章之所以如此引人注意，与其说是因为它诉诸了人们对"勇敢的"英国人的刻板印象，不如说是因为作者认为这场流行病是德国细菌战实验和"看不见的手"活动的结果，而后者指的是被认为在英国境内活动的德国秘密间谍网络。作者表示认同纽肖尔姆的观点，即西班牙的疫情似乎不像以前的疫情那么严重，并接着指出"营养不良和被称为厌战的普遍的神经衰弱"和"不同国家军队之间的接触"是它传播的充分条件。[74]

这种认为这场流行病是战争结果的观点，不仅在《泰晤士报》的专栏中，而且在《每日快报》《柳叶刀》《英国医学杂志》以及战后英国卫生部发布的关于这场流行病的官方报告中都反复出现。[75]这并不令人惊讶。只要战争的结果悬而未决，宣传共识就要求不允许流感篡夺维持平民士气所必需的主导性的军事话语。

到了8月，协约国军队中出现了一种新的、毒性更强的流感病毒株，引发了医学研究委员会、陆军部和军医部门之间一连串的机密通信，担心这可能预示着第二波流感的暴发，呼吁重新开展医学调查。[76]然而，第一次公开表明西班牙流感卷土重来并且可能更危险的是9月的一篇报道称，英国首相劳合·乔治在曼彻斯特生病。9月12日，劳合·乔治在前往曼彻斯特鼓舞士气的路途中染病，他在市政厅的病床上躺了10天，大部分时间都用呼吸器缓解其呼吸困难。根据陆军大臣莫里斯·汉基（Maurice Hankey）爵士的回忆，劳合·乔治的病确实非常严重，据他的贴身随从说，曾一度"十分危险"。[77]然而，在主治医生威廉·米利根（William Milligan）爵士和友好的报纸大亨们（如《曼彻斯特卫报》的斯科特）的帮助下，他病情的严重性并没有公布于众。[78]《曼彻斯特卫报》开玩笑说，劳合·乔治在艾伯特广场不小心被瓢泼大雨淋得浑身湿透，因此"受了严重的风寒"，此后，他就成了曼彻斯特"不太友好的气候的囚徒"。[79]与此同时，《泰晤士报》对米利根公布的几份病情公报进行了审查，直到9月18日才报道首相已经康复。[80]

流感大历史：一部瘟疫启示录

人们越来越担心流感对军队患病率的影响，而这种担心这也未能通过军事审查。9 月初，美国远征军首次注意到法国北部的流感再次抬头。疫情在勒芒和布雷斯特最为广泛，到了 9 月底，美国远征军已记录了约 11 000 例新病例。然而，这次流感经常伴有严重的肺炎，有时被证明是致命的。[81]到此时为止，美国人还在努力控制感染水平。最引人注目的一次疫情暴发发生在波士顿附近的德文斯军营，当时有 5 万名士兵挤在原本可容纳 4 万人的军营里。截至月底，约有 14 000 人（接近营地人口的三分之一）因流感或肺炎住院，其中 757 人死亡。一排一排的年轻人躺在医院里，他们的嘴唇和脸颊因为发绀而呈现出红褐色，这让那些在战场上久经考验的医护人员感到震惊。营地的一位外科医生回忆说："看到一个、两个或者二十个人死去，人是可以忍受的，但看到这些可怜的小伙子像苍蝇一样掉下去，能把人逼疯。"[82]美国运输船的情况也同样令人担忧，例如在 10 月 8 日抵达布雷斯特的"利维坦号"上，有 2 000 例病例和 80 例死亡。[83]同样，9 月 21 日，当"奥林匹克号"运兵船停靠南安普顿时，许多船员都生病了，英国军事当局不得不在附近一家隔离医院征用病床。共收治 119 例重症病例，其中 41 例死亡。[84]然而，无论是出于偶然还是有意为之，这些事件很少被媒体报道。[85]

官方首次承认流感再次影响平民是在 10 月初，当时格拉斯哥的卫生医务官员报告称，该市有 66 人死于流感，65 人死于肺炎。[86]到了 10 月 15 日，数字变得更加令人不安：450 人死于流感和肺炎，相当于每 1 000 人中有 38 人死亡，这是格拉斯哥 20 年来的最高死亡率。[87]《泰晤士报》和《每日邮报》都刊登了这个报告。《每日邮报》10 月 10 日的一篇文章中以"空气中的感染"

为标题，报道称流感似乎"比今年早些时候毒性更强"。[88] 第二天，流感已经蔓延到伦敦的边缘地区，据报道，在"伦敦外的一家医院"，已有 17 名患者死亡。[89]

如果说诺思克利夫的报纸对西班牙流感第一波的报道是零星的，那么对第二波流感的报道肯定不是这样。从 6 月到 7 月，《泰晤士报》上只登载了 17 篇关于流感的文章，但是在秋季疫情高峰的 10 月和 11 月，这方面的文章多达 93 篇。就文章数量而言，《每日邮报》的报道似乎更加均衡，6 月—7 月为 21 篇，而10 月—11 月为 29 篇。然而，在第一波疫情期间，许多文章只有一到两段的长度，并且往往是出现在社论的后面。相比之下，1918 年秋，《每日邮报》用了几篇社论来报道疫情。到了 10 月的第三周，它还把疫情推到了第三版的头条新闻位置，疫情受到了与战争同等的关注。随着流感死亡率的增加，《每日邮报》和《泰晤士报》也开始刊登总登记官每周死亡率报告的统计数据，这些数据使不断上升的死亡人数更容易被读者看到。与此同时，《每日邮报》采用了三层标题和小标题，以强调令人震惊的统计数字，并吸引读者注意特定的阶段和悲剧事件。到 11 月的第一周，这些综合报道经常会占据整个页面并跨越多个专栏。此外，《每日邮报》刊登了一位医学专家撰写的一系列文章，质疑有关疫情的官方信息，并批评政府对疫情研究的"忽视"。[90]

甚至在登记总署的每周报告证实这一点之前，新一波流感的威胁就已经很明显了。尽管来自法国北部的新闻仍受到严格审查，但来自世界其他地区的新闻继续通过全球电报传播，证实了流感在印度和南非肆虐的传闻。一些最令人震惊的报道来自开普敦，10 月 10 日，《泰晤士报》报道称这里大约有 14 000 人遭到流感侵袭，疫情"升级为一场全国性的灾难"。[91] 三天后，该报驻开普敦记者发来电报称，10月份前两周的死亡人数已达5 000人。[92]

意识到审查是毫无意义的，面对一场可以与战争死亡率相提并论的医学灾难，诺思克利夫发现自己处境艰难。他是应该淡化对平民的威胁并希望疫情消失，还是应该夸大威胁并寻找替罪羊？答案似乎是两者皆有。就像这一年的夏天一样，《每日邮报》的第一反应是语气乐观，引用纽肖尔姆的话，大意是尽管"伦敦有很多流感"，但并没有像全国其他地方那么严重，"乐观的看法是，最糟糕的时期可能已经过去了。"[93] 这一消息与来自法国北部的最新报告是一致的，在那里，英国第四军在康布雷突破兴登堡防线，在法军和美军的协助下，开始向德军发起三管齐下的攻势。但随着报纸上开始出现有关人们倒毙街头的报道，人们的语气从坚忍的蔑视转变为强调流感威胁的严重性。《每日邮报》的医学记者建议："应该避免一切会降低活力的活动。那些倒毙街头的人可能是因为他们在出现警告症状后依然外出。"[94]

然而，关键的转折点是纽肖尔姆决定发布一份公开备忘录，为患者提供"预防感染"的官方建议。这份备忘录重新肯定了英国人传统上对卫生科学的信仰和自由放任态度，即认为流感主要是一种环境和卫生不良引起的疾病，因此，纽肖尔姆呼吁个人为了自己和他人的利益而规范自己的行为。正如《泰晤士报》所言："纽肖尔姆博士强调，只有社会每个成员积极合作才能确保对该疾病的控制。"[95]

纽肖尔姆的备忘录标志着疫情报道的一个转折点。直到10月，诺思克利夫的报纸和一些主要的医学杂志都对地方政府委员会表示了广泛的同情。但随着死亡率的迅速上升，纽肖尔姆的备忘录被认为为时已晚。第二天，《泰晤士报》在一篇刻薄的社论中评论道："要是在马逃跑之前就把马厩的门锁上就好了。"[96]《每日邮报》并没有急于批评，而是赞扬纽肖尔姆召集医学和细菌学专家开会的决定。该报的社论并没有单独针对地方政府委员会或纽肖尔姆进行批评，而是把重点放在了缺乏细菌学研究和关于这种疾病定义的不同意见上，这一立场反映了当时医学界的共识。[97]尽管社论的语气很慎重，但该报的新闻版面传达了非常不同的信息。根据一篇题为"家庭不幸，女孩在新婚前夕暴毙"的报道，两名在圣保罗教堂墓地附近一家商店工作的女孩同时死亡，而第二天就是她们的婚礼。其他新闻报道还包括，1 400名警察和1 000名电话接线员患病，医生和殡葬从业者"忙得不可开交"。[98]

然而，到了月底，《每日邮报》和《泰晤士报》对官方的自满情绪越来越不满。10月26日，《泰晤士报》发表了一篇引人注目的社论，标题为"一场严重的流行病"。[99]两天后，该报又回到了这个主题，认为"当前灾难的真正意义在于，必须采取措施，让某个人对国民的健康负责。到那时，就有可能使人们认识到疏忽和缺乏远见是多么严重。"[100]虽然《泰晤士报》一直在批评当局对流感应对不当，但在月底，当总登记官的报告显示，前一周英格兰和威尔士有4 482人死于流感，并且死亡人数没有下降的迹象，该报医学记者的第一反应是将对流感的"抵抗"等同于对德国的"抵抗"，以此来坚定读者的决心。虽然官方的数字没有表明任何"明显的减少"，但也没有表明"任何特别显著的增长"，这位记者认为：

流感大历史：一部瘟疫启示录

认识到这一点并正确看待问题很重要，因为在当今时代，一颗勇敢的心是一个很大的保障。恐惧无疑是感染之母。如果整天总是想着流感，难免就会患上流感。恐惧降低了一个人对外部敌人的自然抵抗力。危言耸听者和失败主义者是这一流行病的盟友。[101]

这不是一个孤立的观点，而是似乎反映了英国医学界的共识。在 11 月皇家医学协会的会议上，纽肖尔姆强调了"一切照常"的重要性，因此，一连串的医生和医学专家现在站出来呼吁平民要鼓起勇气。一位医生在给《曼彻斯特卫报》的一封信中指出："恐惧是流感的一个重要盟友，如果能够引导公众走出恐惧心理，那么征服这种流行病就会迈出一大步。"[102] 每周死亡报告和其他令人震惊的流感死亡报告的刊登会引起人们的愤怒。一位记者向《英国医学杂志》这样抱怨：

> 我们每天都在报纸上看到流感流行造成的巨大死亡，当流行病发生时，死亡总是不可避免的。如果在发布这类报告时更谨慎一点，而不是过分渲染疫情的可怕，让我们连早餐都吃不安生，不是更好吗？[103]

如果《每日邮报》记者偶然听到的三名军医之间的对话可以作为参考的话，这样的态度在军医圈中也很普遍。

> 一位军医说："很多病例完全是由于恐慌造成的。由于必须要对目前的疫情进行大量的宣传，因此每个人或多或少

都在谈论流感。结果是，人们开始想象流感的症状，把自己和其他人吓得更容易遭受病毒的侵袭。因为精神状态当然会影响身体的其他部分，这是一个公认的事实。"[104]

医学和宣传话语中固有的矛盾加剧，一个结果是破坏了在大流行早期阶段用来控制情绪反应的修辞策略。尤其是在10月下旬，流感造成的死亡人数不断攀升，引发了药店和医生诊所外的恐慌场面。随着殡葬商疲于应付殡葬需求，随着流感和肺炎的受害者挤占了《泰晤士报》讣告专栏中战争死难者的空间，"流感"再也不能被蔑视了。曾经针对德国的恐惧越来越与这种流行病联系在一起，这破坏了宣传话语，转移了停战即将到来的消息带来的欣慰。正如卡罗琳·普莱恩在10月26日的日记中所说的那样：

> 在有些地方流感很严重。在火车和有轨电车中，旅客脸上的抑郁表情非常明显，人们谈论的都是死于流感的特别悲惨的例子。恐惧感无所不在。有些渴望和平的人说，他们不敢想和平可能会到来。[105]

对于像普莱恩这样的和平主义者来说，这是一个令人沮丧的事态转变。她曾希望流感大流行能成为一个集体的警钟，"一个警告，是时候结束世界大战的紧张状态了"。但是她发现这似乎产生了相反的效果。

> 国外的邪恶力量似乎利用流感作为一种手段来刺激不明的恐惧，分散人们对和平的热情。[106]

流感大历史：一部瘟疫启示录

《曼彻斯特卫报》驻伦敦记者也注意到一个类似的现象，指出人们"对剧院、影院和各种聚集场所都避之唯恐不及"：

> 人们普遍感到害怕，包围着诊所和药店的人群中有很多人认为自己可能会患流感。[107]

这位记者报道说，就在伦敦人似乎对流感感到恐慌时，伦敦人对奥匈帝国和平提议的反应是典型的"冷漠"。结果是，一个到伦敦的外国游客听到的更多是关于"流感的确定性，而不是和平的可能性"。然而，他认为，这种坚忍只是一张面具。他解释说："即使在这最后一刻，人们也依然不敢去想和平的问题。"[108]

根据普莱恩的讲述，直到 11 月 11 日停战协议宣布后，关注疫情的读者来信才开始"挤走要求对德国进行报复性惩罚的信件"，某种类似理性的东西才回到了公众话语中。[109]虽然《每日邮报》此前一直摆出反对德国的姿态，但就连它也提到停战协议起到了"奇妙的滋补品"的作用，可以帮助医生和患者对抗流感。该报宣称："对流感的恐惧已经从公众的头脑中消失了，病人的痛苦正被最好的治疗药物治愈，那就是乐观。"[110]

† † †

医学历史学家很难解释对 1918—1919 年西班牙流感大流行异常沉默的反应。我主张采用情感学的方法，将情感词汇、情感表达和隐喻作为我分析的核心。我并不认为流感大流行因为一战而"被遮蔽",而是试图理解当时盛行的政治和医学话语以及旨在引发坚忍、仇恨和恐惧的词语、短语和隐喻是如何支配人们对大流行病的情绪反应的。

把欧文对西班牙流感的轻蔑反应作为 1918 年夏天英国态度的象征,我认为欧文的坚忍在很大程度上是一种表演,一种情感"风格",符合官方的宣传剧本、当时的精神病理学理论和男性对战争的创伤反应。对欧文来说,对流感的轻视与他作为军官阶级一员的自我形象是一致的,也与他作为康复期神经衰弱患者的自我形象是一致的,这一精神病学诊断使他得以美化自己的战争经历,同时将普通士兵对流感的反应贬低为一种歇斯底里。同样,对于在后方忍受了五年的困苦和可怕的齐柏林飞艇袭击的英国平民来说,对流感的"乐观"蔑视是在避免对战争目的进行更深层次的政治和心理反思的情况下,面对德国的持续威胁保持团结的一种方式。然而,要维持这种坚忍和平民的"持久力"是需要付出代价的,需要诺思克利夫旗下的报纸放大负面情绪,对战争之残酷和创伤的接受是通过培养对德国以及其他"外部"威胁的仇恨和恐惧为代价来实现的。

正如我在前面几章中所论述的,流感是一种千变万化的疾病,有时无伤大雅,有时如同瘟疫。这种两面性赋予了它不同寻常的颠覆生命政治话语的能力。从大流行最严重的那几周地方政府委员会发布的声明和医学记者发表的文章中,都可以清楚地看出这一点。因此,在一些医学评论人士试图淡化流感的威胁的同时,另一些人则试图向病人强调流感呼吸系统并发症的危险。事实上,在缺乏疫苗和其他形式的生物医学预防的情况下,让年轻人害怕与西班牙流感相关的紫绀和致命肺炎是有道理的。因此,

流感大历史:一部瘟疫启示录

医务人员和医学记者强调了个人卫生和保持社交距离的重要性。

　　根据文化历史学家卡罗琳·普莱恩的日记和观点，我认为战时的宣传话语鼓励了坚忍精神的培养，却牺牲了其他的情感。然而，在一战的最后几周，对维持平民士气和压制国内异议至关重要的仇恨和恐惧被转移到新的叙事对象流感之上。在这方面，围绕大流行的生命政治话语可以被视为福柯所称的对主流宣传话语的"反抗点"。这些紧张关系在战时产品广告中表现得最为明显，比如保卫尔牛肉汁的广告就借用了爱国主义话语和当时的"神经力量"理论，同时又试图利用消费者对自己的身体受到外来威胁的恐惧。《泰晤士报》和《每日邮报》的社论也体现了这些关系。在一战早期，这些社论对宣传工作和维持平民士气至关重要。

　　起初，诺思克利夫旗下的报纸淡化了西班牙流感的威胁。相反，为了呼应纽肖尔姆"一切照常"的号召，这些报纸借用了前现代的精神病理学概念，根据这种概念，想象力可以作用于身体，从而使它更容易受到感染，因此，培养坚忍不拔的精神是提升平民"持久力"的重要途径。然而，通过强调积极情感的作用，这些话语难免会使人们注意到仇恨和恐惧等消极情感的致病作用，从而强调了这些情绪本身已成为流行病学管制对象的程度。结果，随着流感死亡人数的增加和对该疾病的恐惧的加深，这些话语中的"反抗"变得越来越明显，从而破坏了生命权力的行使和战时宣传。

　　虽然历史学家不能直接了解过去的情感经历，因此永远也无法"知道"1918年的恐惧感究竟是怎样一种感觉，但通过采用情感学的方法，我们至少可以分析当时的话语是如何使用支配恐惧和其他情感的词汇和短语的，从而理解隐喻和情感表达是如何抑制或强化某些情绪状态的。此外，认识到情感表达不仅是话语的被动对象，还可以影响和塑造它们所指的情感对象，这种方法揭示了情感表达与话语互动的方式，有时放大、有时突出话语体制内部和不同话语体制之间的矛盾。1918 年秋，宣传话语和生命政治话语之间的紧张关系达到了临界点，这一点表现得最为明显。

注释

1　Letter to Susan Owen，June 24 1918，in H.Owen and J.Bell（eds），*Wilfred Owen Collected Letters*（London：Oxford University Press，1967），p.560.

2　同上，p.560。

3　这场流感之所以被称为西班牙流感，是因为在第一次世界大战中，西班牙是中立国家，驻马德里的外国记者不受欧洲其他地方实行的审查规定的约束，这意味着他们可以自由报道疫情的破坏。Johnson，*Dark Epilogue*，p.37.

4　*Daily Express*，23 May 1918，p.1；*Daily Express*，29 May 1918，p.1.

5　*The Times*，25 June 1918，p.9.

6　Johnson，*Dark Epilogue*，pp.45—46，73.

7　Jeffery K.Taubenberger and David M.Morens，'Influenza：The Once and Future Pandemic'，*Public Health Reports*，125，3（April 2010）：16—27，p.20.

8　*The Times*，18 December 1918，p.5.

9　Honigsbaum，*Enza*，pp.24—5，71—2，80—1.

10　Major Greenwood，*Epidemics and Crowd Diseases：An Introduction to the Study of Epidemiology*（London：Williams and Norgate，1935），p.326.

11　Crosby，*America's Forgotten Pandemic*.布雷萨利尔最近挑战了历史遗忘的概念，认为它建立在"有限的时间尺度"上，并忽视了"病毒研究在形成该流行病的医学和社会遗产方面的关键作用"。Michael Bresalier，'Transforming Flu：the Making of a Virus Disease in London，1890—1939'（unpublished doctoral dissertation，Trinity College，Cambridge，2010），pp.18—20.

12　Niall Johnson，'The Overshadowed Killer：Influenza in Britain in 1918—19'，in Howard Phillips and David Killingray（eds），*The Spanish Influenza Pandemic of 1918—19：New Perspectives*（London；New York，NY：Routledge，2003），p.155；Johnson，*Dark Epilogue*，p.180.

13　约翰逊提到的其他因素包括最初一波感染的"温和"性，以及英国夏季这波感染基本上没有被报道这一事实。他还认为，虽然第二波大流行死亡率很高，让英国人感

流感大历史：一部瘟疫启示录

到"恐惧",但"第三波大流行的程度较轻……削弱了人们对这场大流行的记忆"。Johnson, *Dark Epilogue*, p.165.

14 有关进一步讨论,见 Peter N.Stearns and Carol Z.Stearns, 'Emotionology: Clarifying the History of Emotions and Emotional Standards', *American Historical Review*, 90, 4 (October 1985): 813—36; Joanna Bourke, 'Fear and Anxiety: Writing about Emotion in Modern History', *History Workshop Journal*, 55 (Spring 2003): 111—22。

15 乔安娜·伯克认为,政府在第二次世界大战中做出了类似的努力来管理恐惧反应,实际上消除了国内前线和军事前线之间的区别。Joanna Bourke, 'Disciplining the Emotions: Fear, Psychiatry and the Second World War', in Roger Cooter, Mark Harrison, Steve Sturdy (eds), *War, Medicine And Modernity* (Stroud: Sutton Publishing, 1998), pp.225—238.

16 1915 年齐柏林飞艇袭击英格兰南部和东部海岸所引发的恐慌就是一个很好的例子。Cate Haste, *Keep the Home Fires Burning, Propaganda in the First World War* (London: Allen Lane, 1977), pp.95—6.

17 Foucault, *History of Sexuality*, pp.100—1.

18 我用福柯的自我调节来指生物政治话语鼓励个人充当"自我医生"的方式,从而使他们成为新自由主义治理形式的主体。Michel Foucault, 'Technologies of the Self,' in L.H.Martin, H.Gutman and P.H.Hutton (eds), *Technologies of the Self: A Seminar with Michel Foucault* (London: Tavistock, 1988), pp.16—49.

19 例如, Charles L.Briggs and Daniel C.Hallin, 'Biocommunicability: The Neoliberal Subject and its Contradictions in News Coverage of Health Issues', *Social Text*, 93, 25, 4 (Winter 2007): 43—66; Brigitte Nerlich and Christopher Halliday, 'Avian Flu: the Creation of Expectations in the Interplay between Science and the Media', *Sociology of Health and Illness*, 29, 1 (2007): 46—65; Patrick Wallis and Brigitte Nerlich, 'Disease Metaphors in New Epidemics: The UK Media Framing of the 2003 SARS Epidemic', *Social Science and Medicine*, 60 (2005), 2629—39; Patrick Wallis, Brigitte Nerlich, and Brendon M.H.Larson, 'Metaphors and Biorisks: The War on Infectious Diseases and Invasive Species', *Science Communication*, 26, 3 (2005):243—68。

20 George Lakoff and Mark Johnson, *Metaphors We Live By* (Chicago, IL: London: University of Chicago Press, 2003), pp.3—6, 244.

21 James J.Bono, 'Why Metaphor? Toward a Metaphorics of Scientific Practice', in S. Maasen and M.Winterhager (eds), *Science Studies: Probing the Dynamics of Scientific Knowledge* (Bielefeld: Transcript Verlag, 2001), pp.215—35, 225.

22 William M.Reddy, 'Against Constructionism: The Historical Ethnography of Emotions', *Current Anthropology*, 38, 3 (June 1997):327—51.

23 同上, p.332。

24 Bono, 'Why metaphor?', p.222.

25 《牛津英语词典》将宣传定义为"为了促进一项政治事业或一个政治观点而系统地传播信息,特别是以一种有偏见或误导性的方式。"然而,我也会使用更广义上的宣传,即"通过操纵符号和个人心理而对大众进行的暗示或影响"。Anthony R.Pratkanis and Elliot Aronson, *Age of Propaganda: The Everyday Use and Abuse of Persuasion*

(New York, NY: W.H.Freeman, 2001), p.11.

26　C.P.Scott, *The Political Diaries of C.P.Scott*, ed. Trevor Wilson, Trevor Wilson (ed.) (London: Collins, 1970), p.321.

27　例如, Michael L.Sanders and Peter M.Taylor, *British Propaganda during the First World War, 1914—18* (London: Macmillan, 1982); G.S.Messinger, *British Propaganda and the State in the First World War* (Manchester: Manchester University Press, 1992); Brock Millman, *Managing Domestic Dissent in First World War Britain* (London: Frank Cass, 2000)。

28　有关进一步讨论, 见 Mark Hampton, *Visions of the Press in Britain, 1850—1950* (Urbana, IL: University of Illinois Press, 2004), pp.130—172。

29　D.George Boyce, 'Harmsworth, Alfred Charles William, Viscount Northcliffe (1865—1922)', *Oxford Dictionary of National Biography*, (Oxford: Oxford University Press, 2004); online edn, Jan 2011 〈http://www.oxforddnb.com/view/article/33, 717〉 {accessed 25 Jan 2011}。

30　Haste, *Home Fires*, p.18.

31　Hampton, *Visions*, p.149.

32　Haste, *Home Fires*, pp.79—107. The term 'Hun' was coined by the *Daily Mail's* senior reporter Lovat Fraser. S.J.Taylor, *The Great Outsiders: Northcliffe, Rothermere and the Daily Mail* (London: Orion, 1998), p.143.

33　John M.McEwen, 'The National Press during the First World War: Ownership and Circulation', *Journal of Contemporary History*, 17, 3 (July 1982):459—486.

34　Gerald DeGroot, *Blighty: British Society in the Era of the Great War* (London: New York, NY: Longman, 1966), pp.174—95.

35　据估计, 通过他对《每日邮报》《泰晤士报》《晚间新闻》和《星期日晚间快讯》的所有权, 诺思克利夫控制了当时大约 40% 的英语报纸市场。诺思克利夫的弟弟哈罗德（罗瑟米尔爵士）还拥有面向女性的最大日报《每日镜报》。J.Lee Thompson, *Politicians, The Press, And Propaganda: Lord Northcliffe and the Great War, 1914—1919* (Ohio, OH: London: Kent State University Press, 1999), p.2.

36　Haste, *Home Fires*, pp.90—1. 这源于对德语单词 "Kadaver" 的误解, 它被错误地认为是 "人类尸体" 的意思, 而不是更准确的 "动物尸体"。

37　Dennis Griffiths, *Fleet Street: Five Hundred Years of the Press* (London: British Library, 2006), p.203.尽管诺思克利夫明确表示, 他的角色不是内阁成员, 但他在弟弟哈罗德和比弗布鲁克之后的任命表明, 这三个主要的媒体巨头现在团结在政府的战争目标之下。

38　Sybil Oldfield, 'Playne, Caroline Elizabeth (1857—1948)', *Oxford Dictionary of National Biography*, (Oxford: Oxford University Press, 2004).〈http://www.oxforddnb.com/view/article/38,530〉 {accessed 27 Jan 2011}.

39　Caroline E.Playne, *The Neuroses of the Nations* (London: Allen and Unwin, 1925); Caroline E.Playne, *Society at War, 1914—1916.* (London: Allen and Unwin, 1931); Caroline E.Playne, *Britain Holds On, 1917, 1918* (London: Allen and Unwin, 1933).

40　Playne, *Society at War*, p.7; Gustave Le Bon, *The Crowd: A Study of the Popular Mind*,

流感大历史：一部瘟疫启示录

repr. of 1896 edition（London：Ernest Benn，1930）；W.Trotter，*Instincts of the Herd in Peace and War*，first publ. 1910（London：T.Fisher Unwin，1916）.

41 Playne，*Society at War*，pp.7，16—17，25，31.

42 同上，pp.286—8。

43 Anne Ramussen，'Prevent or Heal，Laissez-faire or Coerce? The Public Health Politics of Influenza in France，1918—19，' in Tamara Giles-Vernick and Susan Craddock，*Influenza and Public Health：Learning from Past Pandemics*（Earthscan：London，2010），pp.69—83.

44 Michael Bresalier，'Fighting Flu：Military Pathology，Vaccines，and the Conflicted Identity of the 1918—19 Pandemic in Britain'，*Journal of the History of Medicine and Allied Sciences*，68，1（2013）：87—128.

45 Dixey，'On the Influenza Epidemic'.

46 *Daily Express*，23 May 1918，p.1；29 May 1918，p.1；*Daily Mail*，28 May 1918，p.3；29 May 1918，p.3；30 May 1918，p.3.

47 'The Reported Epidemic in Spain，' *BMJ*，(1 June 1918)，Vol.1，p.627.《柳叶刀》杂志在 8 月的一篇短文中首次提到了这种流行病，这篇短文姗姗来迟地承认了 7 月份出现的死亡率上升。*The Lancet*，(3 August 1918)，Vol.192，p.162.

48 Arthur Newsholme，'Discussion on Influenza，' *Proceedings of the Royal Society of Medicine*，12（1919）：1—18，p.13.

49 John Eyler，*Sir Arthur Newsholme and State Medicine*，*1835—1935*（Cambridge：Cambridge University Press，1997），p.226.

50 Bresalier，'Fighting Flu'，pp.3—4.

51 Sandra M.Tomkins，'The Failure of Expertise：Public Health Policy in Britain during the 1918—19 Influenza Epidemic，' *Social History of Medicine*，5，3（December 1992）：435—54，p.445.有关其他国家回应的详细讨论，请参阅 Phillips and Killingray，*Spanish Influenza*.

52 Jay M.Winter，*The Great War and the British People*（London：Macmillan，1985），p.186。

53 例如，*Chemist and Druggist*，6 July 1918，p.35；26 October 1918，p.34。

54 *The Times*，31 October 1918，p.7.并不是所有的评论者都赞同纽肖尔姆关于预防措施毫无意义的观点。事实上，当时教育委员会的首席医疗官乔治·纽曼（George Newman）对他在皇家医学协会会议上采取的立场提出了尖锐的批评，后来在他的日记中说他"优柔寡断""不称职"。Honigsbaum，*Enza*，p.93.

55 "人如果他们看到别人颤抖、头晕，或者得了某种可怕的疾病，他们的忧虑和恐惧会变得如此强烈，以至于他们也会得同样的疾病。" Robert Burton，*The Anatomy of Melancholy*，I（Philadelphia，PA：J.W.Moore，1857，first publ. 1638），p.160.

56 Anonymous，*Influenza，its Cause，Cure and Prevention*，The Penny Medical Library（Manchester：Abel and Heywood，1902），p.237.

57 同上。

58 关于创伤和弹震症的流行和历史上的治疗方法问题的最新讨论，见 Tracey Loughran，'Shell Shock，Trauma，and the First World War：The Making of a Diagnosis and Its Histo-

ries', *Journal of the History of Medicine and Allied Sciences*, 67, 1 (2012):94—119。

59 Ben Shephard, *A War of Nerves*: *Soldiers and Psychiatrists in the Twentieth Century* (London: Jonathan Cape, 2000), pp.91—3.

60 Allan Young, *The Harmony of Illusions*: *Inventing Post-Traumatic Stress Disorder* (Princeton, NJ: Princeton University Press, 1995), pp.63—7.

61 Shephard, pp.90—3.

62 Elaine Showalter, *The Female Malady*: *Women*, *Madness and English Culture*, *1830—1980* (London: Virago, 1998), pp.167—94.肖沃尔特认为，只有在战争结束后，像弗吉尼亚·伍尔夫和丽贝卡·米德这样的女性小说家才用性别化的语言来重新解释弹震症，将其解释为男性对战争创伤和压制性的父权制度的歇斯底里反应，而后者支撑着爱德华七世时期精神病学权力（psychiatric power）的行使和英国的战时社会。

63 Bovril Co., *Bovril Book of War Facts* (London: Bovril, 1915).

64 Hadley, *Bovril Advertising*, p.224.

65 同上，pp.31—3。

66 同上。

67 *Salford Reporter*, 23 November 1918, p.2.

68 *Vogue*, 6 November 1918, p.2.

69 *Daily Mail*, 6 June 1918, p.2.

70 *Daily Mail*, 24 June 1918, p.4.

71 *Daily Mail*, 25 June 1918, p.4. See also *Chemist and Druggist*, 29 June 1918, p.44.

72 *Glasgow Herald*, 23 July 1918, p.6.

73 *Salford Reporter*, 29 June 1918, p.2.

74 *The Times*, 25 June 1918, p.5.

75 *Daily Express*, 29 May 1918, p.1; 'The Influenza Epidemic', *The Lancet*, (2 November 1918), Vol.192, pp.595—6; Ministry of Health, *Report on the Pandemic of Influenza 1918—19* (London: HMSO, 1920), pp.xviii—xix.

76 Bresalier, 'Fighting Flu', pp.25—8.

77 John Grigg, *Lloyd George*: *War Leader*, *1916—1918* (London: Allen Lane, 2003), p.594.

78 有关进一步讨论，见 Honigsbaum, *Enza*, pp.65—9。

79 *Manchester Guardian*, 13 September, p.6; 14 September, p.6.

80 *The Times*, 18 September 1918, p.8.

81 Carole R.Byerly, *Fever of War*: *The Influenza Epidemic in the U.S. Army during World War I* (New York, NY; London: New York University Press, 2005), pp.97—8.

82 R.N.Grist, 'Pandemic Influenza 1918', *BMJ*, (22 December 1979), Vol.2, pp.1632—3.

83 Byerly, *Fever of War*, p.103.

84 R.E.Lauder, *Annual Report on the Health of the County Borough of Southampton and the Port of Southampton for the year 1918*, p.8.

85 唯一的例外是 10 月发表在《柳叶刀》上的一篇文章，讲的是美国运兵船"奥特朗托号"上死亡病例的"令人震惊的报道"。针对病死率的"混乱"问题，这篇文章

流感大历史：一部瘟疫启示录

称，有 50 例流感病例和 4 例死亡，其他肺炎死亡是由于船上人员"在救援过程中暴露"所致。The Lancet，(19 October 1918)，Vol.192，p.535.

86　Glasgow Herald，3 October 1918，p.6.

87　Glasgow Herald，15 October 1918，p.4.

88　The Times，3 October 1918，5；Daily Mail，10 October 1918，p.4.

89　Daily Mail，11 October 1918，p.4.

90　Daily Mail，29 October 1918，p.2.

91　The Times，10 October 1918，p.5.

92　The Times，21 October 1918，p.7.

93　Daily Mail，11 October 1918，p.4.

94　Daily Mail，21 October 1918，p.4.

95　The Times，22 October 1918，p.3.

96　The Times，23 October 1918，p.7.

97　Daily Mail，28 October 1918，p.2.

98　同上，p.3。

99　The Times，26 October 1918，p.7.

100　The Times，28 October 1918，p.6.

101　The Times，31 October 1918，p.7.

102　Manchester Guardian，21 December 1918，p.4.

103　BMJ，(9 November 1918)，Vol.2，p.534.

104　Daily Mail，15 November 1918，p.2.

105　Playne，Britain Holds On，p.380. See also 'Playne Diary'，26 October 1918，Caroline Playne Collection，Senate House Library，University of London. MS1112.普莱恩的日记原文与编辑过的版本略有不同，内容如下："流感在一些地方很严重。人们似乎没有为和平的前景而欢欣鼓舞……充满了令人悲伤的流感病例。人们对一切都有一种强烈的恐惧感。"

106　Playne，Britain Holds On，p.380.

107　Manchester Guardian，30 October 1918，p.4.

108　同上，p.4。

109　Playne，Britain Holds On，p.377.

110　Daily Mail，13 November 1918，p.4.

A HISTORY OF THE GREAT Influenza Pandemics

第七章

"被遗忘的"大流行

流感、创伤和现代记忆

在对第一次世界大战和"现代记忆"进行思考时，杰伊·温特（Jay Winter）指出，通过将讽刺应用于对过去的回忆，"回忆者能够定位并提取一个事件或时刻，最终赋予其意义，否则它将湮灭在混沌的时间之流中，变得毫无意义。"[1]他认为，通过这种方式，那些在索姆河和其他一战战场上经历过无谓杀戮的人能够找到一个文学手段，用来表达他们纯真的丧失和对"伟大战争"神话的幻灭。

在一篇与 1921 年英国卫生部关于大流行的报告同时发表的社论中，《泰晤士报》诉诸一种类似的含有讽刺意味的超然态度，以理解人们没能记住西班牙流感造成的巨大死亡人数这一事实。不同之处在于，这种具有讽刺意味的超然既源于流感和战争本身在时间上的并置，也源于这样这样一个事实，即如此大规模的死亡是不可想象的。"这场灾难是如此之大，如此之普遍，以至于我们的大脑被战争的恐怖所淹没，拒绝承认它，"这位匿名的社论作者说：

> 流感来了又去，它像飓风一样横扫生命的绿色原野，把成千上万的年轻人卷走，留下我们这一代人无法计算的疾病和虚弱的代价。[2]

在这两种情况下，讽刺都被视为对创伤的一种心理反应，一种保护心灵不受个人和集体记忆影响的方式，因为这些记忆被认为太过痛苦而无法回忆。认为 1918—1919 年的流感大流行是一种集体"创伤"，由于它与一战的接近而已经被"遗忘"或从现代记忆中抹去，这一观念在西班牙流感的历史书写中处于中心地位。因此，约翰逊将流感描述为一个"被忽视的"杀手和"一战大故事中的小角色"。[3]约翰逊列举的其他因素还包括流感迅速暴发又迅速消失的事实（三波流感大流行集中在 1918 年 5 月—1919 年 4 月的 11 个月内），以及难以想象的死亡"规模"，我稍后将回到这一点。[4]

考虑到创伤在现代思想和心理学的记忆概念中的中心地位，这并不令人惊讶。2001 年，美国世界贸易中心和五角大楼遭受恐怖袭击，这种"美国集体创伤"开启了一个新的世纪，而在此之前还有两次世界大战和对犹太人的大屠杀。因此，创伤的概念已经变得十分自然，成为日常文化话语的一部分，以至于们已经忘记了创伤也有一个谱系。正如伊恩·哈金（Ian Hacking）等人所指出的那样，记忆并不总是被认为是痛苦的，也不总是被遗忘或压抑的对象。

创伤或者说是痛苦的回忆对于人格的形成至关重要，这一概念在很大程度上是 19 世纪后期记忆科学的产物。[5]在最初的医学概念中，创伤被认为是一种身体上的伤害，是一种颈部扭伤，虽然解剖学家看不出来，但它会导致一种名为"铁路事故性脊柱"的病症，在铁路事故中受到这种伤害的人可以通过法院寻求赔偿。后来，创伤从脊柱转移到神经系统，被用来解释那些身体没有受到损伤的人的歇斯底里和其他精神问题。到 19 世纪 80 年代，创伤已经包含了这样一种观念，即不良事件可以在人们的头脑（哈金喜欢用"心灵"一词）中留下无形但不可磨灭的痕迹。因此，"影响我们的不是我们记住的，而是我们忘记的。"[6]从这个意义上说，创伤已经既是一种心理理论，也很快就会成为一种历史方法。最后一步（有人可能会说是决定性的一步）是 19 世纪

流感大历史：一部瘟疫启示录

晚期"创伤性神经症"理论的出现，它把创伤的概念从生理领域转移到了心理领域，后来在弗洛伊德的影响下，将精神创伤内在化。[7]结果，创伤不再是被遗忘的，而是被"压抑"的，难以被意识到的。

尽管弗洛伊德学派与其他精神病学和精神分析学派对这些精神创伤的确切来源有不同的认识，今天，创伤性的比喻彻底地改变了历史学家对待过去的方式。在不同的领域，如大屠杀研究和"恢复"童年性虐待记忆的描述，压抑或沉默的记忆通常被作为"不可言说"或"不可见证"的证据。[8]根据这一理论，对个人或群体实施的暴力并不总是会进入集体记忆，但这种记忆总是具有创伤性，并且总是会留下痕迹。因此，历史学家的任务就变成了在档案中翻找，就像精神分析学家在心灵中翻找一样，寻找这些被压抑的痛苦记忆的痕迹。一旦这些痕迹被发现，将有助于确定造成这种痛苦记忆的暴力行为。法桑（Fassin）和莱希特曼（Rechtman）认为，这样一来"痛苦成为一个原因，而这一事件要求对历史进行重新解读。"[9]然而，这种方法可能更多揭示的是关于现在的心理理论，而不是过去的，因为通过采用创伤的心理学隐喻作为一种历史方法论，我们可能改变了我们与时间和历史本身的关系。用法桑和莱希特曼的话说，就是创伤叙事的普遍性意味着我们今天"对待时间的方式发生了变化"。"我们与历史的关系变成了悲剧"。[10]

在本章中，我想探讨将这种历史的悲剧性解读引入1918—1919年大流行的后果。这样做的目的是展示流感是如何动摇了关于创伤性记忆中基础的心理学理论和历史方法论的，根据这种方法论，社会健忘症和创伤的概念通常被用来揭示关于过去的主观"真相"。我的主要证人是弗吉尼亚·伍尔夫。伍尔夫一生中多次患过流感，包括在大流行之前和期间。这些经历以及她的回应都记录在日记和写给朋友及家人的信中。此外，1925 年，在经历了一场特别难忘的流感之后，伍尔夫受到启发，写了《论生病》一文，这是用英语写就的关于疾病本质的最著名作品之一。伍尔夫非但没有把流感视为创伤，反而似乎从这次经历中汲取了文学灵感。与此同时，她似乎对 1918—1919 年的大流行缺乏关注，只在日记中提到过四次，而且都是一笔带过。[11]

仔细阅读过伍尔夫作品的人都不会怀疑，疾病——尤其是精神疾病——是她文学审美和自我意识的核心。[12] 由于流感的症状与其他形式的神经紊乱相似并重叠，对于各种可能被医生病理化的身体和精神症状，伍尔夫可以——而且经常——引用流感诊断作为一个可接受的标签。在她的一生中，伍尔夫被令人不安的精神症状所困扰，其中包括抑郁症、狂躁症和欣快症。这些症状经常伴随着精神崩溃和严重的"恐惧"，因此在 1941 年第五次自杀成功之前，她至少有四次被逼到试图自杀。[13] 然而，伍尔夫的疾病也可能表现为疲惫或脉搏加快，或者表现为头痛、背痛、患流感、"烦躁"和高烧。在这些小插曲中，伍尔夫经常好几个星期卧床不起，不愿意吃东西，体重也会出现剧烈波动。因此，伍尔夫和她的丈夫伦纳德仔细研究了各种各样的医学和精神病学理论，以寻求对她病情的解释，而这导致她被诊断为患上"神经衰弱""躁狂抑郁症"和"自毁性受虐狂"等疾病。[14] 这种"解读"伍尔夫精神病理的尝试在她死后一直持续着，一系列传记作家有的把伍尔夫描述成一个弗洛伊德式的神经病患者，认为她对母亲有一种不健康的恋母情结，有的把她描述为乱伦和童年性虐待的受害者，这是两种最常见的解释。[15] 然而，在她的生活和写作中，伍尔夫拒绝把自己的症状归因于精神病和精神分析的范畴。例如，尽管伍尔夫回忆起她在六七岁时曾被同母异父的哥哥乔治和杰拉尔德·达克沃斯猥亵过，但她从来没有咨询过精神分析学家，显然是担心弗洛伊德的"谈话疗法"会破坏她创造力的源泉。乔治·萨维奇是维多利亚时代神经症遗传理论的主要倡导者，在接受萨维奇的治疗时，他坚持让她饮用大量的牛奶，同时禁止她从事智力活动。这段不愉快的经历让她对维多利亚时代的精神病学，及其将精神疾病道德化的倾向产生了深刻的不信任，因此，她在小说《达洛卫夫人》中对萨维奇进行了毫不掩饰的抨击。[16]

伍尔夫被认为是 20 世纪最重要的文学家之一，她的小说开创了一种新的现代主义风格，标志着现实主义小说的终结。在这种风格中，叙事成为追踪主观心理状态的工具。伍尔夫的小说还非常关注记忆和对过去的主观表现的"真相"问题。此外，在她对流感的反思中，伍尔夫专门探讨了痛苦的现象学及其对叙事的抗拒。因此，在她的生活和工作中，可以说伍尔夫经历并体现了疾病和其他类型的主观体验对叙事和记忆的挑战。

"当下"

在 62 岁自杀前两年写的散文《回忆随笔》中，伍尔夫回忆起在她六七岁时，同母异父的哥哥杰拉尔德·达克沃斯把她抱到一个台子上，摸她的私处。伍尔夫告诉我们，她憎恨和厌恶这段经历，这种感觉是本能的。在其他地方，她说对他的性关注的记忆让她"羞愧得发抖"。[17]换句话说，这似乎是"存在的瞬间"（moment of being）的一个例子，因此伍尔夫能在多年后回忆起来。[18]然而，正如伍尔夫的传记作家露易丝·德萨尔沃（Louise DeSalvo）所说的那样，伍尔夫似乎忽略了一件事，那就是当达克沃斯猥亵她的时候，她正在从严重的百日咳中康复。事实上，就像德萨尔沃指出的那样，这种病影响了家中所有的孩子，非常危险，病得最严重的伍尔夫曾经五到六个星期都没有离开过位于圣艾夫斯海滨的家，每天咳嗽痉挛多达 24 次。[19]

一种可能的解释是，对伍尔夫来说，疾病是"非存在"（non-being）的一个例子，例如她说："上周我有点低烧，几乎一整天都是非存在。"[20]然而，德萨尔沃认为这次情况恰恰相反，要想充分理解她最初记忆的意义，即躺在床上听波浪并感恩自己依然存在，"必须考虑到她的濒死体验和此后不久的性虐待"。[21]此外，德萨尔沃还推测，伍尔夫在患上一种危及生命的疾病后不久就被骚扰，这一事实可能使她永远将疾病与她压抑的童年性虐待记忆联系在一起。

> 以后的每一次疾病可能都会重新唤醒她的恐慌、脆弱感和崩溃感。我相信这就是为什么伍尔夫的身体疾病——比如一次次的流感——经常伴随着恐慌、抑郁和深深的焦虑，以及为什么她在身体疾病之后会产生自杀倾向。[22]

通过对伍尔夫童年性虐待记忆的创伤性解释，德萨尔沃成功地将与其有关的一切都视为创伤，包括伍尔夫对百日咳的"遗忘"（大概是因为被压抑的）记忆。结果，此后的任何疾病（比如她频繁得流感）现在都可以被视为这些童年性虐待记忆的心理诱因。这些记忆因为被阻塞而引起心理冲突，会表现为恐慌、焦虑和抑郁。

流感大历史：一部瘟疫启示录

这种解读的问题在于，它没有得到伍尔夫本人对她许多疾病的描述的支持，也没有得到她想象中与流感的接触的支持。相反，我认为它颠倒了实际的因果关系。虽然伍尔夫可能已经"忘记"了她童年时百日咳的经历，但她的日记和信件显示了她对疾病近乎着迷的关注，她将疾病视为一种近乎神秘的体验。[23] 特别是，她的作品流露出对流感神经症状的迷恋。我认为，这并不是因为流感让她想起压抑的童年创伤，而是因为爱德华时期的精神医学将流感构建为一种躯体神经疾病，这种疾病借鉴了其他形式的神经疾病，至少在伍尔夫看来，这为她的反复困扰提供了一个合理的生物学解释。事实上，伍尔夫并没有忘记流感，她似乎在回忆流感发作和描述它的现象学上花了很大的功夫。伍尔夫感兴趣的不是流感对世界的影响，而是它如何改变了她对现实的看法。换句话说，她对流感的"社会生活"不感兴趣，更感兴趣的是它的现象学和她对它的主观体验。然而，即使是像她这样有能力的艺术家，也意识到流感有一些语言无法表达的东西。她在《论生病》一文中感叹说："英语里有词语可以表达哈姆雷特的思绪和李尔王的悲剧，却没有词语来描述流感带来的寒战和头疼。"[24]

"流感和我自己不同寻常的神经系统的融合"

伍尔夫的日记为她如何将流感和其他形式的身体压力与精神崩溃联系起来提供了充足的证据。1918 年 1 月，她写信给瓦妮莎·贝尔（Vanessa Bell）："你还好吗？克雷格医生告诉我说流感会毒害神经系统，而营养是摆脱它的唯一途径。"[25] 几周后，她又回到了这个主题，她写信给贝尔说，"我每天都要从弗格森医生那里听到关于流感和神经系统的评论，希望能给你分享一些。"[26]伍尔夫一生中至少看了 12 位医生，神经学家莫里斯·克雷格（Maurice Craig）和心脏病专家弗格森医生只是其中的两位。萨维奇曾诊断伍尔夫患有神经衰弱症，在 1913 年她尝试自杀后，伦纳德·伍尔夫也开始不信任萨维奇。然而，他们和萨维奇一样，都相信爱德华七世时期的精神病学理论，即精神错乱的基础在于肉体。根据这种理论，精神疾病是由于身体或精神过度紧张而导致的一种神经疾病，这种紧张有可能是因为流感、肺炎或外来生物的感染，也有可能是过度的脑力劳动或受到了"令人沮丧的影响"。同样，身体机能的紊乱如间歇性脉搏或高温也会给超负荷的神经系统增加"压力"，引发精神问题。当时正统的"治疗方法"是充分休息加上强化饮食。19 世纪 70 年代，美国神经科医生塞拉斯·韦尔·米切尔（Silas Weir Mitchell）在美国推广了这种疗法，萨维奇热情地接受了这种疗法，因此他坚持让伍尔夫脱离所有的智力活动，接受牛奶等富含蛋白质的饮食。尽管伍尔夫憎恶萨维奇的养生法，但有充分的证据表明她和伦纳德相信她的疾病是基于躯体出现了问题，并将情绪和神经紧张的概念融入他们的医学信仰体系中。伦纳德在回忆录中写道：

> 如果维吉尼亚过着安静无为的生活，吃得好，睡得早，精神上和身体上都不累，她就会保持完美的状态。但如果她以任何方式使自己疲惫不堪，如果她遭受任何严重的身体、精神或情感压力，症状就会立刻出现，这在常人身上可能是微不足道的，短暂的，但是在她身上则预示着严重的危险。[27]

这些症状包括"后脑下方特有的疼痛、失眠和思维加速的倾向"。[28]
正如伍尔夫自己所说的那样,这些症状还包括"脉搏加速、背痛、
烦躁、坐立不安"。[29]尽管伍尔夫喜欢讽刺爱德华七世时代的医生们
利用神经科学的术语,但赫米奥娜·李(Hermione Lee)认为伍尔
夫的作品中充满了"神经质"(nerves)的语言,伍尔夫正是利用这
种语言来理解她不断变化的精神状态。[30]

伍尔夫使用"神经质的话语的一个最明显的例子出现在
1922年。新年刚一到来,伍尔夫就得了流感。疾病使她卧床两
周,直到1月的第三个星期她才有所恢复,开始写日记和通信。
和往常一样,流感让伍尔夫虚弱不堪,她担心这可能是她又一次
躁郁发作的前奏。1922年1月21日,她在给福斯特(E.M.For-
ster)的信中说:"写作就像把砖头扔过一堵墙。……我在河边瑟
瑟发抖,等着被水淹没,心里怀着一种可怕的念头:我要沉下
去,沉下去,沉下去,也许再也浮不上来了。"[31]几个月后,她告
诉维奥莉特·迪金森(Violet Dickinson),说咨询了一位名叫索
尔兹伯里的"不错但相当严厉"的医生,这位医生建议她不要去
意大利,因为"我那断断续续的脉搏使我的心脏很累,而流感使
情况变得更加糟糕。"[32]到了5月,她"又患上了流感,这让我的
心脏又一次出了问题"。[33]但在第二年9月的一封信中,伍尔夫清
楚地说明了神经质的话语在多大程度上影响了她对自己反复发作
的疾病的思考。"现在我要研究一下医学史,只是它太长了,种
类太多了,我必须把它缩短,"她在给珍妮特·凯斯(Janet
Case)的信中说:

只有一位医生说我的右肺有问题,另一位医生则说完全

没有问题。他们说我喉咙里的肺炎细菌会引起轻微的发烧。然而上周由于淋湿我又得了流感，不过是轻微的发作。我没有感觉更糟，在我看来，整个事件只不过是流感和我自己不同寻常的神经系统的融合，就像每个人都告诉我的那样，这是极端古怪的，但从长远来看，没有什么问题。[34]

请注意，伍尔夫强调的是她神经系统的"极端古怪"和"非凡"的特点。李认为伍尔夫之所以会被其疾病的肉体解释所吸引，一个原因是这使她逃避了对她精神困扰的根源的内疚和羞耻感。与此同时，神经质的话语可以被看作是迎合了她的势利偏见。根据这种偏见，一些人（比如她本人）的神经系统可能会比其他人的神经系统更精致、更敏感。[35] 然而，伍尔夫也试图超越这些神经质的话语，找到自己的方式来描述和解释她的症状。对此至关重要的是她看待疾病的方式，认为疾病与其说是一种诅咒，不如说是一种审美天赋。她在日记中写道：

> 有一两次，我感到脑袋里有一阵奇怪的拍打翅膀的声音，这是我经常生病时的感觉……我认为我有这些疾病，我该怎样来表达呢？这有点神秘主义的意味。我的大脑中发生了什么，它不再记录任何印象。它把自己封闭起来，成了蛹。我躺在那里，一动不动，经常会有剧烈的疼痛。……突然有东西动了起来，想法在我心中涌动，通常这是在我能够控制我的思想或笔之前。[36]

流感大历史：一部瘟疫启示录

"人们会认为， 小说应该献给流感"

　　这句话写于 1930 年，那是她在文学上最多产的时期，当时她正在写作《海浪》，沉浸在《到灯塔去》（1927）和《奥兰多》（1928）出版所带来的文学赞誉之中。此时距离她在《新标准》上发表《论生病》已经过去了四年，这篇散文是她在努力完成《达洛卫夫人》时因生病有感而发写作的。在 1925 年 10 月的第一周，伍尔夫病卧在床，在接下来的八周里她被限制在她的房间里，几乎没有访客。当她在 11 月下旬重新开始写日记时，她没有提到自己的症状，只是告诉我们她"躺了半天"，一直在为自己作为作家的不足而烦恼。[37] 然而，这篇文章强烈地表明，伍尔夫又一次患了流感，如果不是流感，也是她在想象中与流感联系起来的某种疾病。正如她在文章中所言：

> 但是回到病人身上。"我卧病在床"，这样的经历传达了什么呢？世界的形状已经发生了改变……整个生命的图景遥远而美好，就像从海上远航的轮船上看到的海岸。[38]

这篇文章将疾病描述为一种神秘而近乎崇高的体验，在这种体验中，心灵可以直接接触到身体的现象学。"考虑到疾病是多么普遍，它带来的精神变化是多么巨大"，伍尔夫认为"作为文学的重要主题，疾病还没有取代爱、战争和嫉妒，这是很奇怪的。"

　　人们会认为，小说应该献给流感，史诗应该献给伤寒，颂诗应该献给肺炎，抒情诗应该献给牙疼。但没有，除了少数例外，文学尽其所能坚持它所关注的是心灵。[39]

对于知道伍尔夫经常抱怨疾病影响她写作的人来说，这些话可能有些虚伪。毕竟，当你因发烧而神志不清的时候，或者发烧后精疲力竭的时候，怎么能写东西呢？然而正如前面提到的那样，在她的日记中，伍尔夫把疾病视为一种激发灵感的经历，它可以激发她在身体健康时无法产生的感觉和想象，在生病时，她的想象被释放，直接参与到身体和身体的感觉中。在此意义上，《论生病》可以被视为一篇极为罕见的文章，是病人本人对疾病的直接描述，未经医学权威这一关。[40]像约翰·多恩在《突发事件的祷告》（Devotions Upon Emergent Occasions）中关于疾病的著名冥想一样，伍尔夫对痛苦和苦难的思考似乎是直接与当下的读者对话，打破了时间和不断变化的身心理论在作家和读者之间竖起的障碍。[41]伍尔夫这篇文章最显著的特点之一是，它挑战读者去参与她的疾病经历，而不去考虑预设的医疗和诊断类别。在冗长的循环句子中，穿插着分句和异想天开的旁白，伍尔夫试图让读者分享她自己的审美体验。

她认为，小说之所以没有专门描写流感，是因为"人们总是描写心灵的活动"。其结果是，"身体在卧室里与热病或忧郁症的侵袭所进行的伟大斗争都被忽视了。而在此过程中，精神是身体的奴隶"。因此，作家面临的挑战是，如何在不滑入神秘主义的前提下，传达"身体这个怪物和奇迹的痛苦"的体验。[42]她认为，散文不能胜任这一任务。这在一定程度上取决于读者对叙事主题的期望。"公众也许会说一部关于流感的小说缺乏情节，他们会

流感大历史：一部瘟疫启示录

抱怨说里面没有爱情。"然而,伍尔夫认为这是错误的。她引用了一个昏迷不醒的病人躺在床上,听着她的情人在楼梯上发出的咯吱咯吱的脚步声,她声称"疾病经常伪装成爱情,故技重施"。[43]然而,她认为,要想把握疾病的现象学,诗歌是一种更好的媒介。简而言之,她认为,疾病赋予文字"一种神秘的品质",让日常的景象和声音变得异常生动。她认为,疾病非但不会使人无法表达,反而会释放想象力,激发新的艺术表现形式。

"顺便说一句, 我们正处于一场瘟疫之中"

如果按照伍尔夫的方式并用她试图理解自己症状的语言来理解她对疾病的反应,这也有助于理解为什么乍一看来她仿佛对身边的大流行毫无兴趣。伍尔夫在日记中对西班牙流感只是一笔带过。第一次提到是在 1918 年 7 月 2 日,在一篇日记的结尾,她仅仅是随口提了一下。这篇日记记录了一次不受欢迎的亲戚来访,以及她要让凯瑟琳·曼斯菲尔德的故事《序曲》(*Prelude*)由霍加斯出版社出版的努力。日记的开头写道:"我的手不再颤抖了,但我的心却不安地颤抖着。"十几行之后,她漫不经心地提到"到处肆虐的流感已经来到了隔壁"。[44]在八天后第二次提到流感时,同样的超然和恐惧情绪的交织也很明显。在讲述了关于和平前景的一场讨论后,她以一个令人沮丧的消息作为结语:"今天是几周以来第一次下雨,隔壁在举行葬礼,死者死于流感。"[45]当然,几个月前,伍尔夫自己也因流感卧床不起,但她似乎并没有把当时发生在周围的死亡和自己反复发作的疾病联系起来。有人可能会说流感对伍尔夫来说太熟悉了,她将其与自己

"古怪的"神经系统紧密联系在一起，以至于这一次她的想象力失灵了。又或者，她对普通人得这种疾病的经历不感兴趣。无论是哪一种情况，她似乎并不认为西班牙流感造成的死亡是值得注意的，或者是特别严重的创伤。在 10 月 28 日最后一次提到这场大流行时，她表现出了同样的无视。在长时间讨论利顿·斯特雷奇（Lytton Strachey）对于手指肿胀的治疗之后，她提到他因为担心流感而没有去伦敦。后来，她又以括号的形式补充道：

> （顺便说一句，按照《泰晤士报》的说法，我们正处于自黑死病以来最严重的一场瘟疫之中，该报似乎害怕它会夺走诺思克利夫勋爵的生命，从而使我们陷入和平之中。）[46]

这段话最让人吃惊之处在于，虽然身处一场当时的评论者认为可以与黑死病相提并论的瘟疫之中，伍尔夫却不屑一顾。前文提到过，卡罗琳·普莱恩指出经过近 5 年的战争，10 月份的流感死亡率加剧了普遍的恐惧，作为一种呼应，伍尔夫似乎在暗示《泰晤士报》一直在故意放大这一威胁，企图阻止和平谈判。几天后，她又回到了这个话题，但只是用它来批评别人的作品："读过沃德夫人（Mrs H Ward）的书之后，我一点也不想动笔。她对精神健康的影响就像流感对身体的影响一样。"[47]

伍尔夫在日记中最后一次提到西班牙流感是在 12 月中旬，同样是不屑一顾，只是简单地提到流感"似乎已经结束了"。[48]更让人吃惊的是，她的信中对这场大流行只字未提。除了《达洛卫夫人》之外，她在其他的小说中也没有描写这场大流行。

伍尔夫在 1922 年开始写作《达洛卫夫人》，不久之后，流感和神经抑郁发作，通常的症状是脉搏加快，出现心脏杂音和剧烈的疼痛，最终在 1924 年完成这部作品。小说讲述了伦敦一位上层家庭主妇克拉丽莎·达洛卫（Clarissa Dalloway）一天的生活，当时她正在为当天晚上要举办的派对做准备，书中她的视角和一名年轻的一战老兵塞普蒂默斯·史密斯（Septimus Smith）的视角相互穿插，后者正从弹震症中恢复。在这部小说中，伍尔夫尝试了一种意识流的风格，记录了人物的内心想法，几乎没有停顿或解释。

　　小说的中心关注点之一是死亡和"存在的瞬间"，后者是指当面纱脱落，一个人清楚地看到了现实以及自己在其中的位置。因此，在小说的开头，在一天开始的时候，克拉丽莎出去为她的派对买花，她想起年轻时自己怀疑会发生一件可怕的事情。这是 6 月，战争已经结束了，但是正如伍尔夫所描述的那样，克拉丽莎经历了"一种特殊的安静，或者说是肃穆，一个难以形容的停顿，这是大本钟敲响前的凝固（但他们说，这可能是她心脏受到流感影响的缘故）。"[49] 当大本钟敲响的时候，她似乎顿悟了——她热爱生活，热爱 6 月此刻的伦敦，随着时间的推移，她一遍又一遍地重复着莎士比亚的《辛白林》中的一句话："不要再害怕太阳的炎热，也不要再害怕严冬的狂怒。"这句话出自一首歌颂死亡的葬礼歌曲，说的是在艰难的一生之后，死亡是一种解脱，这表明她的脑海中一直萦绕着死亡。然而，困扰她的不是流感造成的死亡，而是战争造成的破坏以及对她就自己死亡的看法产生的影响。这些话也预示了退伍军人塞普蒂默斯，他在自杀前也重复了这些话。克拉丽莎一整天都在思考这句话，这让我们意识到，战争使人们对死亡的态度发生了永久性的转变。伍尔夫创作这部小说的时候正好是她流感和神经系统疾病反复发作的时候。然而，虽然精神疾病是小说的主要主题，流感却不是。相对于小说中对战争和死亡的关注，西班牙流感不过是一个偶然事件。

确立创伤性记忆

伍尔夫并不是唯一一个认为大流行作为小说主题无趣的英国作家。虽然威廉·克卢尼·哈维（William Clunie Harvey）在他1938 年的侦探小说《流感之谜》（The Influenza Mystery）中将流感作为一个中心情节，但战后英国的主要作家很少采用这个主题。[50] 同样，在许多战后回忆录中也没有出现西班牙流感。主要的例外是维拉·布里顿（Vera Brittain）、罗伯特·格雷夫斯（Robert Graves）和安东尼·伯吉斯（Anthony Burgess）。在讲述她战争岁月的畅销自传《青春誓言》（Testament to Youth）中，布里顿提到，1918 年 1 月，在从布洛涅前往伦敦与弟弟爱德华团聚的途中，她患上了轻微的传染病。然而，尽管布里顿告诉我们她在伦敦卧床 10 天，但并没有说这种传染病绝对是流感。1917 年冬天，她在法国北部的军事医院军营埃塔普勒当护士，她对那里患肺炎士兵的描述更加详细。然而，即使是在这些病例中，她的重点也只是关注患者的个人痛苦和肺炎对人格的巨大影响，而不是将这种疾病作为一种社会现象来关注。[51] 同样，在他的自传《向一切告别》（Goodbye to All That）中，格雷夫斯提到，他的岳母在 1918 年 7 月死于西班牙流感，而他本人在 1919 年 2 月也病倒了。格雷夫斯在抵达布赖顿时被告知他患有双侧脓毒性肺炎，而且"没有康复的希望"。[52] 然而，他的流感并没有引发他对自己的死亡或在大流行中所扮演角色的更深思考。相反，格雷夫斯把他的病变成了一个有趣的轶事，描述了他逃避北爱尔兰军事当局和后来在英格兰南部复员的经历。他写道："在经历了战争之后，我是不会让自己死于西班牙流感的。"[53]

只有安东尼·伯吉斯将大流行与所谓的"创伤性"记忆联系起来。这可能是因为与同为成年人的布里顿和格雷夫斯不同，他在流感大流行时还是个婴儿，他把流感与母亲和姐姐的死亡联系到了一起。因此，在他的回忆录《小威尔逊与大上帝》（*Little Wilson and Big God*）中，伯吉斯回忆了 1919 年他的父亲休假回到曼彻斯特的家中时，发现妻子和女儿都死了：

> 西班牙流感大流行袭击了哈伯利。上帝的存在是毫无疑问的，只有至高无上的上帝才能为四年前所未有的苦难和破坏设计出如此的续集。我似乎在我的婴儿床上咯咯笑，而我的母亲和姐姐已经死了，躺在同一个房间的床上。[54]

乍一看来，伯吉斯的记忆符合温特的讽刺写作手法：他母亲和姐姐的死亡与战争结束——一段"前所未有的苦难和破坏"时期——的并置，赋予了他童年记忆以意义。但当时只有一岁的伯吉斯，真的能直接回忆起那一刻吗？即使他记得这件事，他也不太可能记得他在小床上"咯咯笑"，因此使用了"似乎"这个词。这不是伍尔夫所说的"存在的瞬间"，而似乎有点像成年后的伯吉斯对他认为自己应该记住的一些事情的重构。换句话说，这是一个只有在回顾时才具有"讽刺"意味的事件。

西班牙流感的其他儿童幸存者也经常会产生这种讽刺感，他们的记忆在事件发生几十年后被社会历史学家所征集。通常，这些幸存者会告诉采访者说流感是一种刻骨铭心的经历。但是，一旦他们回忆起自己疾病的平淡细节，使他们的记忆更加生动的似乎是战争和普遍的痛苦。1973 年，大流感暴发时只有十岁的多萝西·杰克（Dorothy Jack）告诉英国社会历史学家理查德·科利尔（Richard Collier）说："我记得当时体温很高，我们都神志不清，做噩梦。还有一种完全虚脱的可怕感觉。然而，我们没有一个人有任何真正的并发症，因此逐渐恢复正常……这是战争伤亡带来的所有悲伤的延伸。"[55]

同样，1973 年，埃塞尔·罗布森（Ethel Robson）从考文垂写信告诉科利尔，当时她的八个兄弟姐妹都感染了流感，九岁的她突然变成了家中唯一的看护人。罗布森的大部分兄弟姐妹都康复了，但 1918 年 11 月 3 日，她七岁的妹妹去世了，两天后，罗布森的母亲也去世了。她对科利尔说："我想告诉你，我现在 64 岁了，但我永远不会忘记那段日子。"

在罗布森的案例中，我们或许可以暂时搁置我们的怀疑。然而，值得注意的是，她最清晰的童年记忆不是母亲和妹妹的死亡，而是六天后在停战日举行的双重葬礼。她回忆说，葬礼"引起了相当大的轰动"：

> 我记得很清楚，在送葬队伍去教堂的路上，有钟声、汽笛声和各种庆祝的声音。天在下雨，但那些意识到这是我家葬礼的人们站在那里，沉默肃然。那真是一段可怕的时光，不知道后面我们会失去谁。[56]

与其他童年幸存者的回忆一样，这些记忆似乎只有在与停战并置时才变得鲜活起来，并获得情感上的意义。就其本身而言，流感似乎与某种特殊的感觉痕迹无关。

† † †

在第六章中，我提出，可能有一些特殊的原因，特别是战争期间英国大后方的情况，导致 1918 年西班牙流感如此缺乏情感色彩。19 世纪 90 年代俄国流感流行的新闻被广泛传播，流感变得轰动一时。与此相比，在 1918 年，制造紧张气氛的言论遭到了压制，因为担心可能会打击民众的决心，侵蚀英国的"持久力"。因此，坚忍压倒了对流感的"正常"情绪反应。然而，正如我在本章试图表明的那样，大流行对回忆的抵制也可以被视为一个规模问题。正如《泰晤士报》领导人在本章开头所说的那样，"灾难"实在太"巨大"了。当然，在 1919 年，《泰晤士报》估计全世界共有 600 万人死于这一流行病。从那时起，死亡人数变得更加难以想象，最新估计全球死亡人数约为 5 000 万人。[57] 如此大规模的苦难是不可能在记忆中呈现出来的。虽然想象力可以理解一个人的死亡的意义，但如此规模的死亡让人难以想象，也无法激起人们的情感。正如阿尔贝·加缪在其关于北非一个神秘小镇暴发鼠疫的小说中指出的那样，"但是一亿人的死亡意味着什么？"

人一旦参加过战争，就会对死人不以为然了。如果除非亲眼看到，死人是没有意义的，那么分散在历史长河中的一亿尸体无非是想象中的一缕青烟而已。[58]

在这种情况下，事件的规模使个人经历变得不相干。要还原个体故事，就必须赋予它意义。对于大屠杀幸存者来说，只有在 20 世纪 60 年代出现了一种回顾纳粹罪行和他们对欧洲犹太人的蓄意毁灭的公共文学之后，这才成为可能。[59] 这些作品确立了大屠杀的集体经历，创造了一个社会和政治空间，在这个空间里，不仅个体可以讲述自己的故事，而且这样做很重要。就 1918—1919 年的大流行而言，没有同等的道义责任。尽管如此，从 20 世纪 70 年代开始，环境和社会历史学家对这一流行病重新开始感兴趣，这确实创造了一个类似的集体社会记忆空间，这个记忆空间确立了幸存者个人的"创伤性"记忆。[60]

这样的描述往往将大流行与不经意的遗忘行为联系在一起，因此克罗斯比指出"美国人几乎没有注意到这场大流行，然后很快就忘记了他们注意到的任何东西"。[61] 在克罗斯比和约翰逊看来，个体叙事的缺失是由于大流行与一战的接近以及军事损失掩盖了大流行的影响。战后阵亡者纪念碑的增加和公众纪念行动的开始加剧了这一现象，比如每年阵亡将士纪念日的游行。特别是在英国，这些对战争死难者的纪念活动加剧了 1918 年已经很明显的趋势，即把流行病与战争和停战混为一谈。约翰逊写道："人们认为'这不过是一次流感'，因此也许已经被战争留下的深刻伤疤所掩盖，并融入了整个战争经历。"[62] 然而，史学对大流行的重新关注在某种程度上阻碍了这一趋势，最后创造了一个公共空间来纪念和回忆西班牙流感的创伤。

当然，这种方法的问题在于它是循环的。正是对苦难的假设确立了一个理由，确立了对历史的重新解释。但万一流感并没有造成特别严重的创伤呢？万一它不是被遗忘了，而是不够震撼，从一开始就无法让人记住呢？毕竟，尽管大流行影响了 25% 的人口，病死率异常高，但真正死于流感的人口不到 1%。如果仔细阅读伍尔夫的信件和日记，就会发现这一悖论。对伍尔夫来说，流感的意义似乎只在于它借鉴了神经疾病的医学模型，并激发了她的艺术表达。当然，在她的作品中，她没有将自己的流感经历与其他流感患者的集体经历联系起来。

　　然而，当我们读到伍尔夫关于她疾病的描述时，总是会意识到也可以有其他的解读。正如伍尔夫自己所宣称的，那些因为在当时没有给我们留下特别的印象而没有被我们记住的事情，可能和那些给我们留下了特别印象的事情一样重要。换句话说，我们不能否认，德萨尔沃对伍尔夫痴迷于疾病的解读有可能是正确的，因为她所受的性虐待与百日咳在时间上很接近。在此意义上，伍尔夫对虐待的记忆和对致命的童年感染没有记忆之间的关系，就像人们对西班牙流感没有记忆与大流行和战争的历史写作之间的关系一样。最后，这一切都归结于历史学家想要书写什么样的历史，以及他们想使用什么样的隐喻。

注释

1　Jay Winter, *The Great War and Modern Memory* (Oxford: Oxford University Press, 2000), p.30.

2　'The Great Death', *The Times*, 2 February 1921, p.11.

3　Johnson, *Dark Epilogue*, p.180.

4　同上。

5　Ian Hacking, 'Memory Sciences, Memory Politics' in Paul Antze and Michael Lambek (eds), *Tense Past: Cultural Essays in Trauma and Memory* (New York, NY; London: Routledge, 1996), pp.67—87; Allan Young, *Harmony of Illusions*.

6　同上, p.76。

7　Ruth Leys, *Trauma: A Genealogy* (Chicago, IL; London: University of Chicago Press, 2000).

8　Katharine Hodgkin and Susannah Radstone (eds), *Regimes of Memory* (London: Routledge, 2002), p.11.

9　Didier Fassin and Richard Rechtman, *The Empire of Trauma: An Inquiry into the Condition of Victimhood* (Princeton, PA: Princeton University Press, 2009), p.16.

10　同上, p.275。

11　*The Diary of Virginia Woolf*, vol.I, 1915—19, Anne Oliver Bell (ed) (Harmondsworth: Penguin Books, 1982), 2 July 1918, p.163; 28 October 1918, p.209.

12　Hermione Lee, *Virginia Woolf* (London: Vintage, 1997), pp.195—220.

13　Lee, *Woolf*, pp.198—9, 201—2, 803—5.

14　Thomas C.Caramango, *The Flight of the Mind: Virginia Woolf's Art and Manic-Depressive Illness* (Berkeley, CA: University of California Press, 1992), pp.6—32.

15　例如, Louise DeSalvo, *Virginia Woolf: The Impact of Sexual Abuse on her Life and Work* (Boston, MA: Beacon Press, 1989); Shirley Panken, *Virginia Woolf and the 'Lust of Creation': A Psychoanalytic Exploration* (Albany, NY: State University of New York Press, 1987).

16　萨维奇是威廉·布拉德肖爵士 (Sir William Bradshaw) 的原型。威廉·布拉德肖是哈利街的神经科专家, 在小说中, 他被描绘为对其病人行使压抑性的家长式权威。

17　Lee, *Woolf*, p.146.

18　Virginia Woolf, 'A Sketch of the Past' in Jeanne Schulkind (ed.), *Virginia Woolf: Moments of Being*, 2nd edn. (London: The Hogarth Press, 1985), pp.64—159.

19　DeSalvo, *Woolf*, p.107—8.

20　Woolf, 'Sketch', p.70.

21　DeSalvo, *Woolf*, pp.107—8.

22　同上, p.111。奇怪的是, 虽然德萨尔沃对伍尔夫进行了精神分析式的解读, 认为伍尔夫对母亲朱莉亚·斯蒂芬有一种不健康的恋母癖, 但是她并没有提到后者在 1895 年的死亡似乎也是由流感引起的。流感似乎给斯蒂芬的心脏带来了压力, 导致她在 48 岁时过早死亡。此后不久, 伍尔夫就有了第一次严重的精神崩溃, 她写道, 她的脉搏跳得如此之快, 以至于她 "几乎无法忍受"。Lee, *Woolf*, p.197.

23　参见她 1930 年 2 月 16 日的日记, 引自 Lee, *Woolf*, p.212。

24　Woolf, 'On Being Ill', p.15.

25　Woolf, *The Letters of Virginia Woolf*, II, 1882—1912, Nigel Nicolson (ed) (London: Hogarth Press, 1975), 29 January 1918, pp.213—6.

26　Woolf, *Letters* II, 23 February 1918, p.218.

27　Quoted in Caramango, *Flight*, p.12.

28　同上。

流感大历史: 一部瘟疫启示录

29 Woolf，*Diary* I，10 June 1921，p.125.

30 Lee，*Woolf*，p.209.

31 Woolf，*Letters* II，21 January 1922，p.498.

32 同上，1 March 1922，pp.510—11。

33 同上，16 May 1922，p.526。

34 同上，23 September 1922，p.559。

35 李指出，伍尔夫在其他地方提到了"我神经系统的著名敏感性"。Lee，*Woolf*，p.209.

36 Virginia Woolf，*The Diary of Virginia Woolf*，III，1925—30，ed. Anne Oliver Bell（London：Hogarth Press，1983），16 February 1930，p.287.

37 同上，27 November 1925，p.46。

38 Woolf，'On Being Ill'，p.16.

39 同上，p.14。

40 For further discussion, see Roy Porter，'Doing History from Below'，*Theory and Society*，14（March 1985）：175—98；Flurin Condrau，'The Patient's View Meets the Clinical Gaze'，*Social History of Medicine*，20，3（2007）：525—40.

41 Donne，*Devotions*.

42 Woolf，'On Being Ill'，p.15.

43 同上，p.15。

44 Woolf，*Diary* I，2 July 1918，p.163.

45 同上，10 July 1918，p.165。

46 同上，28 October 1918，p.209。

47 同上，30 October 1918，p.211。

48 同上，17 December 1918，p.229。

49 Virginia Woolf，*Mrs Dalloway*（London：Penguin Classics，1992），p.4.

50 Sutherland Scott［William Clunie Howie］，'The Influenza Mystery'（1938）.

51 Vera Brittain，*Testament of Youth：An Autobiographical Study of the Years 1900—1925*（London：Virago，1978）.

52 Robert Graves，*Goodbye To All That. An Autobiography*（London：Penguin，1998），p.297.

53 同上。

54 Anthony Burgess，*Little Wilson and Big God*（London：Heinemann，1987），p.17—18.

55 Dorothy E.Jack，Letter 5 May 1973，Collier Collection，IWM.

56 Ethel Robson，Letter 16 May 1973，Collier Collection，IWM.

57 Niall Johnson and Jürgen Mueller，'Updating the Accounts：Global Mortality of the 1918—1920 "Spanish" Influenza Pandemic'，*Bulletin of the History of Medicine*，76，1（2002）：105—15，p.115.

58 Albert Camus，*The Plague*（London：Penguin Classics，2002）p.31.

59 我这里说的是劳尔·希尔伯格（Raul Hilberg）1961 年写的《欧洲犹太人的毁灭》（*The Destruction of the European Jews*），以及大屠杀幸存者普里莫·利瓦伊（Primo Levi）1959 年写的《如果这是一个人》（*If This is a Man*）。

60 这一过程始于理查德·科利尔（Richard Collier）1974 年的《西班牙女郎之瘟疫》（*The Plague of the Spanish Lady*），一直延续到 1976 年出版了艾伯特·克罗斯比的《传染病与和平》（*Epidemic and Peace*）。这方面最新的尝试是美国疾控中心在 2008 年发起的一个项目，该项目收集了美国幸存者对这场大流行的描述。美国疾控中心的《大流行性流感故事集》（*Pandemic Influenza Storybook*）采用了"缺乏编辑，让故事讲述者的独特声音被听到"的方式，号称既是口述历史记录，也是参与危机和紧急风险沟通的大流行性流感策划者的"培训教程"。Centers for Disease Control, *Pandemic Influenza Storybook*. http：//www.cdc.gov/about/panflu/ ［accessed 15 May 2012］.

61 Crosby，*Epidemic and Peace*，p.322.

62 Johnson，*Dark Epilogue*，p.180.

A HISTORY OF THE GREAT Influenza Pandemics

第八章

启示录

"健康地图"（HealthMap）是一个在线信息服务系统，可以通过扫描互联网查找有关异常疾病暴发的报告。2009 年 4 月 1 日，当世界大部分地区都在关注东南亚的禽流感时，该系统监测到墨西哥中部一个村庄暴发了一种"神秘的"、类似于流感的疾病。[1]根据"健康地图"监测的墨西哥报纸的一份报告，自 3 月以来，韦拉克鲁斯州拉格洛里亚村（La Gloria）约 60% 的村民感染了一种急性呼吸道疾病，其中两人死亡。[2]五天后，总部位于西雅图的 Veratect 公司也发布了一篇关于韦拉克鲁斯暴发传染病的文章。这家公司使用类似的网页抓取算法在网上搜索关于新出现的传染病的"只言片语"。[3]然而，直到 4 月 10 日，加拿大用七种语言在新闻专线和网站上追踪疾病暴发报告的全球公共卫生情报网（GPHIN）才发现，对这一事件的报道已经传遍全球。数小时内，该报告已转发给世界卫生组织的全球疫情警报和反应网络（GOARN），世界卫生组织日内瓦总部和位于亚特兰大的美国疾病控制与预防中心（疾控中心）都收到了警报。[4]

这些是关于一种新的类似流感的疾病正在传播的最早报道，不久之后，纸媒和电视新闻媒体也开始追踪这个新闻。4 月底，美国疾控中心确认，从拉格洛里亚村一名 4 岁男孩身上采集的拭子样本证实了一种新的甲型猪流感病毒的存在，并且在美国加州的两名小学生身上也发现了同样的病毒。2009 年的猪流感恐慌就这样暴发了。[5]当记者们涌向拉格洛里亚村为这名被称为墨西哥"零号病人"的四岁男孩拍照时，当墨西哥城当局宣布为预防起见关闭该市的学校时，世界卫生组织开始定期发布关于疫情蔓延的"警报"。[6]这一进程于 2009 年 6 月 11 日达到高潮，因为这天世界卫生组织总干事陈冯富珍宣布将警戒级别设为"6 级"，这是疫情已经发展为"大流行"的正式信号。[7]她在日内瓦通过卫星直播直接向全球电视观众解释说：

> 以前的疾病大流行都没有这么早被发现或从一开始就得到这么仔细的实时监测。全世界现在可受益于过去五年间投资于大流行防范工作所产生的效益。[*]

据陈冯富珍说，世界卫生组织的流行病学监测系统让世界卫生组织赢得了先机。然而，尽管这让世界卫生组织处于有利地位，她也警告说，"在数据有限并在科学方面存在相当大的不确定性时，这也产生了对建议和鼓励的需求"[**]：

> 由于各国进行了仔细的监测、彻底的调查和坦诚的报告，我们已对病毒的传播以及可造成的一系列病症有了一定的初步了解。我们也知道，这种初步的片面观察结果可很快发生变化。病毒是不可预测的，而这种病毒与所有流感病毒一样，可随时发生变化，没有规律或理由。[8][***]

陈冯富珍对流感的描述反映了人类至今对该病毒的科学"知识"的可能性和局限性。与19世纪不同，当时没有流感的诊断测试，许多医生认为"流感"是一种疑似诊断，到了2009年，世界卫生组织的科学顾问们毫不怀疑墨西哥暴发的是流感，是一

---

[*]　译文引用自央视网网站。
[**]　同上。
[***]　同上。

场大流行的先兆。不仅从标本中检测出甲型 H1N1 流感病毒，美国疾控中心的科学家们还使用最新的分子技术深入研究该病毒的基因组，确认它也是一种新的亚型，包括来自人类、禽类、欧亚和北美猪流感毒株的基因片段。这样的"三重重组"病毒在北半球春天的出现是非比寻常的。病毒是从北美的动物宿主身上传播开来的，而不是从东南亚传播出来的，这也是不同寻常的，因为大多数流感专家预测的下一次大流行的来源地将是东南亚。几年前，对 1918 年保存下来的尸检材料的分析使研究人员能够重构西班牙流感病毒，并确定它是一种高致病性的 H1N1 病毒，含有大量源自鸟类的基因。[9] 2009 年的猪流感与西班牙流感具有相同的基本遗传密码，这一事实突显了它与 1918 年流感的相似之处，当时流感也是在春季和初夏出现在北半球。专家们推断，如果 2009 年的猪流感遵循同样的模式，后果可能是灾难性的。一位英国科学家甚至提出了对猪流感与 H5N1 禽流感病毒结合产生"世界末日"毒株的忧虑。[10]

尽管大多数评论者将其与 1918 年的西班牙流感相提并论，但 1890 年的俄国流感可能是更好的参照。尽管俄国流感是在中亚而不是在北美暴发的，但在 1890 年，既没有像 1918 年那样爆发了激烈的战争，也没有审查制度来干扰那些可能被视为令平民不安的新闻的传播。正如 2009 年互联网让"健康地图"和其他疾病追踪网站的用户能够基本上实时监控拉格洛里亚的疫情，1890 年，全球的电报使维多利亚时代的报纸订户在疫情发生 24 小时内就知道了圣彼得堡的疫情。就像 1890 年时记者被指责为"通过电报传播传染病"一样，2009 年耸人听闻的新闻报道也引发了类似的指责，即媒体引发了恐慌情绪。就在陈冯富珍宣布疫情之前不久，墨西哥城一位博客作者在《卫报》上抱怨说："猪流感已经感染了我和 2 000 万邻居的大脑，他们感染的不是流感而是一种可怕的、十分强大的恐惧。"他警告说，这种恐惧是"有毒的"，似乎"没有已知的治疗方法"。[11] 伦敦大学圣乔治学院药物政策专业荣休教授乔·科利尔（Joe Collier）持同一观点。他在一家医学博客网站上写道："当前的猪流感大流行的一个特点就是它带来了一种普遍的恐惧感。"[12] 1890 年，《柳叶刀》曾试图在其所谓的对流感的"病态恐惧"和"鲁莽的漠不关心"之间取得平衡。2009 年，《柳叶刀》发现自己遇到了与当时同样的情况，因此它建议"需要保持警惕，但不用惊慌失措，做好准备，一旦出现类似流感的症状，就在家中自我隔离。"[13] 实际上，令人吃惊的是，虽然英国卫生部与欧洲其他国家一样采取了防范措施，因为担心大流行迫在眉睫而提前储存了数十万剂抗病毒药物，但是当疫情最终到来时，英国的首席医疗官采取了许多在以前的疫情中被证明行之有效的措施，即保持社交距离和对病人进行隔离。正如在 19 世纪 90 年代，病人被告知，如果对自己的症状有疑问要寻求医疗咨询，同样，在 2009 年，英国卫生部敦促那些怀疑自己感染了流感的人待在家里，并致电政府的专门热线寻求诊断建议。遗憾的是，这些安抚公众的努力并没有完全成功，例如在 7 月 23 日，焦急的呼叫者让英国国家流感大流行服务系统的网站不堪重负，不得不关闭。[14] 卫生官员和科学家指责媒体造成了恐慌，但记者们声称他们只是信使，真正的罪魁祸首是世界卫生组织和英国卫生部。毕竟，是世界卫生组织宣布了 6 级警戒，并宣布猪流感的进一步传播"不可避免"，在 6 级警戒发布后不久，英国卫生部门的负责人警告说，根据 1958 年和

流感大历史：一部瘟疫启示录

1968 年大流行病数据的数学模型，英国要为多达 6.5 万人的死亡做好准备。[15]《卫报》的专栏作家西蒙·詹金斯（Simon Jenkins）说，这纯粹是"危言耸听"，"就连'哈哈勋爵'威廉·乔伊斯（William Joyce）也不会像英国卫生部门这样制造让人丧失信心的恐慌。"[16]

事实上，这绝不是有关专家和政策制定者所设想的最坏的结果。就在两年前，为了应对当时在东南亚流行的 H5N1 禽流感病毒可能引发大流行的担忧，英国卫生部和内阁办公厅设想了一个更令人担忧的可怕场景。这一次，政府的预测不是基于 20 世纪最后两次大流行，而是基于第一次大流行，即 1918—1919 年的西班牙流感。流行病建模者指出，1918 年流感的病死率为 2.5%。假设有 1/4 的英国人感染了禽流感，这将导致多达 37.5 万人死亡。然而，报告指出，在 1918 年的一些人口群体中，累计发病率高达 50%。假设病死率为 2.5%，这可能造成多达 75 万人的"超额死亡"。[17] 当然，2009 年的猪流感在全球造成的死亡人数仅为 18 000 人，与英国季节性流感严重年份的死亡人数大致相当。[18]

禽流感和猪流感不在本书的讨论范围之内。通过提到一些关于它们可能造成的危害的更荒诞不经的预测，我只想提请大家注意 1918—1919 年大流行所造成的长期历史阴影，以及本书中描述的统计话语现在经常被有关专家和政策制定者引用的方式。正如文化历史学家迈克·戴维斯（Mike Davis）在 2005 年关于禽流感"大流行恐慌"的背景下指出的那样：

> 根据世界卫生组织的说法，1918—1919 年世界末日大流行是"人类历史上最致命的疾病事件"，是公共卫生界对

禽流感迫在眉睫的威胁最担心的模板。[19]

正如我们在前几章中看到的，这些话语可以追溯到 19 世纪中期，当时的卫生改革者通过揭示决定流行病流行的潜在条件，来实现"消除恐慌"的目的。我曾说过，这种话语很大程度上是历史流行病学和 19 世纪"印刷数字雪崩"的产物。正是这些统计话语，通过回溯性地揭示出先前医生和一般公众所不知道的高死亡率，使流感的流行和大流行形式首次为医学科学所知。同时，这些话语也被用来对未来的流行病和大流行事件进行预测，而这些预测只能让人们注意到某些社会群体和年龄段面临的疾病和死亡风险上升。

19 世纪 90 年代初，医学界和媒体对这些话语的放大加剧了人们对流感的普遍恐惧。特别是在大流行的早期阶段，对流感的担忧源于社会快速变化和资产阶级衡量男性表现的标准所引发的文化焦虑。与神经衰弱一样，这种焦虑可能与"过度工作"和疲劳的概念有关。然而，到了 19 世纪 90 年代后期，流感越来越多地借用了堕落与世纪末艺术和情感风格的比喻。结果，就像神经衰弱的诊断被视为世纪末敏感男性的荣誉徽章一样，作为流感后遗症的疲劳和精神错乱也可以唤起对男性智力劳动的类似同情。然而，尽管流感在 19 世纪 90 年代成为精神病学越来越感兴趣的话题，却往往会逃避卫生管制。其结果是，除了流感威胁到政府的主要职能（使主要政治家和公务员生病）或威胁到商业和金融的发展（让铁路工人和英格兰银行的雇员生病），它从未成为国家医药或强制卫生制度的对象。用弗吉尼亚·伍尔夫的话来说，流感是一种每个个体都必须自己讲述的疾病。

在 19 世纪晚期，流感往往被认为是一种千变万化的斯芬克斯一样的疾病。这一特征赋予它相当大的隐喻灵活性。为了描述这些品质，我采用了叙事学和情感学的方法。根据官方出版物、报纸报道、医学期刊以及知名医生和名人患者的描述，我指出流感的"现代"概念是 19 世纪 90 年代最早出现的"了解"这种疾病的医学和科学新方法的产物。然而，这个过程并不是在真空中发生的，而是受到医学评论员和大众新闻媒体不断放大的影响。事实上，本书的中心论点之一是，尽管流行病一直是知识生产的场所，传染病的媒介化是一种"现代"现象，这一过程可以追溯到 19 世纪后半叶电报和大众报纸市场的发展。这些新的通信技术和新的消费新闻的方式相结合，将俄国流感从一种对健康和社会有短暂影响的科学新事物，转变为大众媒体现象和轰动与恐惧的对象。

对流感的恐惧部分是医学统计学和细菌学的产物，部分是最新的神经病理学理论的产物，可以通过对旨在调节对传染病的情感和社会反应的生命政治话语的研究来更好地理解。通过追溯大流行间隔期的这些话语，可以看出，在英国处于和平时期时，对流感的恐惧成为精神病学的研究对象，成为生命政治和生命权力的工具。相比之下，在第一次世界大战期间，恐惧的政治化和对负面情绪的更严格的管控淡化了与西班牙流感相关的风险，破坏了规范民众应对流感的医疗努力。

然而，虽然科学知识推动了关于流行病和大流行的生命政治话语的发展，但流感也有一种不同寻常的能力，可以反映其他形式的话语。这种灵活性是流感变化多端的症状和隐喻流动性的结果。就像病毒不断地改变它的基因特征一样，流感也在不断地改变它的文化身份。通过追溯流感在世纪末和爱德华七世早期的文化产物，可以看到，在俄国流感大流行的最初阶段，流感利用了人们对全球化和新的交通与通信技术的担忧。到了第二波和第三波大流行，人们认识到流感是一种传染病，在封闭的机构和密闭的空间里传播得更快，这些焦虑越来越集中在工作场所，利用了社会对疲劳、堕落和现代城市生活方式压力的关注。到了19世纪90年代中期，随着对流感的神经后遗症越来越熟悉，精神科医生们观察到精神病患者可能陷入的抑郁和绝望的深渊，流感被认为主要是一种神经系统疾病。

然而，到了世纪之交，流感的文化身份再次发生了变化，这一次利用了人们日益加剧的对城市化和国家效率的担忧。我认为，布尔战争加剧了这些担忧。因此，保卫尔牛肉汁和其他专利药物的广告大量出现，它们利用流感的隐喻性繁殖力，将英国在国内外同时面临的威胁进行了比较。然而，正是在第一次世界大战期间，这些军事化的隐喻达到了巅峰。其结果是西班牙流感没有被认为是一个生物偶然性和历史偶然的问题，1918—1919年的流感大流行被视为战时状况以及战争给平民带来的巨大压力的产物。与此同时，我认为，战时宣传话语起到了抑制情感反应的作用，而情感反应曾是1889—1893年大流行的一个显著特征。

然而，如果说20世纪20年代的西班牙流感对观察者来说只是第一次世界大战的偶然事件，到了20世纪80年代，1918—1919年的大流行获得了新的历史意义。这种历史修正主义最明显的表现是，对那场大流行造成的全球死亡率的估计被不断提高。例如，1920年，卫生部估计大约有15万英国人死于这场大流行，仅在英属印度就有600万人死亡。[20]七年后，芝加哥大学的细菌学专家乔丹（E.O.Jordan）在为美国医学会进行的一项流行病学调查中估计，全球死亡人数不低于 2 160 万。[21] 1991 年，帕特森（Patterson）和派尔（Pyle）呼吁进一步向上修正，"保守"估计全球死亡人数为 3 000 万人。[22] 在 2002 年，利用新的数据和经过修订的计算"超额死亡率"的方法，约翰逊（Johnson）和穆勒（Mueller）认为全球死亡人数为 5 000 万人。然而，他们承认，即使这可能也不是最终结论，由于缺少许多国家的数据，并且很难区分流感造成的死亡和肺炎等并发症造成的死亡，真实的死亡人数可能在 1 亿人左右。[23]

结果，今天，1918—1919 年的大流行被认为是现代典型的大流行疾病，是我们所有末日般的未来的模板。但是，如果 1918—1919 年的大流行是一个独一无二的、永远不会重复的事件呢？如果流感病毒不遵循任何既定的生物模式或流行病学周期，会怎么样呢？如果流感过去的特征没有为未来提供指导，而是使现在不稳定，表明过去是一系列偶发事件，又会怎么样呢？这是流感继续向医学历史学家和有关专家与政策制定者提出的"谜题"和挑战。

这些都不是我想要探讨的问题，我也不相信现代科学能在短期内解决这些问题，因为流感太变化多端了。杰弗里·陶本伯杰（Jeffery Taubenberger）和大卫·莫伦斯（David Morens），这两位分别在流感病毒学和流行病学方面的世界顶尖专家指出，尽管微生物学、免疫学、疫苗学和预防医学在 20 世纪取得了巨大的进步，流感研究人员仍然无法预测新的大流行毒株何时出现，也无法预测它们在出现时将对人类产生怎样的影响。因此，他们指出：

近几十年来，随着我们对流感病毒的了解急剧加深，对于大流行出现的决定因素和可能性，我们变得越来越不确定。[24]

事实上，尽管陈冯富珍称 2009 年的大流行是第一次从一开始就被密切地实时监测的大流行，这两位专家指出，事实上，"没有人预测到 2009 年 H1N1 流感大流行病毒的出现，就目前的了解而言，我们怀疑是否有人能够准确预测未来的流感大流行。"[25]

虽然我们可能依然无法预测大流行的暴发，但我们肯定更有能力跟踪其进展并组织有效的公共卫生应对措施。在 1890 年，人们没有办法监测尤卡坦半岛、蒙古或地图上其他"寂静空间"发生的疫情。如今，尽管世界卫生组织可能还存在缺陷，但它在通过电子疾病报告系统监控新病原体方面拥有无与伦比的能力。此外，和 1918 年一样，1890 年没有流感疫苗或抗病毒药物储备，也没有抗生素来治疗肺炎球菌感染和其他与流感有关的细菌感染。医生所能提供给病人的只是姑息治疗，并辅以久经检验的医学妙方，如缓解发烧的奎宁、缓解疼痛的吗啡和减缓心跳的洋地黄。19 世纪 90 年代的病毒尸检材料没有保存下来，所以现代科学家无法研究俄国流感的基因组，但是，这种高死亡率很可能不是这种病毒的特殊致命性导致的，而是由于这种感染的广泛发病率。正如丘吉尔所指出的那样，流感面前无贫富之分，当三分之一到一半的人口受到影响时，即使是低死亡率也会造成大量死亡。正如《展望》杂志的一名社论作者在 1900 年流感反复流行的十年结束时所指出的那样："流感依旧来势汹汹，让人精疲力竭，令人害怕，但是相对来说危害并不大。一条毯子，一个枕头，如果合理使用，仍然可以完全防止 99% 的流感袭击。"[26]

在一个全球通信速度更快的时代，在一个因信息技术的扩张而变得更小、更让人紧张的世界，我们最好记住这一结论：归根结底，流感只是流感而已。当然，流感仍然值得我们重视。

注释

1 'Influenza A（H1N1）Virus, 2009—Online Monitoring', *New England Journal of Medicine*, 360, 21（21 May 2009）：2156—7.

2 同上。

3 〈http：//digitaljournal.com/article/27, 1720〉［accessed 12 Oct. 2012］.

4 见注释 1。

5 'Swine influenza A（H1N1）Infection in Two Children-Southern California, March-April 2009,' *Morbidity and Mortality Weekly Report*, 24 April 2009, 58, 15：400—2.

6 Jo Tuckman, " 'My head hurt a lot' —child who could reveal origin of swine flu outbreak", *Guardian*, 29 April 2009.〈http：//www.who.int/mediacentre/news/statements/2009/h1n1 _ 20, 090427/en/index.html.〉［accessed 22 Dec. 2009］.

7 〈http：//www.who.int/mediacentre/news/statements/2009/h1n1 _ pandemic _ phase6 _ 20, 090611/en/index.html〉［accessed 22 Dec. 2009］.

8 同上。

9 Jeffery K.Taubenberger, A.H.Reid and T.G.Fanning, 'Capturing a Killer Flu Virus', *Scientific American*, 292, 1（Jan 2005）：48—57.

10 这一预测是由圣巴塞洛缪医院和伦敦医学院的病毒学家约翰·奥克斯福德（John Oxford）在 2009 年 4 月接受 BBC 采访时做出的。'UK homes to get swine flu advice,' *BBC News* 29 April 2009.〈http：//news.bbc.co.uk/1/hi/80, 23977.stm〉［accessed 28 February. 2011］.

11 Daniel Hernandez, 'In Mexico City, the infection is fear', *Guardian*, G2, 5 May 2009, pp.10—11.

12 'Joe Collier on Swine Flu and the Ministries of Fear', *BMJ Group Blogs*, 4 November 2009. 〈http：//blogs. bmj. com/bmj/2009/11/04/joe-colliers-onswine-flu-and-ministries-of-fear/〉 ［accessed 12/10/2012］.

13 Editorial, 'Swine Influenza: How Much of a Global Threat?', *The Lancet*, （2 May 2009）, Vol.373, p.1495.

14 'Swine flu website overwhelmed by demand as new cases double in a week', *Guardian*, 24 July 2009, p.1.

15 'Swine Flu: 65, 000 Deaths is UK's Worst Case Scenario,' *Guardian*, 16 July 2009.

16 Simon Jenkins, 'Just Two months of Swine Flu Sniffles and Madness Reigns', *Guardian*, 21 July 2009.

17 Cabinet Office and Department of Health, '*Pandemic Flu: A National Framework for Responding to an Influenza Pandemic*', 22 November 2007, pp.26—7. http://www.dh.gov.uk/en/Publicationsandstatistics/Publications/PublicationsPolicyAndGuidance/DH_080, 734 [accessed 4 Mar 2011].

18 Pandemic (H1N1) 2009—update 112. 〈http://www.who.int/csr/don/2010_08_06/en/index.html〉 [accessed 15 Oct. 2012].

19 Mike Davis, *The Monster at Our Door, The Global Threat of Avian Flu* (New York, NY: New Press, 2005), p.24.

20 Ministry of Health, *Report on Pandemic* (London: HMSO, 1920), p.iv, 383.

21 Edwin O.Jordan, *Epidemic Influenza, A Survey* (Chicago, IL: American Medical Association, 1927), p.3.

22 Kevin D.Patterson and G.F.Pyle, 'The Geography and Mortality of the 1918 Influenza Pandemic', *Bulletin of the History of Medicine*, 65, 1 (1991): 4—21, p.13.

23 Niall Johnson and Jürgen Mueller, 'Updating the Accounts: Global Mortality of the 1918—1920 "Spanish" Influenza Pandemic', *Bulletin of the History of Medicine*, 76, 1 (2002): 105—15, p.115.

24 Jeffery Taubenberger and David Morens, 'Influenza: The Once and Future Pandemic', *Public Health Reports*, 125, 3 (April 2010): 16—26, p.24.

25 同上, p.23。

26 'The Influenza', *Outlook*, 6 January 1900, p.738.

A HISTORY OF
THE GREAT
Influenza
Pandemics

附　录

死亡与统计学回顾

1920 年，当时英国卫生部统计部门的负责人梅杰·格林伍德认为，19 世纪 90 年代迎来了流感历史上"一个新的周期"。以前流感是偶发的，英国每一代人都会经历一两次，但是在 19 世纪 90 年代，流感的特征已经发生了变化，与维多利亚女王统治早期相比，暴发的时间间隔更短，致命性也更强。[1]他指出，从 1890 年到 1920 年，伦敦每年死于流感的人数从未少于 496 人，其中有 13 年超过了 1 000 人。此外，格林伍德观察到，自 1899 年到 1890 年俄国流感首次暴发以来的 25 年里，"有五波流感完全可以用'暴发'或'流行'来形容，并值得媒体关注。"[2]

格林伍德的历史反思受到了西班牙流感的启发，他认为西班牙流感是一种"毁灭性的力量"，仅次于 14 世纪的黑死病和更早的查士丁尼瘟疫。[3]问题是，流行病学是否能够预言这种灾难性的事件。格林伍德认为答案是肯定的。他相信最新的"算术方法"，认为当有长序列的数据（如登记总署从 19 世纪 50 年代开始的伦敦死亡率周报）可用时，流行病学家可以绘制出流行病的起起落落以及它们之间的间隔。格林伍德指出，利用这些序列和模式来推算，应该有可能预测未来流行病的发生并减轻其影响。他批评说："一些没有充分关注这个问题而妄加反对的人，他们的观念是宿命论，这就相当于假定流行病是不可避免的，从而剥夺了卫生管理取得成功的任何希望，而实际情况与此恰恰相反。"[4]

在做出这样的断言时，格林伍德借鉴了至少可以追溯到威廉·法尔的流行病学传统。正如我们前面指出的那样，早在登记总署的第二份年度报告中，法尔就提出，城市人口健康状况的恶化并非不可避免。他认为，生命统计研究是健全公共卫生管理的基础，是一种预测科学，通过揭示过去的模式，可以有助于塑造一个更加美好的未来。格林伍德为自己兼具历史学和流行病学背景而自豪，他不像法尔那样认为只要了解这些模式，就能以某种方式"消除恐慌"。[5] 相反，他认为，借助最新的统计学方法，流行病学专家可以梳理出"有利于"流行病产生的条件，"并采取相应措施，不是要试图根除流行病，而是可以减轻其破坏性，甚至将其完全遏制住。"[6]

本章不会过多地关注格林伍德对数学预测能力的信心，无论如何，他后来还是放弃了这种信心，而是聚焦于通过对 19 世纪 90 年代流行病的回顾性统计分析，来阐明流感的流行病学特征是怎样确立流感作为现代典型的流行性疾病这一概念的。[7] 在格林伍德试图利用最新的统计技术来"解读"流感的流行病学特征的过程中，他受到了 1918—1919 年大流行的启发，因此，我认为这种尝试是一种叙事形式，它将格林伍德在 19 世纪 90 年代看到的"新的周期"与西班牙流感的毁灭性经历联系起来。从历史学的角度来看，这使格林伍德的流行病学理论既是更广泛的末日话语的原因，也是其结果，这种话语既可以被投射到过去，以理解 19 世纪 90 年代和 20 世纪初流感的特征，也可以被投射到将来，对未来可能会发生的破坏性大流行病做出预测。

正如苏珊·桑塔格所言，这种末日话语的一个后果是，它们在"我们所面临的流行病和（根据目前的统计推断）可能会面临的流行病"之间制造了一道鸿沟。桑塔格称后者为"迫在眉睫的、但尚未实际发生、也无法真正把握的灾难"。其结果是"一种永恒的现代场景：末日迫近……但并没有发生。"[8] 我认为，俄国流感和维多利亚时代晚期流感的严重复发就是这种末日迫近的例子，虽然这些流行在当时没有特别大的破坏性，但回顾起来却具有重大的历史意义。

周期和模式

格林伍德并不是第一个引起人们关注流感"新的周期"的人。1894年，在帕森斯关于俄国流感流行的第二份报告发表后不久，历史流行病学家查尔斯·克赖顿（Charles Creighton）在他的两卷本《英国流行病史》（*A History of Epidemics in Britain*）中指出：

> 19世纪末的流感流行和其他时期的主要区别在于它连续三个季节爆发，第一次复发比最初的暴发更致命，而第二次复发比第一次复发更致命（至少在伦敦）。[9]

根据克赖顿的研究，尽管对以前历史记录的调查显示，1727—1729年和1780—1785年的流行病"周期"长达两年或更久，但他在历史上找不到像1889—1894年那样流感在连续四个季节复发的例子。在克赖顿宏大的流行病学方案中，流感似乎是一种无法用简单化的科学来解释的疾病。援引西德纳姆关于流行病"气候"的观点，克赖顿认为"必须寻找一种广泛、全面而稳定的东西，如果不是宇宙性的，那就是地球性的。"[10]

西德纳姆关于流行病"气候"的概念是出了名的不好理解。它的核心是这样一种信念，即通过对地学、气象，甚至宇宙条件的关注，历史流行病学可以解释为什么某些疾病通常间隔几十年或几百年会突然发作，并集中于一种常见的临床形式。[11] 克赖顿不是第一个也不是最后一个从西德纳姆那里汲取灵感的历史流行病学家。1789 年，美国词典编纂者诺厄·韦伯斯特（Noah Webster）出版了一部全面讲述历史上大流行病的著作，试图将当时在美国东北部肆虐的黄热病流行与摩西和法老时代的流感和瘟疫联系起来。[12]韦伯斯特认为这种暴发可以追溯到由地震和火山爆发引起的高层大气中的电干扰。虽然到了 19 世纪 90 年代，这些理论看起来越来越异想天开，但在他的书中，克赖顿赞许地引用了韦伯斯特的话，指出韦伯斯特并不认为这些电干扰是流感的直接原因，而是认为"它们表明了某种隐藏的原因，它不仅会导致流感，还会导致卡他"。克赖顿认为，通过这种方式，韦伯斯特明白了流感是"流行病学的关键"。[13]

对于就西德纳姆的理论进行的这种"神秘的解释和延伸"，格林伍德并不感兴趣。对他来说，西德纳姆流行病"气候"的价值在于，它引起了人们对疾病在不同时期临床表现发生变化的关注，而这些变化趋同于一种常见临床症状的方式取决于当年的"气候"。他解释说："用现代术语来说，这意味着在评估疾病对发病率和死亡率造成的总体影响时，非特异性的原因与特异性原因同样重要。"[14]问题是，在 1837 年设立英国登记总署并每周定期报告死亡人数之前，这种联系只能根据当时编年史学家留下的轶事性历史记载和描述来建立。根据格林伍德的说法，有些历史记载表明，在 1675—1688 年和 1782—1783 年，可能有连续的流感浪潮导致死亡率升高。然而，直到 1838 年之后，登记总署的年度统计报告才使历史流行病学家发现了流感流行与肺炎和支气管炎等疾病造成的"超额"死亡率之间的联系，直到 1918 年，流感的"新的周期"才被跨度长达 60 年的一连串死亡率报告所证实。这些数据显示，在 1890 年之前的 25 年里，伦敦每年死于流感的人数从未超过 64 人。然而，随着俄国流感的暴发，这种情况戛然而止。例如，在 1891 年，大约有 2 336 名伦敦人死于流感，而在 1892 年，死于流感的人数几乎同样多。1895 年，伦敦的流感死亡率再次超过 2 000 人，而 1893 年、1898—1900 年、1902 年、1908—1909 年和 1915 年的死亡率都超过了 1 000 人。接下来的一年，也就是 1918 年，死亡率飙升，伦敦的死亡人数接近 1.3 万人。正如格林伍德所说："1890 年之后，好景再也无法恢复……流感卷土重来、流感再输入等说法，都只是一种修辞手法，自 1889 年以来，流感就再也没有离开过。"[15]

格林伍德并不是唯一一个注意到这种变化的专家。在回顾 1907 年的流感死亡率时，时任布赖顿卫生医官的亚瑟·纽肖尔姆也有了类似的发现。他注意到 1891 年、1895 年和 1889—1890 年的死亡率急剧上升，并将其与 1848—1855 年的较低死亡率进行比较，从而指出，从 1890 年到 1904 年，流感"不断出现"的次数比上世纪中期"多得多"。事实上，除了 1847—1848 年的大流行，以及 1850—1851 年和 1857—1858 年的小规模爆发外，他发现 19 世纪下半叶流感造成的死亡率有所下降。相比之下，1889—1893 年大流行的死亡率一直高于前十年，流行病复发的时间间隔大大缩短，纽肖尔姆将这种情况归因于"英格兰和威尔士不同地区居民之间更密切的接触"。[16]

"地方性"流感

纽肖尔姆的担忧既来自他在基层的经历，也因为他越来越认识到流感作为一种城市中心地方性疾病的"复杂性"。[17] 例如，在

1891 年至 1992 年的冬天，他就注意到，伦敦人在圣诞节和新年期间在布赖顿度假，从而将流感带到这个海滨度假胜地，使这里的死亡率上升到 60.9‰。[18] 他担心由于布赖顿靠近伦敦，老年人和正在康复的人群会面临更大的风险，而 1889—1900 年的疫情进一步加剧了这种担忧，因为这场疫情导致了英格兰和威尔士 16 245 人死于流感，这是自 1891 年以来的最高纪录，伦敦南部和西部的城市受害尤其严重。《英国医学杂志》指出，受影响最严重的南部城市是普利茅斯，12 月底的死亡率达到了 49.7‰，紧随其后的是布赖顿（44.9‰）、朴次茅斯（42.4‰）和克罗伊登（40.5‰）。虽然普利茅斯离伦敦很远，但《英国医学杂志》认为，对这种模式最好的解释是，这些城市靠近大都市，伦敦作为一个"巨大的感染地"，不断地"煽动"着流感的"余烬"。《英国医学杂志》认为，伦敦较低的死亡率（37.1‰）不能被视为流感在首都流行程度的准确衡量，因为这个数字是在一个大得多的大都市区域内统计出来的。关键的因素是，伦敦的"设施让感染在足够大的范围内流动"。[19] 对包括纽肖尔姆在内的其他卫生专业人士来说，这个观点是有道理的。纽肖尔姆注意到，布赖顿绝大多数的死亡都发生在 70 岁以上的老年人身上，因此他再次将这里死亡率的上升归咎于与伦敦的密切联系和高比例的正在康复的老年人：

> 在流感如此普遍流行的时候，高死亡率是布赖顿必然要付出的代价，因为它是英国最大的度假胜地。[20]

把伦敦和其他大型城市中心视为疾病的蓄水池和孵化器的想法由来已久。早在 1847 年，法尔就将伦敦人健康状况的恶化和预期寿命的缩短归咎于他们所处的恶劣环境。在法尔看来"200万人呼吸出来的致病雾霭已经在伦敦上空盘旋了几个世纪"。[21]公共卫生条件的改善，加上医院隔离和疫苗，使霍乱、斑疹伤寒等疾病以及麻疹和白喉等儿童杀手逐渐消失。然而，正如门德尔松所说，在世纪之交，它们被新的疾病所取代，比如流感、昏睡性脑炎和流行性脑脊膜炎，这些疾病似乎对卫生改革和旨在中断传染性微生物传播的细菌学干预措施反应迟钝。这些疾病主要是由病毒引起的，既是流行病，又是地方病，似乎是与城市人口大规模聚集有关的多种呼吸系统疾病和神经系统疾病的一部分。[22]根据门德尔松的说法，这种新的流行病学复杂性的一个结果是，希波克拉底关于易感性和环境在疾病诱因中的作用的理论重新进入人们的视野。另一个结果是强调了"健康携带者"的作用，这些人没有表现出疾病的临床症状，但他们可能携带病毒并将其传播给其他易感个体。因此发生了一种范式转变，流行病不再被视为从外部入侵英国和其他欧洲发达国家的外来传染病，而是"从内部"产生的疾病。[23]

和纽肖尔姆一样，格林伍德认为维多利亚时代晚期和爱德华七世早期英国大规模的流感流行很可能是经济和人口结构变化的结果，例如生产活动在大工厂的集中和郊区的发展。然而，在缺乏更好的病毒学和免疫学证据的情况下，流行病学家只能推测这种人口"混合"对流感的毒性和传播的影响。[24]通过对统计数据的分析，格林伍德认为流行病学更有理由被认为是一门与细菌学一样严肃的科学。作为伦敦东区一名医生的儿子，格林伍德在伦敦医院伦纳德·希尔（Leonard Hill）的实验室当学生时就对医学统计产生了兴趣。在那里，他受到了优生学思想家、伦敦大学学院生物统计学院创始人卡尔·皮尔逊的影响。皮尔逊的《科学的规范》（*Grammar of Science*）提倡使用从生物变异研究中衍生出来的复杂数学工具。意识到生物统计技术可能会彻底改变流行病学，格林伍德接受了皮尔逊的思想，并向他请教如何在医学研究中使用新的统计方法，两人的合作就这样开始了。1910 年，格林伍德被任命为李斯特研究所的首席统计学家，几年前他还加入了英国皇家医学学会的流行病学分部，因此成为皮尔逊生物统计学方法的主要倡导者，名声大振。[25]

格林伍德不但对医学统计很感兴趣，对历史也很感兴趣，他能够面向普通读者，用清晰的语言表达复杂的数学思想，因此成为流行病学事业的有力宣传者。约翰·布朗利（John Brownlee）也对生物统计学很感兴趣。他也是皮尔逊的弟子，1914 年被任命为新成立的医学研究委员会的统计主管。[26] 1918 年夏天，当一波新的流感席卷不列颠群岛时，他们迎来了挑战。利用皮尔逊最新的"曲线拟合"方法，格林伍德和布朗利决定看看他们能否测量出西班牙流感第一波的对称性，并将其与 19 世纪 90 年代的前几波进行比较。[27]

预测大流行

正如我们所见，在关于俄国流感流行的第二份报告中，帕森斯已经确定了三波感染。第一波差不多是在 1889—1890 年冬天，之后是 12 个月的间歇期。第二波开始于 1891 年 3 月，从春天持续到初夏。接着是短暂的 3 个月的间歇期，到了 1891 年 10 月，第三波开始了，一直持续了整个冬天。[28] 通过分析伦敦医院的住院记录，他还观察到，1890 年冬天的第一波疫情突然而至，在暴发三周后达到高峰，之后又迅速下降。相比之下，1891 年 5 月—6 月暴发的第二波疫情更为缓慢和漫长，但最终被证明更具致命性，1892 年 1 月—2 月的第三波疫情也重复了这一模式。正如帕森斯在他的第二份报告中所说："与 1889—1890 年的疫情相比，后来的两波疫情速度更加缓慢，并且可能感染的人数也更少，但是持续的时间更长，死亡率也更高。"[29] 在大致同一时期，北美和欧洲大陆也发生了类似的几波疫情，这一事实表明俄国流感是一种普遍现象，也表明将 1889—1892 年间的三波疫情视为大流行的决定性年份是有道理的。然而，流感大流行分三波发生，第一波相对温和，第二波比第三波更严重，这种观点总是有些武断，是对过去特定流行病学"解读"的一种建构。事实上，帕森斯在他的两篇报告中都没有使用"大流行"这个词，也没有试图给出一个定义。他使用的是第几波这个说法。因此，当 1893 年 1 月出现严重的流感复发时，帕森斯将其描述为流感的"第四波"，到了 1893 年 11 月，又一次暴发持续到 1894 年新年，帕森斯将其称为"第五波"。[30]

1894 年 1 月，在第五波流感正在消退之际，弗兰克·克列莫在《柳叶刀》上发表了一篇文章，明确指出俄国流感是一种大流行。他指出，自从流感首次以流行病形式暴发以来，它在这四年里"从未完全消失"，因此"流感大大小小的流行的整个时期可以统称为流感的最新大流行。"[31] 然而，克列莫并没有尝试对其做出定义，他对 1890—1894 年这一时期的随意态度表明，大流行在很大程度上仍然取决于观察者的认识。[32]

有趣的是，第一个认真尝试定义这个与流感有关的术语的人不是流行病学家，而是临床医生和病理学家。1898 年，曾经在慕尼黑和科隆市立医院亲眼目睹了这场大流行的奥托·莱希滕斯特恩（Otto Leichtenstern）指出，俄国流感是一种"新疾病"，只有综合最新的流行病学、临床医学、病理学和细菌学知识才能理解它。[33] 通过梳理关于历史上流感暴发的文献，他指出，这些暴发不能被定性为流感的流行或大流行，因为在 1889 年之前缺乏足够的医学诊断工具。相比之下，1889—1890 年的大流行正好赶上了医学专业化时期，在这一时期，在实地、诊所和实验室工作的研究人员能够分享和整合他们的研究成果。他认为，正是这些研究确定了俄国流感作为"世界性流行病"和"严重的一般性传染病"的身份。[34] 在他看来，俄国流感是一种大流行，这种疾病广泛的地理分布证明了这一点。因此，他援引用赫克萨姆 1750 年将流感作为流行病的描述。[35] 然而，莱希滕斯特恩认为，使俄国流感不同于先前的流感流行和大流行的是，细菌学家确定了这场流感是由法伊弗氏杆菌造成的。因此，他将真性流感的大流行定义为由这种杆菌引起的全球暴发，而把地方性真性流感定义为这种杆菌的"残余细菌"引发的零星的疫情暴发。[36] 然而，到 1919 年，这种对法伊弗氏杆菌作为流感大流行标志的信心开始消退，因为大西洋两岸的研究人员都报告说，在许多被认为是西班牙流感的病例身上分离这种杆菌的尝试都失败了，但是在没有这种疾病症状的病例身上却经常可以发现这种杆菌。[37] 这些怀疑最早出现在 1899 年，当时包括法伊弗本人在内的德国研究人员在大多数临床病例中都没有发现流感嗜血杆菌。1905 年，在伦敦一场轻微的流感流行期间，伦敦医院和圣巴塞洛缪医院的病理学家在培养流感嗜血杆菌时也遇到了困难，这加深了人们的疑虑。[38]但是，直到 1918 年夏天西班牙流感的新一波暴发，使得进一步详细的细菌学研究得以进行，人们才开始坚决抛弃法伊弗氏杆菌之说。细菌学家一次又一次地试图从痰液或肺部和呼吸道的分泌物中培养流感嗜血杆菌，结果发现要么只有极少量，要么完全不存在。与此同时，他们经常遇到其他细菌，如链球菌、葡萄球菌和双球菌。事实上，根据布雷萨利尔的说法，病理学家这方面的努力很少能取得成功，以至于许多人得出结论，流感嗜血杆菌"至多与这种流行病有关，但并不是必不可少的"。[39]这些争议对细菌学能够确定流感流行的说法造成致命的打击，从而为格林伍德等流行病学家主张自己的权威扫清了道路。

1918 年秋天，格林伍德在《英国医学杂志》上发表了一篇论文，首次尝试将流行病学的工具应用于流感大流行的问题。根据 1890 年慕尼黑的发病率数据，并采用最新的"曲线拟合"方法，格林伍德试图证明 1918 年夏季的西班牙流感与 1890 年冬季的俄国流感非常相似，两条曲线呈现出近乎对称的上升和下降。[40]相比之下，1891 年春天第二波俄国流感的曲线是不对称的，呈现出更平缓的斜率，需要更长的时间才能达到最大值，下降得也很缓慢，而且相当不规则。然而，这一波疫情的死亡率要高得多。发生在 1891—1892 年秋季和冬季的第三波疫情曲线介于两者之间，具有与第一波相似的对称性但死亡率与第二波更接近。

接下来，格林伍德查阅了皇家空军的记录，这些记录显示了 1918 年夏天英国流感病例的上升和下降。按照与 1890 年慕尼黑疫情同样的比例来绘制曲线图，他证明这两条曲线具有近乎相同的对称性。

然而，格林伍德并没有就此罢休。随着秋季西班牙流感席卷

英国，格林伍德决定利用军火工厂的记录来绘制继发性流行的曲
线。尽管这些数据只到 1918 年 11 月的第一周，但格林伍德能够
证明，这条曲线是不对称的，而且与 1891 年的第二波"相一
致"。不同的是，流感在一年中相对温和的春季复发了。相比之
下，1918 年秋天西班牙流感的复发表明，死亡率将会高得多。
格林伍德总结道："如果我们接受刚才概述的流感首次暴发和二
次暴发之间的关系，那么我们可以得出这样的结论：1918 年的
厄运和 1889 年的好运都是出于偶然。"[41]

在 11 月 13 日英国皇家医学协会举行的流感专家会议上，他
提出了几乎同样的说法。[42] 然而，在这次会议上，他与对新的统
计方法不太感兴趣的纽肖尔姆发生了冲突。纽肖尔姆对生物统计
法的反感在很大程度上是由于他早期与皮尔逊在治疗结核病的最
佳策略上的争执。作为一名务实的、亲力亲为的公共卫生官员，
纽肖尔姆认为预防结核病传播的最佳方法是把结核病患者隔离在
疗养院，积极推行旨在改善公共卫生和减少过度拥挤的扑杀措
施。然而，皮尔逊对这些措施嗤之以鼻，认为它们只会使问题长
期存在。他利用统计数据证明了父母和孩子之间的结核病高度相
关，而已婚夫妇之间的结核病关系不大。因此，他认为"遗传体
质因素"比感染要重要得多。皮尔逊认为，与其隔离和照顾结核
病患者，不如让自然选择发挥作用，从而降低结核病患者存活下
来并将其易感性传给下一代的几率，这样效率会高得多。1908
年，格林伍德向英国皇家医学协会的流行病学分部提交了一篇关
于婚姻与肺结核感染的论文，该论文对皮尔逊的优生学观点给予
了谨慎而试探性的支持，这引起了纽肖尔姆的强烈反应。作为这
个部门当时的负责人，纽肖尔姆认为，格林伍德的论文是建立在

"数学纸牌屋"的基础上的，生物统计学家对临床医学理解不足，在收集和分类流行病学数据方面缺乏足够的专业知识。[43] 格林伍德在流行病学分部推广生物统计学的尝试激怒了纽肖尔姆，这并不是唯一的一次。1910 年，格林伍德告诉皮尔逊，纽肖尔姆对他进行了更严厉的指责，"愤怒地否定了统计数据、遗传特征和我本人。"[44]

纽肖尔姆确信生物统计学在流行病学中占有"次要地位"，只是公共卫生官员在与传染病作斗争时应使用的工具之一。毫无疑问，这使他不愿意接受格林伍德和布朗利对流感特征的数学分析。[45] 在纽肖尔姆看来，关键问题不在于流感流行是否符合特定的周期，而是如何从临床上将其与其他类型的呼吸道感染区分开来，以及流感的地方性流行是如何影响支气管炎和肺炎的发病率的，因为就其每年对死亡率的贡献而言，这些疾病对公共卫生构成的威胁更大。在停战两天后举行的"流感讨论会"开幕式上，纽肖尔姆向聚集在温坡街皇家医学协会总部的 30 名卫生专家报告说，他没有听说过有任何公共卫生措施能抵抗大流行性流感的发展，考虑到治疗其他急性呼吸系统疾病的难度，他怀疑预防医学是否能起到作用。[46] 他追溯了 1890 年以来伦敦所发生的流感，发现流感流行总是在冬季或春季发生。此外，他指出，俄国流感第一波和第二波之间的间隔是 70 周，而两次流感暴发之间最短的间隔是 1891 年春季流感和 1892 年冬季俄国流感第三次暴发之间的 35 周。他总结说，夏季发生的流感疫情是前所未有的。[47] 接下来，他展示了 7 月西班牙流感高峰与 10—11 月流感病例再次出现之间的间隔只有 16 周，或者说是之前在 1891—1892 年的最短间隔的一半。换句话说，根本无法预料到流感会在秋天复发。

这样的预测充其量不过是"愚蠢的胡乱猜测",因为 1918 年秋季流感的二次暴发比历史上任何一次二次暴发的时间早了一倍。[48]纽肖尔姆对自己的判断遭到质疑而感到愤怒,因为议会认为更严重的秋季疫情是可以预见的。对于"本可以采取更多措施来避免目前的大流行"这样的暗示,他非常恼火,他说:

> 如果有预防措施,或者通过发布建议可以控制疫情的发展,那么在发生地方性流感时,或在一场流行已经消退之后,对可能出现的"继发性疫情"发出警告,将是有用的。但是现在两个条件都不能满足。我们现在无法通过公共途径防止流感的传播,每一个被流感侵袭的家庭的经历都表明了在家庭中防止感染传播的困难,几乎达到不可能的程度。[49]

然后他解释说,尽管很难预测流感的复发,但在 7 月,他以首席医务官的身份编写了一份备忘录供公众使用。但最后他决定不发布这份备忘录,理由是要优先考虑"战争的无情需求"。他总结说:"有时候,国家的主要职责是'一切照常',即使涉及健康和生命危险。"[50]

格林伍德是在他之后第三个发言的人,他对纽肖尔姆的说法并不满意,更不用说对他测量流行病曲线和间隔的方法了。他指出,死亡率统计数据是一种非常糟糕的追踪流感首次暴发方法。一个更好的方法是使用病例发生率数据,比如他从慕尼黑获得的数据。他指出,一旦这些被绘制出来并与 1918 年 6 月英国皇家空军的病例发生率数据相比较,就可以看出"在 1918 年夏季的暴发和 30 年前的首次暴发之间存在绝对的一致"。接下来,格林伍德转向秋季的疫情。他解释说，这一次，他利用军工厂的数字绘制了曲线，显示了每一周因病而损失的时间的比例，并标注出患病病例高于平均水平又再次下降到平均水平的时期。和 1891 年春天的疫情一样，这条曲线也是不对称的。他总结道："在我看来，与 90 年代的疫情相比，这两次疫情是完全一致的。"最后，格林伍德考虑了纽肖尔姆关于连续暴发之间间隔的说法。他指出，"他计算曲线两个顶点之间距离的方法是有争议的，因为曲线的形状是不一样的"，一个更好的方法是计算流感在第一个时期下降到地方病水平和在第二个时期上升到地方病水平之间的时间间隔。他说："如果这样做，就会发现现在的间隔并没有比以前的间隔短太多。"[51]

格林伍德与纽肖尔姆达成一致的唯一一点是关于死亡率的问题。1918 年秋季流感的死亡率远高于以往任何一次流感，这很可能是由于战时过度拥挤和燃料短缺的双重原因。然而，尽管同意纽肖尔姆的观点，认为这种流行病不可能被"确定地"预测出来，但格林伍德指出这样的暴发应该被认为是"有可能的"。事实上，他不太含蓄地讽刺了纽肖尔姆的不作为，指出在 1918 年夏天，军需部（他被借调到军需部负责卫生和福利科的统计工作）已经建议宿舍的舍监提供额外护理服务，并将紧急病人送往医院。

在卫生部 1920 年关于流感大流行的综合报告中，格林伍德讨论了流感的流行病学，同时又谈到了这些主题。他指出，报告中包括的布朗利的一篇论文显示，1889—1917 年流感暴发的平均间隔时间为 33 周，支气管炎和肺炎造成的死亡率与流行曲线非常一致，因此他认为，"如果数据的条件得以实现，就有可能预先确定某一特定的流行病何时可能以高于平均的强度暴发"。这绝不是鼓励一种失败主义的态度，而是应该被视为有利于有效的公共卫生管理，通过预测"有利于产生流行病"的条件，流行病学家可以采取行动，"不是试图根除流行病，而是可以减轻其破坏性，甚至将其完全遏制住"。[52]

尽管格林伍德相信新的统计方法是理解流感周期性的关键，但是，他和布朗利都认识到这种方法的局限性。例如，在他认为流感平均每33周发生一次的论文中，布朗利承认6月底到12月之间的流感是"极其罕见的"，1919年秋季暴发的严重流感"与1889—1917年间发生的情况完全不相符"。[53]他还不得不回应《柳叶刀》上的批评，即他使用周期图将流感死亡与支气管炎和肺炎死亡联系起来的方法是错误的，因为没有充分考虑每一波流感强度上的不同。《柳叶刀》上这篇文章的作者斯皮尔认为，他的分析表明52周的间隔更符合数据，而不是33周。作为回应，布朗利引用了来自波士顿的进一步数据来支持他33周的说法，并指出，在1919年3月到5月的第三波流感之后，1920年1月又发生了一次严重的流感流行，正如他的理论所预测的那样。[54]然而，尽管从理论上讲，追踪流感暴发之间的间隔可能是一种有用的预测工具，但它无法说明此类暴发的根本原因，无法解释后来几波流感的明显不对称性，也无法解释为什么1918—1919年的大流行比1889—1893年的大流行更具破坏性。

为了理解这些发展，格林伍德认为他需要解释城市的转变是如何为流感创造了一种新的疾病生态，在这个生态中，"流感的问题主要是每个国家的内部问题"。[55]在他所谓的"流感的一般流行病学理论"中，格林伍德确定了两个共同导致了19世纪90年代后期英国流感暴发的因素。[56]第一个因素是城市过度拥挤及人们在大型工厂和办公室里的"混合"，这让流感的传染性达到了"临界强度"。第二个因素是郊区的离心式增长以及火车和有轨电车服务的扩张，源源不断的工人出入城市，使得流感持续传播。[57]通过将其与1348年在克里米亚的卡法镇被鞑靼军队围攻后欧洲突然暴发的黑死病进行比较，格林伍德推测，就像鼠疫需要在被围困的人群中反复传播才能变得更具传染性一样，流感病原体也必须经过类似的转变。在人与"细菌"之间的斗争中，随着公共交通的拥挤和公共集会与娱乐活动的增多，这些日益成为欧洲文明发展标志的特征让敌人获得了一种战略优势。最后，无论是在军营、兵工厂，还是在异常拥挤、通风不良的交通工具和娱乐场所，无数的孵化器为细菌破坏力的发展提供了机会，为细菌这个敌人提供了决定性和压倒性的胜利。[58]

重新审视西德纳姆

格林伍德对细菌学和军事比喻的利用揭示了一点，即虽然他对新的统计学方法充满信心，但这些方法并不能说明流行病发生的根本原因。事实上，虽然格林伍德试图寻求一个无所不包的流行病学理论，使他能够将1889—1893年的大流行与1918—1919年的大流行联系起来，他最终还是否定了布朗利和新的统计学方法。1929年，他在《卫生杂志》上发表了一篇文章，比较了布朗利和斯皮尔的方法，发现两者都有不足之处。他指出，这两种方法都无法预测一种流行病的规模是大还是小，也无法预测它是否会导致"成百上千人"死亡。此外，"这两位预言家都对

1918—1919 年的疫情感到困惑"。虽然斯皮尔的方法在预测流行病的发生方面确实更好一些，但是格林伍德发现，他的规则有点像一个"算术骗局"，"有时给出的是非常糟糕的'真相'近似值"。他得出的结论是，"这类计算手段毫无价值"，一个急于知道是否为医院增加床位的公共卫生管理者"不会对评判布朗利博士和斯皮尔先生的预言价值感兴趣"。[59]

格林伍德发现自己被更古老的、整体性的流行病学解释所吸引。虽然格林伍德承认西德纳姆关于流行病"气候"的概念包含着神秘主义色彩，但是他仍然发现这种"老式的命名方法是有用的"，因为他没有把流行病看作是孤立的事件，而是试图把它们看作是"流行病事件链中的一个环节"。[60]格林伍德在学术上对西德纳姆的追随，使他对一群特殊的思想家的观点产生了同情，这些思想家也试图利用流行病学学会的论坛，推动流行病学作为一门预测科学的主张。其中最重要的是威廉·哈默（William Hamer）和弗朗西斯·格雷厄姆·克鲁克香克（Francis Graham Crookshank，1873—1933），前者是伦敦郡议会的首席医疗官，而后者是一位有文学头脑的临床医生和业余流行病学家，对精神病学和医学哲学很感兴趣。正如西德纳姆指出了不同形式的"发烧"的出现与 18 世纪的流感流行同时发生，哈默和克鲁克香克指出，在俄国流感和西班牙流感大流行期间，神经疾病聚集发生，比如脑脊病、脊髓灰质炎和昏睡性脑炎。他们认为这些神经疾病的聚集并不是偶然的，而是流感的前兆，或者有时是流感的后遗症。[61]因此，它们既是一种有用的预测工具，也是流行病和大流行病更深层次原因的线索。

1906 年，哈默在皇家医师学会的一系列演讲中首次提出了

流感大历史：一部瘟疫启示录

他的理论，试图证明流感和登革热本质上是同一种疾病，而后者是热带地区的首选名称，那里流感的呼吸系统和神经系统并发症不太明显。[62]哈默认为流感复发的关键因素是家庭密度和个人的"抵抗力"，这使他对细菌学的"健康携带者"概念产生了敌意。他后来将这一理论应用于麻疹流行。[63]在1917—1918年的冬天，哈默对流行病学的兴趣使他把注意力集中在伦敦一所男子管教所观察到的群发性致命肺炎上，在接下来的4月暴发了"流行性嗜睡"。他指出，在1914—1917年间，也有少量脑脊热和脊髓灰质炎病例。这些疾病的发病率上升一直持续到1918年上半年，此外还有"嗜睡症"和"眼肌瘫痪"的报道。对哈默来说，这些都是西班牙流行病的后遗症，这表明"某种新的、特殊的流感特征"已经被唤醒。[64]在皇家医师学会关于流感的讨论会上，哈默对他的论点进行了扩展，将脊髓灰质炎脑炎和嗜睡性脑炎增加到与流感有关的疾病名单之上。他认为这些疾病有一个"共同的原因"。[65]然而，纽肖尔姆对这种联系持怀疑态度，认为在1891—1917年间流感和脑脊病的曲线之间几乎没有或根本没有关联。他研究了多种病原体和不同携带率的假设，以解释观察到的疾病发生频率的变化。[66]这些争论不仅仅具有学术上的意义，正如格林伍德所说，新的统计方法可以帮助预测和减轻流行病。哈默认为，"共同感染源"的理论将"使预防医学……摆脱不切实际的假设"。[67]作为1918年最早一批描述昏睡性脑炎病例的英国医生之一，克鲁克香克也参加了皇家医师学会的这场讨论会，他也同样相信哈默假设的价值。在一篇回应卫生部报告的文章中，他指出："当某些神经传染病出现时，我们就能预知大规模流感的到来。"为了支持这一论点，他援引了1886—1888年在法国、埃及、巴勒斯坦和巴西等不同国家暴发的脑脊膜炎、脊髓灰质炎、嗜睡性脑炎和登革热。他认为，1889年冬天的俄国流感大流行"转移了人们对这些事件的注意力"。只有在回顾时才能看到它们的本来面目，即具有相同的流行病"气候"的先兆性疾病。[68]

正如前文提到的那样，格林伍德高度怀疑这种理论，担心它会破坏流行病学作为一门预测性科学的地位。事实上，在卫生部的报告中，他虽然没有提到克鲁克香克或哈默的名字，但是警告说，从"很少的具体事例"中进行归纳有很大的危险。[69]然而，到1935年，他的观点有所转变，认为克鲁克香克和哈默的理论没有被他们的同行正确地"理解"，他们对流感流行时期神经疾病聚集性的洞察"暴露了流行病学的致命弱点"。[70]然而，从主流实验流行病学家的角度来看，克鲁克香克和哈默的理论只是一个小插曲。西班牙流感大流行证明了流感的许多方面还没有被医学科学"理解"。在1931年赫特讲座的一段话中，格林伍德承认"有了皮尔逊打造的统计研究工具和对优生学某种情感上的信仰，我们应该可以找到流行病学的真相。"这段话肯定会给纽肖尔姆一种讽刺的满足感。"面对1918—1919年的大流行提供的大量数据，好的、无关紧要的、坏的……我意识到自己的无知和无助。"对于一个整个职业生涯都在提倡新的生物统计学方法的人来说，格林伍德的结论是令人沮丧的：西班牙流感之"谜"是"用最费劲的统计技术和最好的实验室调查都无法解决的"。唯一的希望是"重新回到学校，更多学习流行病学语言的语法……这就是实验流行病学的任务。"[71]

流感大历史：一部瘟疫启示录

† † †

　　格林伍德的悲叹表明西班牙流感完全破坏了实验流行病学和细菌学的主张。正是流行病学通过追踪微生物从圣彼得堡到柏林、巴黎和伦敦的运动，使流感首次在医学上变得可以理解。1918 年，随着流感给横跨大西洋的大规模军队调动蒙上阴影，而英国士兵在休假时返回英格兰南部，将这种疾病带到了英吉利海峡的港口和大都市地区，这一过程获得了新的意义。但是在成为实验室研究的对象之后，这种微生物却固执地拒绝接受细菌学或流行病学的研究。相反，随着免疫力的起起伏伏，随着人们越来越怀疑法伊弗氏杆菌的作用，流感使感染的细菌学模型更加复杂化，因此需要建立新的模型，以更好地解释观察到的流感毒性和病理学的波动。与此同时，流行病学家被迫承认，如果不掌握关于流感自然历史的环境和其他条件的更"完美"数据，仅靠算术方法无法解决流感流行和大流行的谜题。正如乔治·纽曼在卫生部报告的前言中所说的那样，1918 年，"流感的特征突然发生了非常显著的变化……这种疾病完全有它自己的方式。它像夜里的小偷一样潜入，偷走了财宝。"[72] 在回顾纽曼和格林伍德的结论时，《泰晤士报》表示赞同：

　　　　还没有人理解它的出现和消失，因为这种疾病的本质使人们对其事先的解释不以为然。试图对这样一场灾难进行官方报道，至少需要一种勇敢的精神。[73]

然而，尽管在同时代的观察者看来，西班牙流感是一个独特而难以解释的事件，尽管它粉碎了格林伍德对流行病学是一门预测性科学的信念，但是格林伍德认为西班牙流感是世界历史上末日性事件这一观点被证明是极其持久的。这种历史上对1918年世界末日式的描述支撑了对这场大流行病的创伤性解读，即认为它应该被更好地记住，但是却被"遗忘"了。

注释

1　Major Greenwood, 'A General Discussion of the Epidemiology of Influenza', in Ministry of Health, *Report on the Pandemic*, pp.182—196, (p.189).

2　Major Greenwood, 'The History of Influenza,' in Ministry of Health, *Report on the Pandemic*, pp.3—30 (pp.23—4).格林伍德指的是 1891—1892 年、1895 年、1899—1900 年、1908—1909 年和 1915 年的流感大规模复发。

3　Greenwood, 'General Discussion', p.182.

4　同上，p.193。

5　M.J.Cullen, *The Statistical Movement in Early Victorian Britain: the Foundations of Empirical Social Research* (Harvester Press, 1975), p.37.

6　Greenwood, 'General Discussion', p.193.

7　格林伍德在 1932 年的文章中总结说，西班牙流感之"谜"无法通过"费力的统计调查"来解决。Major Greenwood, *Epidemiology Historical and Experimental* (Oxford: Oxford University Press, 1932), pp.19—20.

8　Susan Sontag, *Illness as Metaphor*, pp.173—76.

9　Creighton, *History of Epidemics*, pp.397—98.

10　克赖顿是 19 世纪 80 年代西德汉姆学会的领军人物，他以对疫苗接种的特殊和反动观点而闻名，他认为爱德华·詹纳是个江湖骗子，认为疫苗毫无价值。这些观点导致他被更广泛的医学界所回避。尽管如此，他的两卷关于英国流行病的历史受到了当时评论家的好评，并在 1965 年再版后成为经典。Anne Hardy, 'Creighton, Charles (1847—1927)', *Oxford Dictionary of National Biography*, Oxford University Press, 2004 〈http://0-www.oxforddnb.com.catalogue.ulrls.lon.ac.uk/view/article/73635〉[accessed 23 Feb.2011].

11　有关进一步讨论，见 DeLacy, 'Conceptualization of Influenza', pp.78—81。

12　Noah Webster, *A Brief History of Epidemic and Pestilential Diseases*, 2 vols (Hartford: Hudson & Goodwin, 1799).

13　Creighton, *Epidemics in Britain*, pp.405—406.

14 Major Greenwood, 'The Epidemiological Point of View,' *British Medical Journal* 27 September 1919, pp.405—407.

15 Greenwood, 'History of Influenza', p.20.

16 Arhtur Newsholme, 'Influenza From a Public Health Standpoint,' *Practitioner*, （Jan-June 1907）: 118—123, pp.119—120.

17 这个说法是从安德鲁·门德尔松那里借来的。J.Andrew Mendelsohn, 'From Eradication to Equilibrium: How Epidemics Became Complex after World War I', in Chris Lawrence and G.Weisz （eds.）, *Greater Than The Parts: Holism in Biomedicine, 1921—1950* （Oxford: Oxford University Press, 1998）, pp.303—331.

18 Parsons, *Further Report*, p.29.

19 *BMJ* 20 January 1900, pp.152—53.

20 同上。

21 William Farr, *Tenth Annual Report of the Registrar General*, 1847, p.xvii.

22 Mendelsohn, 'From Eradication to Equilibrium', pp.306—307.

23 同上，p.312。

24 Greenwood, 'History of Influenza', pp.27—9.

25 Lawrence Hogben, 'Major Greenwood,' *Obituary Notices of the Fellows of the Royal Society*, 7 （1950—51）: 139—54, pp.140—41.

26 有关进一步讨论，见 Anne Hardy and M.Eileen Magnello, 'Statistical Methods in Epidemiology: Karl Pearson, Ronald Ross, Major Greenwood and Austin Bradford Hill 1900—1945', in Alfredo Morabia （ed） *A History of Epidemiological Methods And Concepts* （Basel: Birkhaüser, 2004）, pp.207—221; Ted M.Porter, *Karl Pearson: The Scientific Life in a Statistical Age* （Princeton, NJ; Oxford: Princeton University Press, 2004）.

27 皮尔逊的方法通过改变由微分方程定义的概率—密度函数，来确定观察到的或经验分布与理论频率分布的吻合程度如何，他称之为拟合优度检验。在皮尔逊之前，通常的做法是将观测误差与基于正态曲线的分布表进行比较，或用图表的方式绘制频率图。M.Eileen Magnello, '1900, Karl Pearson, paper on the chi square goodness of fitness test', in I.Grattan-Guinness, *Landmark Writings in Western Mathematics 1640—1940* （Amsterdam: Elsevier, 2005）, pp.724—32 （p.726—27）.

28 Parsons, *Further Report*, p.8.

29 Parsons, *Further Report*, p.10.

30 H.Franklin Parsons, 'On the distribution of the mortality from influenza in England and Wales during recent years', *Transactions of the Epidemiological Society of London*, 13 （1894）: 114—26, p.114.

31 Frank Clemow, 'The Recent Pandemic of Influenza, Its Place of Origin and Mode of Spread', *Lancet* 20 January 1894, pp.139—143.

32 这种随意性一直延续到今天，有人把这场大流行追溯到帕森斯的两篇报告所涵盖的时间，即 1889—1892 年，而另一些人则认为，应该将 1889—1893 年或 1889—1894 年视为大流行的决定性年份。见 Patterson, *Pandemic Influenza*, p.49; Beveridge, *Influenza*, p.30, Smith, 'Russian influenza', p.55。

33 Leichtenstern, 'Influenza and Dengue', pp.521—716.

34 同上，p.530。

35 Leichtenstern, 'Influenza and Dengue', p.533.

36 莱希滕斯特恩还提出了第三种类型，即因为各种未知微生物而产生的类流感。同上，p. 531。

37 John Eyler, 'The State of Science, Microbiology and Vaccines Circa 1918', *Public Health Reports*, 125, 3 (April 2010)：27—35, p.31—32; Honigsbaum, *Enza*, p.110—12.

38 Bresalier, *Transforming Flu*, p.87.

39 Bresalier, *Uses of a Pandemic*, p.403.

40 M.Greenwood, 'The Epidemiology of Influenza,' *BMJ* 23 November 1918, pp.563—566.

41 Greenwood, 'Epidemiology of Influenza', pp.564—565.

42 Greenwood, 'Discussion on Influenza', *Proceedings of the Royal Society of Medicine*, 12 (1919)：21—24.

43 Olga Amsterdamska, 'Demarcating Epidemiology', *Science Technology and Human Values*, 30 (2005)：17—51, pp.26—28.

44 Mendelsohn, 'Eradication to Equilibrium', p.309.

45 Amsterdamska, 'Demarcating Epidemiology', p.28.

46 Newsholme, 'Discussion', p.3.

47 同上，pp.7—10。

48 同上，p.12。

49 同上，pp.12—13。

50 同上，p.13。

51 Greenwood, 'General Discussion', pp.21—24.据格林伍德的估计，俄国流感的第一波暴发和 1891 年春天的第二波暴发之间的间隔是 14 个月，也就是 56 周，而第二波和第三波之间的间隔是 5 个月，也就是 20 周。Greenwood, 'Epidemiology of Influenza', p.564.

52 Greenwood, 'General Discussion', p.193.

53 J.Brownlee, 'Note on the Periodicity of Influenza,' in Ministry of Health, *Report on the Pandemic*, pp.575—577.在此之前，布朗利在《柳叶刀》上发表了一篇类似的论文，题为"下一次流感的暴发"（The Next Epidemic of Influenza）。*Lancet* 8 November 1919, pp.856—57.

54 同上。

55 Greenwood, 'History of Influenza', p.29.

56 Greenwood, 'General Discussion', p.189.

57 Greenwood, 'History of Influenza', pp.28—9.

58 Greenwood, 'General Discussion', pp.189—90.

59 Major Greenwood, 'The Periodicity of Influenza', *Journal of Hygiene*, 29, 3 (December 1929), pp.227—235.

60 Greenwood, 'Epidemiology of Influenza', p.565; Major Greenwood, *Epidemics and Crowd Diseases：An Introduction to the Study of Epidemiology*（Williams and Norgate, 1935）, pp.320—21.

61 London County Council, *Report of the County Medical Officer of Health and School Medical Officer for 1918*.

62 W.Hamer, *The Milroy Lectures on Epidemic Disease in England—the Evidence of Variability and of Persistency of Type* (London: Bedford Press, 1906), pp.44—46.

63 同上, p.44。进一步的探讨见 Mendelsohn, 'Eradication to Equilbrium', pp.309—12。

64 Hamer, 'Report on Influenza'.

65 Hamer, 'Discussion on Influenza,' *Proceedings of the Royal Society of Medicine*, 12 (1919): 24—6, p.25.

66 Newsholme, 'Discussion', p.5—7.

67 Hamer, 'Discussion', p.26.

68 Francis G.Crookshank, 'The Theory of Influenza', in Crookshank (ed.) *Influenza: Essays by Several Authors* (William Heinemann Medical, 1922), pp.449—65.

69 Greenwood, 'History of Influenza', p.6.

70 Greenwood, *Epidemics And Crowd-Diseases*, pp.315—19.

71 Major Greenwood, *Epidemiology Historical and Experimental* (Oxford: Oxford University Press, 1932), pp.19—20.关于格林伍德对生物统计学失去信心的进一步探讨见 Hardy and Magnello, 'Statistical Methods in Epidemiology'。

72 Ministry of Health, *Report on Pandemic*, p.xiv.

73 *The Times* 2 February 1921, p.11.

参考文献

档案

Caroline Playne Collection, Senate House Library, University of London.

Churchill Papers, Churchill Archives Centre, Churchill College, Cambridge.

Christopher Addison Papers, Bodleian Library, Oxford.

Collier Collection, Imperial War Museum, London.

Josephine Butler Letters, Women's Library Special Collection, London Metropolitan University, London.

Medical Research Committee. Influenza Committee, 'Correspondence with Local Government Board and War Office 1918—20', National Archives, London.

Medical Research Committee. Influenza Committee, 'Conference on Influenza', National Archives, London.

Medical Research Committee. Influenza Committee, 'General Research in UK', National Archives, London.

Ministry of Health, 'Diaries of Sir George Newman, Chief Medical Officer 1916—20', National Archives, London.

Sheffield Health Committee Minutes, Sheffield Local Studies Library Archives, Sheffield.

Sir William Broadbent papers and letters, Royal College of Physicians, London.

官方出版物

Brighton Corporation, *Medical Officer of Health Report for 1893*.

England and Wales. General Register Office, *Annual Reports of the Registrar General for England and Wales*, 1847—1920.

England and Wales. Local Government Board, *Provisional Memorandum upon Precautions Advisable at Times when Epidemic Influenza Threatens or is Prevalent* (London: HMSO, 1892).

——*Memorandum on Influenza* (London: HMSO, 1895).

——*Memorandum on Epidemic Catarrhs and Influenza* (London: HMSO, 1918).

流感大历史：一部瘟疫启示录

England and Wales. Local Government Board and H. Franklin Parsons, *Report on the Influenza Epidemic of 1889—90* (London: HMSO, 1891).

——*Further Report and Papers on Epidemic Influenza 1889—92* (London: HMSO, 1893).

Great Britain. Ministry of Health, *Report on the Pandemic of Influenza 1918—19* (London: HMSO, 1920).

Liverpool City, *Report on the Health of the City of Liverpool during the Year 1918*.

London County Council, *Report of the County Medical Officer of Health and School Medical Officer for 1918*.

London County Council, *Report of the Public Health Committee of the London County Council for 1903*.

Manchester Corporation, *Annual Report of Medical Officer of Health for 1918*.

Sheffield City Council, *Report of the Medical Officer of Health for 1891*.

——*Report of the Medical Officer of Health for 1892*.

Southampton County Council, *Annual Report on the Health of the County Borough of Southampton and the Port of Southampton for 1918*.

医学期刊

British Medical Journal

Chemist and Druggist

The Lancet

Medical Press and Circular

Practitioner

Public Health

刊物

Dawn

Era

Fortnightly Review

Fun

Le Grelot

Hearth and Home

Ludgate

参考文献

Moonshine

Outlook

Punch

Review of Reviews

Saturday Review

Speaker

Strand Magazine

Universal Review

Vogue

报纸

Belfast News Letter

Bristol Mercury and Daily Post

Daily Mail

Daily News

Glasgow Herald

Graphic

Hampshire Telegraph and Sussex Chronicle

Illustrated London News

Illustrated London Police News

Liverpool Echo

Manchester Evening News

Manchester Guardian

Manchester Times

New York Tribune

Pall Mall Gazette

Penny Illustrated Paper

Liverpool Mercury

Lloyds Weekly Newspaper

Salford Reporter

Sheffield Independent

Standard

The Times

Women's Penny Paper

流感大历史：一部瘟疫启示录

已发表的第一手资料

Allbutt，Clifford T. 1884. *On Visceral Neuroses；Being the Gulstonian Lectures on Neuralgia of the Stomach and Allied Disorders*. Philadelphia：P. Blakiston.

——1907. 'Influenza'，*Practitioner* 78：1—25.

Althaus，Julius. 1859. *A Treatise on Medical Electricity，Theoretical and Practical：And its Use in the Treatment of Paralysis，Neuralgia and Other Diseases*. London：Traubner.

——1880. *Functions of The Brain：A Popular Essay*. London：Longmans.

——1882. *On Failure of Brain-power*. London：Longmans.

——1891. 'An Address on the Pathology of Influenza, with Special Reference to its Neurotic Character', *The Lancet* (14 and 21 November)：1091—3；156—8.

——1892. *Influenza：Its Pathology，Symptoms，Complications，and Sequels，its Origin and Mode of Spreading and its Diagnosis，Prognosis，and Treatment*，2nd edn. London：Longmans.

——1893. 'On Psychoses after Influenza', *Journal of Mental Science* 69，165：163—76.

Anonymous. 1902. *Influenza，its Cause，Cure and Prevention*. The Penny Medical Library，Manchester：Abel and Heywood.

Bain，Alexander. 1881. *Mental and Moral Science：A Compendium of Psychology and Ethics*. London：Longmans Green.

Bertillon，J. 1890. 'Epidemic Influenza in France', *Transactions of the Epidemiological Society of London* 9：103.

Bovril Co. 1915. *Bovril Book of War Facts*. London：Bovril.

British Medical Association. 1909. *Secret Remedies：What They Cost and What They Contain*. London：British Medical Association.

Brittain，Vera. 1978. *Testament of Youth：An Autobiographical Study of the Years 1900—1925*. London：Virago.

Brownlee，J. 1920. 'Note on the Periodicity of Influenza'. In：Ministry of Health，*Report on the Pandemic of Influenza，1918—19*，pp.575—7.

Burgess，Anthony. 1987. *Little Wilson and Big God*. London：Heinemann.

Burton，Richard. 1857. *The Anatomy of Melancholy*，volume I. Philadelphia：J.-W. Moore.

Clemow，Frank. 1890. 'Epidemic Influenza', *Public Health* 2，24：358—67.

——1894. 'The Recent Pandemic of Influenza, Its Place of Origin and Mode of Spread', *The Lancet*. 1: 139—43; 329—31.

Clouston, T. S. 1891. 'Asylum Reports for 1890', *Journal of Mental Science* 37: 590—606.

——1896. *Clinical Lectures on Mental Disease*. London: J. & A. Churchill.

Craig, Maurice, and Thomas Beaton. 1926. *Psychological Medicine: A Manual on Mental Disease for Practitioners and Students*. London: J. & A. Churchill.

Creighton, Charles. 1894. *A History of Epidemics in Britain*. (2 vols.) Cambridge: The University Press.

Crewe-Milnes, Robert O. A. 1931. *Lord Rosebery*. (2 vols.) London: John Murray.

Crookshank, Francis G. 1922. *Influenza: Essays*. London: William Heinemann Medical.

Diefendorf, A. Ross, and Emil Kraepelin. 1902. *Clinical Psychiatry: A Text-Book for Students and Physicians*. New York, NY; London: Macmillan.

Dixey, F. A. 1892. *Epidemic Influenza: A Study in Comparative Statistics*. Oxford: The Clarendon Press.

——1892. 'On the Influenza Epidemic of 1892 in London', *BMJ*, 13 August, Vol.2: 353—6.

Donne, John. 1975. *Devotions Upon Emergent Occasions*, edited with a commentary by Anthony Raspa, first publ. 1623. Montreal: McGill Queen's University Press.

Dowse, Thomas S. 1890. *On Brain and Nerve Exhaustion (Neurasthenia) and on the Nervous Sequelae of Influenza*. London: Baillière, Tindall and Cox.

——1892. *On Brain and Nerve Exhaustion (Neurasthenia) and on the Nervous Sequelae of Influenza*. London: Baillière, Tindall and Cox.

——1894. *On Brain and Nerve Exhaustion (Neurasthenia) and on the Nervous Sequelae of Influenza*. London: Baillière, Tindall and Cox.

Erichsen, John E. 1866. *On Railway and Other Injuries of the Nervous System*. London: Walton and Maberly.

Farr, William. 1852. *Report on the Mortality of Cholera in England, 1848—49*. London: HMSO.

——1975. *Vital statistics: A Memorial Volume of Selections from the Reports and Writings of William Farr*. Metuchen, NJ: Scarecrow Press.

Feuchtersleben, Ernst Von. 1847. *The Principles of Medical Psychology: Being the Outlines of a Course of Lectures*, trans. by H. Evans Lloyd from the 1845 German edition. London: Sydenham Society.

Fernie, W. T. 1890. *Influenza and Common Colds: The Causes, Character and Treatment*

流感大历史：一部瘟疫启示录

of Each. London: Percival.

Galton, Francis. 1883. *Inquiries into Human Faculty and its Development*. London: Macmillan.

——1892. *Hereditary Genius: An Inquiry into its Law and Consequences*. London: Macmillan.

Graves, Robert. 1929. *Goodbye to All That: An Autobiography*. London: Jonathan Cape.

Graves, Robert James. 1843. *A System of Clinical Medicine*. Dublin: Fannin.

Greenwood, Major. 1918. 'The Epidemiology of Influenza', *British Medical Journal* (23 November), Vol.2, 563—6.

——1919. 'Discussion on Influenza', *Proceedings of Royal Society of Medicine* 12: 21—24.

——1919. 'The Epidemiological Point of View', *British Medical Journal* (27 September), Vol.2, 405—7.

——1920. 'A General Discussion of the Epidemiology of Influenza'. In: Ministry of Health, *Report on the Pandemic of Influenza 1918—19*. London: HMSO, pp.182—96.

——1920. 'The History of Influenza' In: Ministry of Health, *Report on the Pandemic of Influenza 1918—19*. London: HMSO, pp.3—30.

——1929. 'The Periodicity of Influenza', *Journal of Hygiene* 29, 3: 227—35.

——1932. *Epidemiology Historical and Experimental*. Oxford: Oxford University Press.

——1935. *Epidemics and Crowd-Diseases: An Introduction to the Study of Epidemiology*. London: Williams and Norgate.

Griesinger, W. 1965. *Mental Pathology and Therapeutics*, repr. of 1867 (New York Academy of Medicine) edition. New York, NY: Hafner Pub. Co.

Hamer, William. 1906. *The Milroy Lectures on Epidemic Disease in England—the Evidence of Variability and of Persistency of Type*. London: Bedford Press.

——1919. 'Report on Influenza,' *London County Council* 210, 1963, 2.

——1919. 'Discussion on Influenza,' *Proceedings of the Royal Society of Medicine* 12: 24—6.

Hamilton, Edward, and Brooks, David (eds). 1986. *The Destruction of Lord Rosebery: From the Diary of Sir Edward Hamilton, 1894—1895*. London: Historians' Press.

Henderson, D. K., and Gillespie, D. R. 1932. *A Textbook of Psychiatry for Students and Practitioners*, 3rd ed. London; New York, NY: Oxford University Press.

Hirsch, August, 1883. *Handbook of Geographical and Historical Pathology*, trans. by Charles Creighton. (3 vols.) volume I. London: The New Sydenham Society.

Huxham, John. 1988. *An Essay on Fevers*, repr. of 1757 edition. Canton, MA: Science

参考文献

History Publications.

Johnson, James. 1827. *An Essay on Morbid Sensibility of the Stomach and Bowels*. London: Thomas and George Underwood.

Jordan, Edwin O. 1927. *Epidemic Influenza: A Survey*. Chicago, IL: American Medical Association.

Kipling, Rudyard. 1935. *Something of Myself: For my Friends Known and Unknown*. Edinburgh: R. and R. Clark.

Klein, Edward. 1892. 'Some Remarks on the Influenza Bacillus', *BMJ* (23 January) Vol.1, Issue 1621, 1: 170—1.

——1893. 'Report on Influenza, in its Clinical and Pathological Aspects'. In: Local Government Board and Franklin Parsons, H. *Further Report and Papers on Epidemic Influenza 1889—92*. London: HMSO, pp.85—155.

Le Bon, Gustave. 1930. *The Crowd: A Study of the Popular Mind*, repr. of 1896 edition. London: Ernest Benn.

Leichtenstern, Otto. 1905. 'Influenza and Dengue'. In: J. Mannaberg et al., *Malaria, Influenza and Dengue*. Philadelphia, PA; London: W.B. Saunders, pp.521—716.

Mackenzie, Morell. 1891. 'Influenza', *Fortnightly Review* 49, 394: 877—86.

Macpherson, William G. (ed). 1921. *History of the Great War Based on Official Documents: Medical Services, General History*, volume I. London: HMSO.

——and T. J. Mitchell (eds). 1924. *History of the Great War Based on Official Documents: Medical Services, General History*, volume III. London: HMSO.

Mannaberg, J. 1905. *Malaria, Influenza and Dengue*. Philadelphia, PA; London: W.B. Saunders.

Masterman, C. F. G. 1902. *The Heart of the Empire: Discussions of Problems of Modern City Life in England*. London: Unwin.

——1902. *From the Abyss: Of its Inhabitants, by One of Them*. London: R. B. Johnson.

Mead, L. T., and C. Halifax. 1895. 'Stories from the Diary of a Doctor', *Strand*, 10: 80—95.

Ministry of Health. 1920. *Report on the Pandemic of Influenza 1918—19*. London: HMSO.

Newman, George. 1920. 'Chief Medical Officer's Introduction'. In: Ministry of Health, *Report on the Pandemic of Influenza, 1918—19*. London: HMSO, pp.iv—xxiii.

Newsholme, Arthur. 1907. 'Influenza from a Public Health Standpoint', *Practitioner* 78: 118—23.

流感大历史：一部瘟疫启示录

——1919. 'Discussion on Influenza', *Proceedings of Royal Society of Medicine* 12 (Gen Rep): 1—18.

Niven, James. 1897. 'The Prevention of Tuberculosis', *Transactions of the Epidemiological Society of London*, Vol.16.

——1919. *Annual Report of the Medical Officer of Health for 1918*. Manchester: Manchester Corporation.

——1920. 'Report on the Epidemic of Influenza in Manchester'. In: Ministry of Health, *Report on the Pandemic of Influenza*, *1918—19*. London: HMSO. pp.417—520.

——1923. *Observations on the History of Public Health Effort in Manchester*. Manchester: J. Heywood.

Nordau, Max S. 1993. *Degeneration*, trans. by George L. Mosse, first publ. 1895. Lincoln, NE: University of Nebraska Press.

Owen, Wilfred. 1967. *Wilfred Owen*, *Collected Letters*, eds. J. Bell and W. H. Owen. London: Oxford University Press.

Parsons, H. Franklin, and Local Government Board. 1891. *Report on the Influenza Epidemic of 1889—90*. London: HMSO.

——1893. *Further Report and Papers on Epidemic Influenza 1889—92*. London: HMSO.

——1894. 'On the Distribution of the Mortality from Influenza in England and Wales during Recent Years', *Transactions of the Epidemiological Society of London* 13: 114—26.

Peacock, Thomas B. 1848. *On The Influenza*, *Or Epidemic Catarrhal Fever of 1847—8*. London: J. Churchill.

Playne, Caroline E. 1925. *The Neuroses of the Nations*. London: G. Allen and Unwin.

——1931. *Society at War*, *1914—1916*. London: Allen and Unwin.

——1933. *Britain Holds On*, *1917*, *1918*. London: Allen and Unwin.

Quain, Richard. 1890. *A Dictionary of Medicine*: *Including General Pathology*, *General Therapeutics*, *Hygiene*, *and the Diseases Peculiar to Women and Children*. London: Longmans Green.

——and H. M. Murray. 1902. *Quain's Dictionary of Medicine*, 3rd ed. London: Longmans Green.

Rolleston, Humphrey D. 1927. *Idiosyncrasies*. London: Kegan Paul.

Rorie, George A. 1901. 'Post-influenzal Insanity in the Cumberland and Westmoreland Asylum, with Statistics in Sixty-eight Cases', *Journal of Mental Sciences*, Vol.47: 317—26.

Russell, Francis A. R. 1892. *Epidemics*, *Plagues and Fevers*: *Their Causes and Prevention*.

参考文献

London: Stanford.

Savage, George H. 1892. 'Influenza and Neurosis', *Journal of Mental Science* 38: 360—4.

——1907. *Insanity and the Allied Neuroses*. London: Cassell.

——1919. 'The Psychoses of Influenza', *Practitioner* 52: 36—46.

Scott, C. P. 1970. *The Political Diaries of C. P. Scott*; ed. Trevor Wilson (ed). London: Collins.

Shaw, T. Claye. 1907. 'The Psychoses of Influenza', *Practitioner* 78: 86—117.

Sisley, Richard. 1890. 'Influenza in London', *The Lancet* 1: 12—13.

——1890. 'The Influenza', *Universal Review* 6, 21: 20—39.

——1891. *Epidemic Influenza: Notes on its Origin and Method of Spread*. London; New York, NY: Longmans Green.

——1891. 'On the Spread of Influenza by Contagion', *The Lancet* 2: 1093—5.

——1892. 'Influenza and the Laws of England Concerning Infectious Diseases', *Public Health* 4: 136—42.

——1892. 'Is Influenza in Man and in Animals Etiologically Distinct?', *Transactions of the Epidemiological Society of London* 11: 60—69.

Stoddart, William H. B. 1921. *Mind and its Disorders: A Textbook for Students and Practitioners of Medicine*. London: H. K. Lewis.

Stoker, Bram. 2003. *Dracula*, first publ. 1897. London: Penguin.

Sully, James. 1892, *The Human Mind, A Textbook of Psychology*, 2 vols. London: Longmans Green.

Sykes, J. F. J. 1890. 'The Influenza Epidemic of 1889—1890 as Observed in St. Pancras', *Public Health* 2, 24: 373—6.

Thompson, E. Symes. 1890. *Influenza, or Epidemic Catarrhal Fever: An Historical Survey of Past Epidemics in Great Britain from 1510—1890*. London: Percival.

Thompson, Theophilus. 1852. *Annals of Influenza or Epidemic Catarrhal Fever in Great Britain from 1510 to 1837*. London: Sydenham Society.

Thomson, David, and Thomson, Robert 1933. 'Influenza'. *Annals of the Pickett-Thomson Research Laboratory*, IX and X. London: Baillière, Tindall and Cox.

Trotter, Wilfred. 1916. *Instincts of the Herd in Peace and War*, first publ. 1910. London: T. Fisher Unwin.

Tuke, Daniel H. 1892. *A Dictionary of Psychological Medicine*. London: J. and A. Churchill.

Victoria, Queen. 1930. *Letters of Queen Victoria*, 3rd series, volumes I and II, *1886—*

90; Buckle, G. E. (ed) London; John Murray.

Webster, Noah. 1799. *A Brief History of Epidemic and Pestilential Diseases*. (2 vols.) Hartford; Hudson and Goodwin.

West, Samuel. 1890. 'The Influenza Epidemic of 1890 as Experienced at St Bartholomew's Hospital and the Royal Free Hospital', *St. Bartholomew's Hospital Reports* 26; 193—258.

——1894. 'An Address on Influenza', *The Lancet* (28 April), Vol.143; 1047—52.

——1907. 'Some Considerations on Influenza', *Practitioner* 78; 22—25.

Wilde, Oscar. 2007. *The Picture of Dorian Gray*, first publ. 1890. London; Vintage Classics.

Woolf, Virginia. 1975. *The Letters of Virginia Woolf*, II, 1882—1912; Nicolson, Nigel (ed). London; Hogarth Press.

——1981. 'On Being Ill', in *The Moment and Other Essays*, first publ. 1925. London; Hogarth Press.

——1982. *The Diary of Virginia Woolf*, volume I, 1915—19; Oliver, Anne Bell (ed). Harmondsworth; Penguin.

——1983. *The Diary of Virginia Woolf*, volume III, 1925—30; Oliver, Anne Bell (ed). London; Hogarth Press.

——1985. 'A Sketch of the Past'. In; Schulkind, Jeanne (ed), *Virginia Woolf; Moments of Being*. London; The Hogarth Press, pp.64—159.

——1992. *Mrs Dalloway*. London; Penguin.

已发表的第二手资料

Adams, John E. 1995. *Dandies and Desert Saints; Styles of Victorian Masculinity*. Ithaca, NY; Cornell University Press.

Alcabes, Philip. 2010. *Dread; How Fear and Fantasy have Fueled Epidemics from the Black Death to Avian Flu*. New York, NY; Perseus Books Group.

Altick, Richard D. 1972. *Victorian Studies in Scarlet*. London; Dent.

——2001. *Deadly Encounters; Two Victorian Sensations*. Philadelphia, PA; University of Pennsylvania Press.

American Psychological Association. 1980. *Diagnostic and Statistical Manual of Mental Disorders-III*. Arlington, VA; American Psychological Association.

Amsterdamska, Olga. 2001. 'Standardizing Epidemics; Infection, Inheritance and Environment in Prewar Experimental Epidemiology'. In; Gaudillière, J.-P. and Löwy, I. (eds), *Heredity and Infection: Historical Essays on Disease Transmission in the Twentieth Century*. London: Routledge, pp.135—80.

——2005. 'Demarcating Epidemiology', *Science, Technology and Human Values* 30: 17—51.

Anderson, Benedict. 2006. *Imagined Communities: Reflections on the Origins and Spread of Nationalism*. London: Verso.

Anderson, Olive. 1987. *Suicide in Victorian and Edwardian England*. Oxford; New York, NY: Clarendon Press.

Antze, Paul, and Michael Lambek (eds). 1996. *Tense Past: Cultural Essays in Trauma and Memory*. New York, NY; London: Routledge.

Armstrong, David. 1983. *Political Anatomy of the Body: Medical Knowledge in Britain in the Twentieth Century*. Cambridge; New York, NY: Cambridge University Press.

——2002. *A New History of Identity: A Sociology of Medical Knowledge*. Basingstoke: Palgrave.

Barry, John M. 2004. *The Great Influenza: The Epic Story of the Deadliest Plague in History*. New York, NY: Viking.

Bashford, Alison, and Claire Hooker (eds). 2001. *Contagion: Historical and Cultural Studies*. London; New York, NY: Routledge, 2001.

Bates, D. 1975. *Thomas Sydenham: The Development of his Thought, 1666—1676*. Unpublished doctoral thesis, Johns Hopkins University.

Bayly, Chris A. 2004. *The Birth of the Modern World, 1780—1914: Global Connections and Comparisons*. Malden, MA; Oxford: Blackwell.

Berridge, Virginia. 1976. *Popular Journalism, and Working Class Attitudes 1854—1886: A Study of Reynolds's Newspaper, Lloyd's Weekly Newspaper and the Weekly Times*. Unpublished doctoral thesis, University of London.

——1978. 'Popular Sunday Newspapers and Mid-Victorian Society'. In: Boyce, G., Curran, J. and Wingate, P. (eds), *Newspaper History: From the 17th Century to the Present Day*. New York: Sage.

Beveridge, William I. B. 1977. *Influenza: The Last Great Plague. An Unfinished Story of Discovery*. London: Heinemann.

——1991. 'The Chronicle of Influenza Epidemics', *History and Philosophy of the Life Sciences*, 13, 2: 223—34.

Bono, James J. 2001. 'Why Metaphor? Toward a Metaphorics of Scientific Practice'. In: Maasen, S. and Winterhager, M. (eds), *Science Studies: Probing the Dynamics of Scientific Knowledge*. Bielefeld: Transcript Verlag, pp.215—35.

流感大历史：一部瘟疫启示录

Bourke, Joanna. 2003. 'Fear and Anxiety: Writing About Emotion in Modern History', *History Workshop Journal* 55: 111—22.

Bourne-Taylor, J., and Shuttleworth, S. (eds). 1998. *Embodied Selves: An Anthology of Psychological Texts, 1830—1890*. Oxford: Clarendon Press.

Boyle, Thomas. 1989. *Black Swine in the Sewers of Hampstead: Beneath the Surface of Victorian Sensationalism*. London: Hodder and Stoughton.

Bresalier, Michael. 2010. *Transforming Flu: The Making of a Virus Disease in London, 1890—1939*. Unpublished doctoral dissertation, Trinity College, Cambridge.

——2011. 'Fighting Flu: Military Pathology, Vaccines, and the Conflicted Identity of the 1918—19 Pandemic in Britain', *Journal of the History of Medicine and Allied Sciences*, 68, 1 (2013): 87—128.

——2012. 'Uses of a Pandemic: Forging the Identities of Influenza and Virus Research in Interwar Britain', *Social History of Medicine* 25, 2: 400—24.

Briggs, Charles L., and Hallin, Daniel C. 2007. 'Biocommunicability: The Neoliberal Subject and its Contradictions in News Coverage of Health Issues', *Social Text 93*, 25, 4: 43—66.

Bristow, Nancy K. 2012. *American Pandemic: The lost Words of the 1918 Influenza Pandemic*. Oxford; New York, NY: Oxford University Press, 2012.

Brown, Alan S., Begg, Melissa D., Gravenstein, Stefan, 2004. 'Serologic Evidence of Prenatal Influenza in the Etiology of Schizophrenia', *Archives of General Psychiatry* 61: 774—80.

Bryder, Linda. 1988. *Below the Magic Mountain: A Social History of Tuberculosis in Twentieth-Century Britain*. Oxford; New York: Clarendon Press.

Burchell, G., Gordon C. and Miller P. (eds). 1991. *The Foucault Effect: Studies in Governmentality*. Chicago, IL: University of Chicago Press.

Burnet, F. M., and E. Clark. 1942. *Influenza: A Survey of the Last 50 years in the Light of Modern Work on the Virus of Epidemic Influenza*. Melbourne: Macmillan.

Burns, W. J., et al. 1993. 'Incorporating Structural Models into Research on the Social Amplification of Risk: Implications for Theory Construction and Decision Making', *Risk Analysis* 13: 611—23.

Byerly, Carole R. 2005. *Fever of War: The Influenza Epidemic in the U.S. Army during World War I*. New York, NY; London: New York University Press.

Bynum, William F. 1994. *Science and the Practice of Medicine in the Nineteenth Century*. Cambridge: Cambridge University Press.

——and Vivian Nutton. 1981. *Theories of Fever from Antiquity to the Enlightenment*,

Medical History, Supplement 1. London: Wellcome Institute for the History of Medicine.

——Porter R., and Shepherd M. 1988. *The Anatomy of Madness*, III: *The Asylum and its Psychiatry*. London: Routledge.

Camus, Albert. 2002. *The Plague*. London: Penguin.

Caplan, Eric. 1998. *Mind Games: American Culture and the Birth of Psychotherapy*. Berkeley, CA; London: University of California Press.

Caramango, Thomas C. 1992. *The Flight of the Mind: Virginia Woolf's Art and Manic-Depressive Illness*. Berkeley, CA: University of California Press.

Churchill, R. S. 1966. *Winston S. Churchill*, I, *Youth 1874—1900*. London: Heinemann.

——1966. *Winston S. Churchill*, *Youth 1874—1900*, *Companion*, Part One. London: Heinemann.

Clark, Michael J. 1988. ' "Morbid Introspection": Unsoundness of Mind and British Psychological Medicine'. In: William F. Bynum, Porter R. and Shepherd M. (eds), *The Anatomy of Madness*, III: *The Asylum and its Psychiatry*, London: Routledge, pp.71—101.

Collier, Joe. 2009. 'Joe Collier on Swine Flu and the Ministries of Fear', *BMJ Group Blogs*. 4 November.

Collier, Richard. 1974. *The Plague of the Spanish Lady: The Influenza Pandemic of 1918—1919*. London: Macmillan.

Condrau, Flurin. 2007. 'The Patient's View Meets the Clinical Gaze', *Social History of Medicine* 20, 3: 525—40.

Condrau, Flurin, and Worboys, Michael. 2007. 'Second Opinions: Epidemics and Infections in Nineteenth-Century Britain', *Social History of Medicine* 20, 1: 147—58.

Cooter, Roger, Harrison Mark and Steve Sturdy (eds). 1998. *War, Medicine and Modernity*. Stroud: Sutton Publishing.

Cooter, Roger. 2003. 'Of War and Epidemics: Unnatural Couplings, Problematic Conceptions', *Social History of Medicine* 16: 283—302.

——2009. 'The Life of A Disease?', *The Lancet* 375, 9709: 111—12.

Croft, William J. 2006. *Under the Microscope: A Brief History of Microscopy*. London: World Scientific.

Crosby, Alfred W. 1976. *Epidemic and Peace*, *1918*. Westport, CT: Greenwood Press.

——1989. *America's Forgotten Pandemic: The Influenza of 1918*. Cambridge; New

流感大历史：一部瘟疫启示录

York, NY: Cambridge University Press.

——2003. *America's Forgotten Pandemic: The Influenza of 1918*, 2nd edn. Cambridge: Cambridge University Press.

Cullen, Michael J. 1975. *The Statistical Movement in Early Victorian Britain: The Foundations of Empirical Social Research*. New York, NY: Harvester Press.

Curtis, L. Perry. 2001. *Jack the Ripper and the London Press*. New Haven, CT; London: Yale University Press.

Davis, John. 2010. 'Primrose, Archibald Philip, Fifth Earl of Rosebery and First Earl of Midlothian (1847—1929) ', *Oxford Dictionary of National Biography*. Oxford: Oxford University Press.

Davis, Mike. 2005. *The Monster at our Door: The Global Threat of Avian Flu*. New York, NY; London: New Press.

Davies, Pete. 1999. *Catching Cold: 1918's Forgotten Tragedy and the Scientific Hunt for the Virus that Caused It*. London: Michael Joseph.

DeGroot, Gerald J. 1966. *Blighty: British Society in the Era of the Great War*. London; New York, NY: Longman.

DeLacy, Margaret. 1993. 'The Conceptualization of Influenza in Eighteenth-Century Britain: Specificity and Contagion', *Bulletin of the History of Medicine* 67, 1: 74—114.

DeSalvo, Louise. 1989. *Virginia Woolf: The Impact of Sexual Abuse on her Life and Work* Boston, MA: Beacon Press.

Dewhurst, Kenneth (ed). 1966. *Dr Thomas Sydenham (1624—1689), His Life and Original Writings*. London: Wellcome Historical Medical Library.

Doyle, Conan. 2000. *Tales of Unease*. Ware, Hertfordshire: Wordsworth Editions.

Drinka, George F. 1984. *The Birth of Neurosis: Myth, Malady and the Victorians*. New York, NY: Simon and Schuster.

Duncan, Kirsty. 2003. *Hunting the 1918 Flu: One Scientist's Search for a Killer Virus*. Toronto; London: University of Toronto Press.

Editorial. 2009. 'Swine Influenza: How Much of a Global Threat?', *The Lancet* 2 May, Vol.373, p.1495.

Eyler, John M. 1971. *William Farr (1807—1883): An Intellectual Biography of a Social Pathologist*. Unpublished doctoral thesis, University of Wisconsin.

——1979. *Victorian Social Medicine: The Ideas and Methods of William Farr*. Baltimore, MA: Johns Hopkins University Press.

——1992. *The Sick Poor and the State: Arthur Newsholme on Poverty, Disease and Respon-*

参考文献

sibility. New Brunswick, NJ: Rutgers University Press.

——1997. *Sir Arthur Newsholme and State Medicine*, *1885—1935*. Cambridge; New York, NY: Cambridge University Press.

——2010. 'The State of Science, Microbiology and Vaccines circa 1918', *Public Health Reports* 125, 3: 27—35.

Fassin, Didier, and Richard Rechtman. 2009. *The Empire of Trauma: An Inquiry into the Condition of Victimhood*. Princeton, PA: Princeton University Press.

Field, Eric. 1959. *Advertising: The Forgotten Years*. London: Ernest Benn.

Fletcher, Maisie. 1957. *The Bright Countenance: A Personal Biography of Walter Morley Fletcher*. London: Hodder and Stoughton.

Flewett, T. H., and Hoult J. G. 1958. 'Influenza Encephalopathy and Post-Influenzal Encephalitis', *The Lancet* 2: 11—15.

Foldy, Michael S. 1997. *The Trials of Oscar Wilde: Deviance, Morality, and Late-Victorian Society*. New Haven, CT; London: Yale University Press.

Forth, Christopher E. 2001. 'Neurasthenia and Manhood in *Fin-de-Siècle* France'. In: Gijiswijt-Hoffstra Marijke and R. Porter (eds), *Cultures Of Neurasthenia: From Beard to the First World War*. Amsterdam; New York, NY: Rodopi.

Foucault, Michel. 1982. *Discipline and Punish: The Birth of the Prison*. Harmondsworth: Penguin.

——1988. 'Technologies of the Self'. In: Martin L. H., Gutman H., and Hutton P. H. (eds), *Technologies of the Self: A Seminar with Michel Foucault*. London: Tavistock, pp.16—49.

——1998. *The Will to Knowledge*, *The History of Sexuality*, I. first publ. 1977. London: Penguin.

——1991. 'Politics and the Study of Discourse'. In: Burchell G., Gordon C. and P. Miller (eds), *The Foucault Effect*. Chicago: University of Chicago Press, pp.53—72.

——1991. 'Governmentality'. In: Burchell, G., Gordon, C. and Miller, P. (eds), *The Foucault Effect*. Chicago, IL: University of Chicago Press, pp.87—104.

——2008. *The Birth of Biopolitics: Lectures at the College de France 1978—1979*. Basingstoke: Palgrave Macmillan.

Freeman, M. J., and Aldcroft D. H. (eds). 1988. *Transport in Victorian Britain*. Manchester: Manchester University Press.

Freud, Sigmund. 1991. *Introductory Lectures on Psychoanalysis*. London: Penguin.

Fussell, Paul. 1975. *The Great War and Modern Memory*. Oxford: Oxford University Press.

流感大历史：一部瘟疫启示录

Gaudillière, J.-P., and Löwy I. (eds). 2001. *Heredity and Infection : Historical Essays on Disease Transmission in the Twentieth Century*. London: Routledge.

Gerth, H. H., and Wright Mills. C. 1948. *From Max Weber : Essays in Sociology*. London: Routledge.

Gijswijt-Hofstra, Marijke, and Porter, R. (eds). 2001. *Cultures Of Neurasthenia from Beard to the First World War*. Amsterdam; New York, NY: Rodopi.

Gilbert, Pamela K. 2008. *Cholera and Nation : Doctoring the Social Body in Victorian England*. Albany, NY: State University of New York Press.

Giles-Vernick, Tamara, and Susan Craddock. 2010. *Influenza and Public Health : Learning from Past Pandemics*. Earthscan: Earthscan, London.

Gooch, John (ed). 2000. *The Boer War : Direction, Experience and Image*. London: Frank Cass.

Gourvish, Terry R. 1988. 'Railways 1830—1870: The Formative Years'. In: M. J. Freeman and Aldcroft, D. H. (eds), *Transport in Victorian Britain*. Manchester: Manchester University Press, pp.57—91.

——and A. O'Day. 1998. *Later Victorian Britain, 1867—1900*. Basingstoke: Macmillan.

Grattan-Guinness, I. 2005. *Landmark Writings in Western Mathematics 1640—1940*. Amsterdam: Elsevier.

Griffiths, Dennis. 2006. *Fleet Street : Five Hundred Years of the Press*. London: British Library.

Grigg, John. 2003. *Lloyd George : War Leader*. London: Allen Lane.

Hacking, Ian. 1982. 'Biopower and the Avalanche of Printed Numbers', *Humanities in Society* 5: 279—95.

——1990. *The Taming of Chance*. Cambridge: Cambridge University Press.

——1996. 'Memory Sciences, Memory Politics'. In: Paul Antze and Lambek Michael (eds), *Tense Past : Cultural Essays in Trauma and Memory*. New York, NY; London: Routledge, pp.67—87.

——1999. *The Social Construction of What?* Cambridge, MA: Harvard University Press.

Hadley, Peter. 1971. *The History of Bovril Advertising*. London: Ambassador Publishing Services.

Halttunen, Karen. 1998. *Murder Most Foul : The Killer and the American Gothic Imagination*. Cambridge, MA; London: Harvard University Press.

Hamlin, Christopher. 1998. *Public Health and Social Justice in the Age of Chadwick : Britain, 1800—1854*. Cambridge: Cambridge University Press.

参考文献

——2009. *Cholera: The Biography*. Oxford: Oxford University Press.

Hampton, Mark. 2004. *Visions of the Press In Britain, 1850—1950*. Urbana, IL: University of Illinois.

Hardy, Anne. 1993. *The Epidemic Streets: Infectious Disease and the Rise of Preventive Medicine, 1856—1900*. Oxford; New York, NY: Oxford University Press.

——1998. 'On the Cusp: Epidemiology and Bacteriology at the Local Government Board, 1890—1905', *Medical History* 42: 328—46.

——2000. *Health and Medicine in Britain since 1860*, Social History in Perspective. Basingstoke: Macmillan.

——and M. Eileen Magnello. 2004. 'Statistical Methods in Epidemiology: Karl Pearson, Ronald Ross, Major Greenwood and Austin Bradford Hill 1900—1945'. In: Morabia, Alfredo (ed), *A History of Epidemiological Methods and Concepts*, Basel: Birkhaüser, pp.207—21.

Harrison, Mark. 2004. *Disease and the Modern World: 1500 to the Present Day*. Cambridge: Polity.

——2010. *The Medical War, British Military Medicine in the First World War*. Oxford: Oxford University Press.

Haste, Cate. 1977. *Keep The Home Fires Burning: Propaganda in the First World War*. London: Allen Lane.

Hays, J. N. 2005. *Epidemics and Pandemics: Their Impacts on Human History*. Santa Barbara, CA: Abc-Clio.

Hayward, Rhodri. 2007. *Resisting History: Popular Religion and the Origins of the Unconscious*. Manchester: Manchester University Press.

Hernandez, Daniel. 2009. 'In Mexico City, the infection is fear', *Guardian G2*, 5 May, pp.10—11.

Hildreth, Margaret L. 1991. 'The Influenza Epidemic of 1918—1919 in France: Contemporary Concepts of Aetiology, Therapy, and Prevention', *Social History of Medicine* 4, 2: 227—94.

Hodgkin, Katharine, and Radstone, Susannah (eds). 2002. *Regimes of Memory*. London: Routledge.

Hodgkin, Katharine, and Radstone, Susannah. 2003. *Contested Pasts: The Politics of Memory*. London: Routledge.

Hoehling, Alfred A. 1961. *The Great Epidemic*. Boston, MA: Little Brown.

Hogben, Lawrence. 1950—51. 'Major Greenwood', *Obituary Notices of the Fellows of the Royal Society*, 7: 139—54.

流感大历史：一部瘟疫启示录

Honigsbaum, Frank. 1970. *The Struggle for the Ministry of Health*, Occasional Papers on Social Administration, No.37. London: Social Administration Trust.

Honigsbaum, Mark. 2008. *Living With Enza: The Forgotten Story of Britain and the Great Flu Pandemic of 1918*. Basingstoke; New York: Palgrave Macmillan.

——2010. 'The Great Dread: Cultural and Psychological Impacts and Responses to the "Russian" Influenza in the United Kingdom, 1889—1893', *Social History of Medicine* 23, 2: 299—319.

——2013. 'Regulating the 1918—19 Pandemic: Flu, Stoicism and the Northcliffe Press', *Medical History* 57, 2: 165—85.

Huisman, Frank, and Harley Warner, John. (eds). 2004. *Locating Medical History: The Stories and Their Meanings*. Baltimore, MD: Johns Hopkins University Press.

Iezzoni, Lynette, and McCullough, D. G. 1999. *Influenza 1918: The Worst Epidemic in American History*. New York, NY: TV Books.

James, Henry. 2008. *The Turn of the Screw and Other Stories*. Oxford: Oxford University Press.

James, Robert Rhodes. 1963. *Rosebery: A Biography of Archibald Philip, Fifth Earl of Rosebery*. London: Weidenfeld and Nicolson.

Jenkins, Simon. 2009. 'Just Two months of Swine Flu Sniffles and Madness Reigns', *Guardian*, 21 July, p.29.

Johnson, Niall. 2002. 'The Overshadowed Killer: Influenza in Britain in 1918—19'. In: Howard Phillips and David Killingray (eds), *The Spanish Influenza of 1918—19: New Perspectives*. London: Routledge, pp.132—54.

——2006. *Britain and the 1918—19 Influenza Pandemic: A Dark Epilogue*. London; New York, NY: Routledge.

Johnson, Niall, and Mueller, J. 2002. 'Updating the Accounts: Global Mortality of the 1918—1920 "Spanish" Influenza Pandemic', *Bulletin of the History of Medicine* 76, 1: 105—15.

Jones, Colin, and Porter, Roy. (eds). 1994. *Reassessing Foucault: Power, Medicine, and the Body*. London; New York, NY: Routledge.

Jones, Esyllt W. 2007. *Influenza 1918: Disease, Death, and Struggle in Winnipeg*. Toronto; London: University of Toronto Press.

Jones, Gareth S. 1976. *Outcast London: A Study in the Relationship between Classes in Victorian Society*. Middlesex: Penguin.

Jordanova, Ludmilla. 2004. 'The Social Construction of Medical Knowledge'. In: Frank Huisman and John Harley Warner (eds), *Locating Medical History: The Stories and*

Their Meanings. Baltimore, MD: Johns Hopkins University Press, pp.338—63.

Judd, Denis, and K. Surridge. 2002. *The Boer War*. London: John Murray.

Kasperson, Roger E., Ortwin, Renn, Slovic, Paul. 1988 'The Social Amplification of Risk: A Conceptual Framework', *Risk Analysis* 8: 177—87.

Kawaoka, Y. 2006. *Influenza Virology: Current Topics*. Wymondham: Caister Academic Press.

Kear, A., and Steinberg, D. L. 1999. *Mourning Diana: Nation, Culture, and the Performance of Grief*. London; New York, NY: Routledge.

Kierkegaard, Søren. 1957. *The Concept of Dread*, trans. by Walter Lowie. Princeton, NJ: Princeton University Press.

Kolata, Gina B. 2000. *Flu: The Story of the Great Influenza Pandemic of 1918 and the Search for the Virus that Caused It*. London; New York, NY: Macmillan; Farrar Strauss and Giroux.

Kristensson, K. 2006. 'Avian Influenza and the Brain—Comments on the Occasion of the Resurrection of the Spanish Flu Virus', *Brain Research Bulletin* 68: 406—13.

Kuhn, Thomas. 1962. *The Structure of Scientific Revolutions*. Chicago, IL: University of Chicago Press.

Kupperberg, Paul. 2008. *The Influenza Pandemic of 1918—1919*. New York, NY: Chelsea House Publishers.

Kynaston, David. 1995. *The City Of London: A World of its Own, 1815—1890*, I. London: Pimlico.

Lakoff, George, and Mark Johnson. 2003. *Metaphors We Live By*. Chicago, IL; London: University of Chicago Press.

Landsborough Thomson, A. 1973. *Half a Century of Medical Research*, 2 vols, volume I. London: HMSO.

Langmuir, Alexander D. 1976. 'William Farr: Founder of Modern Concepts of Surveillance', *International Journal of Epidemiology* 5, 1: 13—18.

Latour, Bruno, and Woolgar, Steven. 1986. *Laboratory Life: The Construction of Scientific Facts*, 2nd ed. Princeton, NJ: Princeton University Press.

Lawrence, Christopher. 1994. *Medicine in the Making of Modern Britain, 1700—1920*. London; New York, NY: Routledge.

——and George Weisz. 1998. *Greater than the Parts: Holism in Biomedicine, 1920—1950*. New York, NY; Oxford: Oxford University Press.

Lee, Hermione. 1997. *Virginia Woolf*. London: Vintage.

Leiss, William, Kline, Stephen and Jhally, Sut. 1977. *Social Communication in Advertis-*

ing: *Persons, Products and Images of Well Being*. London: Routledge.

Lemke, Thomas. 2011. *Biopolitics: An Advanced Introduction*. New York, NY; London: New York University Press.

Leys, Ruth. 2000. *Trauma: A Genealogy*. Chicago IL: University of Chicago Press.

Loeb, Lori A. 1994. *Consuming Angels: Advertising and Victorian Women*. Oxford: Oxford University Press.

——2005. 'Beating the Flu: Orthodox and Commercial Responses to Influenza in Britain, 1889—1919', *Social History of Medicine* 18, 2: 203—24.

Loughran, Tracey. 2012. 'Shell Shock, Trauma, and the First World War: The Making of a Diagnosis and Its Histories', *Journal History Medicine Allied Sciences* 67, 1: 94—119.

Lupton, Deborah. 1995. *The Imperative of Health: Public Health and The Regulated Body*. London; Thousand Oaks, CA: Sage Publications.

Lutz, Tom. 1991. *American Nervousness, 1903: An Anecdotal History*. Ithaca, NY: Cornell University Press.

——2001. 'Varieties of Medical Experience: Doctors and Patients, Psyche and Soma in America'. In: Gijswijt-Hofstra, Marijke and Porter, Roy (eds). *Cultures Of Neurasthenia from Beard to the First World War*. Amsterdam; New York, NY: Rodopi, pp.51—77.

Maasen, S., and Winterhager, M. (eds). 2001. *Science Studies: Probing the Dynamics of Scientific Knowledge*. Bielefeld: Transcript Verlag.

Machen, Arthur. 2009. *The Great God Pan*, first publ. 1894. Rockville, MD: Arc Manor.

Markel, Howard. 2006. 'Why Pandemic Influenza is so Frightening: A Look Back at 1918 in the Hope of Inspiring Informed Concern for the Present and Future', *Medscape Public Health and Prevention* 4: 1—3.

Martin, L. H., Gutman, H. and Hutton, P. H. (eds). 1988. *Technologies of the Self: A Seminar with Michel Foucault*. London: Tavistock.

May, L. S. 1998. ' "Foul Things of the Night": Dread in the Victorian Body', *The Modern Language Review* 93: 16—22.

McCall, Sherman, Vilensky, Joel A., Gilman, Sid. 2008. 'The Relationship between Encephalitis Lethargica and Influenza: A Critical Analysis', *Journal for Neurovirology* 14: 177—85.

McEwen, John M. 1982. 'The National Press during the First World War: Ownership and Circulation', *Journal of Contemporary History* 17, 3: 459—86.

参考文献

McGinnis, Janice Dickin. 1988. 'Carlill v Carbolic Smoke Ball Co.: Influence, Quackery and the Unilateral Contract', *Canadian Bulletin of the History of Medicine* 5: 121—41.

McKinstry, Leo. 2005. *Rosebery: Statesman in Turmoil*. London: John Murray.

Mendelsohn, J. A. 1998. 'From Eradication to Equilibrium: How Epidemics became Complex after World War I'. In: Lawrence, Christopher and Weisz, George (eds), *Greater than the Parts: Holism in Biomedicine, 1921—1950*. Oxford: Oxford University Press, pp.303—31.

——2001. 'Medicine and the Making of Bodily Inequality in Twentieth Century Europe'. In: Gaudillière, J.-P. and Löwy, I. (eds), *Heredity And Infection: Historical Essays on Disease Transmission in the Twentieth Century*. London: Routledge, pp.21—80.

Messinger, Gary S. 1992. *British Propaganda and the State in the First World War*. Manchester: Manchester University Press.

Micale, Mark S. 2008. *Hysterical Men: The Hidden History of Male Nervous Illness*. London; Cambridge, MA: Harvard University Press.

——and Lerner, P. F. 2001. *Traumatic Pasts: History, Psychiatry, and Trauma in the Modern Age, 1870—1930*. Cambridge: Cambridge University Press.

Miller, Ian. 2011. *A Modern History of the Stomach: Gastric Illness, Medicine and British Society, 1800—1950*. London: Pickering & Chatto.

Millman, B. 2000. *Managing Domestic Dissent in First World War Britain*. London: Frank Cass.

Mooney, Graham. 2007. 'Infectious Diseases and Epidemiological Transition in Victorian Britain? Definitely', *Social History of Medicine* 20, 3: 595—606.

Morabia, Alfredo (ed). 2004. *A History of Epidemiological Methods and Concepts*. Basel: Birkhaüser.

Morens, David M., Taubenberger K. Jeffery, Folkers K. Gregory and Fauci S. Anthony. 2010. 'Pandemic Influenza's 500th Anniversary', *Clinical Infectious Diseases* 51, 12: 1442—4.

Morris, R. J. 1976. *Cholera 1832: The Social Response to an Epidemic*. London: Croom Helm.

Mortimer, P. P. 2009. 'Was Encephalitis Lethargica a Post-Influenzal or Some Other Phenomenon? Time to Re-Examine the Problem', *Epidemiology and Infection* 137: 449—55.

Morus, Iwan R. 1996. 'The Electric Ariel: Telegraphy and Commercial Culture in Early Victorian England', *Victorian Studies* 39: 339—78.

——1999. 'The Measure of Man: Technologizing the Victorian Body', *History of Science* 33: 249—82.

——2000. ' "The Nervous System of Britain": Space, Time and the Electric Telegraph in the Victorian Age', *British Journal for the History of Science* 33: 455—75.

Munk, W., and G. H. Brown. 1955. *Lives of the Fellows of the Royal College of Physicians*, 1826—1925. London: Royal College of Physicians.

Mussell, James. 2007. 'Pandemic in Print: The Spread of Influenza in the *fin-desiècle*', *Endeavour* 31: 12—17.

Musson, A. E. 1959. 'The Great Depression in England, 1873—1896: A Reappraisal', *Journal of Economic History* 19: 199—228.

Newsome, David. 1997. *The Victorian World Picture: Perceptions and Introspections in an Age of Change*. London: John Murray.

Nerlich, Brigitte, and Halliday, Christopher. 2007. 'Avian Flu: The Creation of Expectations in the Interplay between Science and the Media', *Sociology of Health and Illness* 29, 1: 46—65.

Neve, Michael. 2001. 'Public Views of Neurasthenia in British Medical Discourse, 1860—1930'. In: Gijswijt-Hofstra, Marijke and Porter, Roy (eds). *Cultures of Neurasthenia from Beard to the First World War*. Amsterdam; New York, NY: Rodopi, pp.141—61.

Nicholson, Karl G., Robert G. Webster and Alan J. Hay (eds). 1998. *Textbook of Influenza*. Oxford: Blackwell Science.

Norrington, Amy C. 2000. ' *The Greatest Disease Holocaust in History* ': *The British Medical Response to the Influenza Pandemic of 1918—19*. Unpublished BSc dissertation, Wellcome Institute for the History of Medicine.

Oppenheim, Janet. 1991. *Shattered Nerves: Doctors, Patients, and Depression in Victorian England*. New York, NY: Oxford University Press.

Panken, Shirley. 1987. *Virginia Woolf and the 'Lust of Creation': A Psychoanalytic Exploration*. Albany, NY: State University of New York Press.

Patterson, K. David. 1986. *Pandemic Influenza, 1700—1900: A Study in Historical Epidemiology*. Totowa, NJ: Rowman and Littlefield.

——and Pyle, Gerald F. 1991. 'The Geography and Mortality of the Influenza Pandemic', *Bulletin of the History of Medicine* 65, 1: 4—21.

Pelling, Margaret. 1978. *Cholera, Fever and English Medicine, 1825—1865*. Oxford: Oxford University Press.

Phillips, Howard, and Killingray, David. 2003. *The Spanish Influenza Pandemic of*

参考文献

1918—19: *New Perspectives*. London; New York, NY: Routledge.

——2004. 'The Re-Appearing Shadow of 1918: Trends in the Historiography of the 1918—19 Influenza Pandemic', *Canadian Bulletin of Medical History* 21, 1: 121—34.

Pick, Daniel. 1989. *Faces Of Degeneration*: *A European Disorder*, *c. 1848—c. 1918*. Cambridge; New York, NY: Cambridge University Press.

Pickstone, John V. 2000. *Ways of Knowing*: *A New History of Science*, *Technology and Medicine*. Manchester: Manchester University Press.

Pidgeon, Nick F., Roger E. Kasperson, and Paul Slovic (eds). 2003. *The Social Amplification of Risk*. Cambridge: Cambridge University Press.

Pietikainen, Petteri. 2007. *Neurosis and Modernity*: *The Age of Nervousness in Sweden*. Leiden; Boston, MA: Brill.

Poovey, Mary. 1995. *Making a Social Body*: *British Cultural Transformation*, *1830—1864*. Chicago IL; London: University of Chicago Press.

Porter, Theodore M. 1995. *Trust in Numbers*: *The Pursuit of Objectivity in Science and Public Life*. Princeton, NJ; Chichester: Princeton University Press.

——2004. *Karl Pearson*: *The Scientific Life in a Statistical Age*. Princeton, NJ; Oxford: Princeton University Press.

Porter, Roy. 1985. 'Doing History from Below', *Theory and Society* 14: 175—98.

Pratkanis, Anthony R., and Aronson, Elliot. 2001. *Age of Propaganda*: *The Everyday Use and Abuse of Persuasion*. New York, NY: W. H. Freeman.

Pyle, Gerald F. 1981. *The Diffusion of Influenza*: *Patterns and Paradigms*. Totowa, NJ: Rowman and Littlefield.

Rabinbach, Anson. 1992. *The Human Motor*: *Energy*, *Fatigue*, *and the Origins of Modernity*. Berkeley, CA: University of California Press.

Rabinow, Paul, and Nikolas, Rose. 2003. *The Essential Foucault*: *Selections from the Essential Works of Foucault*, *1954—1984*. New York, NY; London: The New Press.

Ramussen, Anne. 2010. 'Prevent or Heal, Laissez-faire or Coerce? The Public Health Politics of Influenza in France, 1918—19'. In: Giles-Vernick, Tamara and Craddock, Susan, *Influenza and Public Health*: *Learning from Past Pandemics*. Earthscan, London, pp.69—83.

Reddy, William M. 1997. 'Against Constructionism: The Historical Ethnography of Emotions', *Current Anthropology* 38, 3: 327—51.

Reid, A. H., Taubenberger, J. K. and Fanning, T. G. 2001. 'The 1918 Spanish Influenza: Integrating History and Biology', *Microbes and Infection* 3: 81—7.

Reid, A. H., and Taubenberger, J. K. 2003. 'The Origin of the 1918 Pandemic Influenza Virus: A Continuing Enigma', *Journal of General Virology* 84: 2285—92.

Rice, Geoffrey, and Bryder, Linda. 2005. *Black November: The 1918 Influenza Pandemic in New Zealand*. Christchurch, New Zealand: Canterbury University Press.

Richards, Thomas. 1990. *The Commodity Culture of Victorian England: Advertising and Spectacle, 1851—1914*. California, CA: Stanford University Press.

Roberts, Brian. 1981. *The Mad Bad Line: The Family of Lord Alfred Douglas*. London: Hamish Hamilton.

Rose, Nikolas. 1999. *Governing the Soul: The Shaping of the Private Self*. London; New York, NY: Free Association Books.

Rosenberg, Charles E. 1987. *The Cholera Years*, first publ. 1967. Chicago IL; London: University of Chicago Press.

——1992. *Explaining Epidemics: And Other Studies in the History of Medicine*. Cambridge: Cambridge University Press.

——1992. *Framing Disease: Illness, Society, and History*. New Brunswick, NJ: Rutgers University Press.

——1997. 'George M. Beard and American Nervousness', in Charles E. Rosenberg, *No Other Gods: On Science and American Social Thought*. Baltimore, MD; London: Johns Hopkins University Press, pp. 98—108.

Roth, Michael S. 1981. 'Foucault's "History of the Present"', *History and Theory* 20, 1: 32—46.

Salisbury, Laura, and Shail, Andrew (eds). 2010. *Neurology and Modernity: A Cultural History of Nervous Systems, 1800—1950*. Basingstoke: Palgrave Macmillan.

Sanders, M. L., and Taylor, P. M. 1982. *British Propaganda during the First World War, 1914—18*. London: Macmillan.

Sandys, Celia. 1995. *The Young Churchill: The Early Years of Winston Churchill*. New York, NY: Dutton.

Schivelbusch, Wolfgang. 1977. *The Railway Journey: The Industrialization of Time and Space in the Nineteenth Century*. Leamington Spa: Berg.

Schulkind, Jeanne (ed). 1985. *Virginia Woolf: Moments of Being*. London: The Hogarth Press.

Scrivener, Lee A. W. 2011. *Modern Insomnia: Vicious Circles and Paradoxes of Attention and Will, 1860—1910*. Unpublished thesis: University of London.

Searle, Geoffrey R. 1971. *The Quest for National Efficiency: A Study in British Politics and Political Thought, 1899—1914*. Oxford: Basil Blackwell.

Shephard, Ben. 2000. *A War of Nerves: Soldiers and Psychiatrists in the Twentieth Century*. London: Jonathan Cape.

Shorter, Eric. 1992. *From Paralysis to Fatigue: A History of Psychosomatic Illness in the Modern Era*. New York, NY; Toronto: The Free Press.

——2005. *A Historical Dictionary of Psychiatry*. Oxford: Oxford University Press.

Showalter, Elaine. 1998. *The Female Malady: Women, Madness and English Culture, 1830—1980*. London: Virago.

Simpson, A. W. B. 1985. 'Quackery and Contract Law: The Case of the Carbolic Smoke Ball', *Journal of Legal Studies* 14, 2: 345—89.

Smith, Andrew. 2004. *Victorian Demons: Medicine, Masculinity and the Gothic at the finde-siècle*. Manchester: Manchester University Press.

Smith, F. B. 1988. *The Retreat of Tuberculosis, 1850—1950*. New York, NY: Croom Helm.

——1993. *The People's Health, 1830—1910*. London: Gregg Revivals.

——1995. 'The Russian Influenza in the United Kingdom, 1889—1894', *Social History of Medicine* 8: 55—73.

Soloway, Richard. 1982. 'Counting the Degenerates: The Statistics of Race Deterioration in Edwardian England', *Journal of Contemporary History* 17: 137—64.

——1990. *Demography and Degeneration: Eugenics and the Declining Birthrate in Twentieth-century Britain*. Chapel Hill, NC: University of North Carolina Press.

Sontag, Susan. 1991. *Illness as Metaphor and Aids and Its Metaphors*. London: Penguin.

Stearns, P. N., and Stearns, C. Z. 1985. 'Emotionology: Clarifying the History of Emotions and Emotional Standards', *American Historical Review* 90, 4: 813—36.

Steinberg, D., Hirsch, S. R., Marston, S. D. 1972. 'Influenza Infection Causing Manic Psychosis', *British Journal of Psychiatry* 120: 531—5.

Stigler, Stephen M. 1986. *The History of Statistics: The Measurement of Uncertainty before 1900*. Cambridge, MA: Belkam Press of Harvard University Press.

Stokes, J. 1921. *The History of the Cholera Epidemic of 1832 in Sheffield*. Sheffield: North End.

Stowe, Julia, Andrews, Nick, Wise, Lesley. 2009. 'Investigation of the Temporal Association of Guillain-Barré Syndrome with Influenza Vaccine and Influenzalike Illness using the United Kingdom General Practice Research Database', *American Journal of Epidemiology* 169, 3: 382—8.

Sturdy, Steve, and Cooter, Roger. 1998. 'Science, Scientific Management, and the Transformation of Medicine in Britain', c. 1870—1950, *History of Science* 36:

流感大历史：一部瘟疫启示录

421—66.

Takahashi, M., and Yamada, T. 1997. 'Influenza: A Virus Infection of Primary Cultured Cells from Rat Fetal Brain', *Parkinsonism and Related Disorders*, 3: 97—102.

——2001. 'A Possible Role of Influenza: A Virus Infection for Parkinson's Disease', *Advances in Neurology* 86: 91—104.

Tamaki, R., Kamigaki, T. and Oshitani, H. 2009. 'Encephalitis and Encephalopathy Associated with Pandemic Flu', *Brain and Nerve* 61: 153—60.

Tanner, Andrea. 2002. 'The Spanish Lady Comes to London', *London Journal* 2, 27—8: 51—76.

Taubenberger, Jeffery K., A. H. Reid and T. G. Fanning. 2000. 'The 1918 Influenza Virus: A Killer Comes into View', *Virology* 274: 241—5.

——Morens, David M. and Fauci, A. S. 2007. 'The Next Influenza Pandemic: Can it be Predicted?', *Journal of the American Medical Association* 297: 2025—7.

——and Morens, David. 2010. 'Influenza: The Once and Future Pandemic', *Public Health Reports* 125, 3: 16—26.

——A. H. Reid and Fanning, T. G. 2005. 'Capturing a Killer Flu Virus', *Scientific American* 292, 1: 48—57.

Taylor, S. J. 1998. *The Great Outsiders: Northcliffe, Rothermere and the Daily Mail*. London: Orion.

Thompson, J. L. 1999. *Politicians, the Press, and Propaganda: Lord Northcliffe and the Great War, 1914—1919*. Ohio, IL; London: Kent State University Press.

Thomson, Mathew. 1998. *The Problem of Mental Deficiency: Eugenics, Democracy, and Social Policy in Britain c. 1870—1959*. Oxford: Clarendon Press.

——2001. 'Neurasthenia in Britain: An Overview', in Gijswijt-Hofstra, Marijke and Porter, Roy (eds). *Cultures of Neurasthenia from Beard to the First World War*. Amsterdam; New York, NY: Rodopi, pp. 77—97.

Tognotti, E. 2003. 'Scientific Triumphalism and Learning from Facts: Bacteriology and the "Spanish Flu" Challenge of 1918', *Social History of Medicine* 16: 97—110.

Tomes, Nancy. 1998. *The Gospel of Germs: Men, Women, and the Microbe in American Life*. Cambridge, MA: Harvard University Press.

——2010. '"Destroyer and Teacher": Managing the Masses during the 1918—19 Influenza Pandemic', *Public Health Reports* 125, 3: 48—62.

Tomkins, Sandra M. 1989. 'Britain and the Influenza Epidemic'. Unpublished doctoral thesis, Department of History, University of Cambridge.

参考文献

——1992. 'The Failure of Expertise: Public Health Policy in Britain during the 1918—19 Influenza Epidemic', *Social History of Medicine* 5: 435—54.

Toovey, S. 2008. 'Influenza-Associated Central Nervous System Dysfunction: A Literature Review', *Travel Medicine and Infectious Disease* 6, 3: 114—24.

Tosh, John. 2005. *Manliness and Masculinities in Nineteenth-Century Britain: Essays on Gender, Family, and Empire*. Harlow: Pearson Longman.

Tropp, Martin. 1999. *Images of Fear: How Horror Stories Helped Shape Modern Culture, (1818—1918)*. Jefferson, NC: McFarland and Co.

Tuckman, Jo. 2009. '"My head hurt a lot" —child who could reveal origin of swine flu outbreak', *Guardian*, 29 April, p. 1.

Van Hartesveldt, Fred R. 1992. *The 1918—1919 Pandemic of Influenza: The Urban Impact in the Western World*. Lewiston, ME: E. Mellen Press.

Walker, Martin. 1982. *Powers of the Press, The World's Great Newspapers*. London: Quartet.

Walkowitz, Judith R. 1992. *City of Dreadful Delight: Narratives of Sexual Danger in Late-Victorian London*. Chicago, IL: University of Chicago Press.

Wallis, Patrick, and Brigitte Nerlich. 2005. 'Disease Metaphors in New Epidemics: The UK Media Framing of the 2003 SARS Epidemic', *Social Science and Medicine* 60 (2005), 2629—39.

Wallis, Patrick, Brigitte Nerlich and Larson, Brendon M. H. 2005. 'Metaphors and Biorisks: The War on Infectious Diseases and Invasive Species', *Science Communication* 26, 3 (2005): 243—68.

Weisz, George. 2003. 'The Emergence of Medical Specialization in the Nineteenth Century', *Bulletin of the History of Medicine* 77, 3: 536—74.

Wilkinson, G. R. 2000. '"To The Front": British Newspaper Advertising and the Boer War', in Gooch, J. (ed), *The Boer War: Direction, Experience and Image*. London: Frank Cass, pp. 203—12.

Wilson, Trevor. 1986. *The Myriad Faces of War: Britain and the Great War, 1914—1918*. Cambridge: Polity Press.

Winter, Alison. 1998. *Mesmerized: Powers of Mind in Victorian Britain*. Chicago, IL; and London: University of Chicago Press.

Winter, Jay M. 1986. *The Great War and the British People*. London: Macmillan Education.

——1995. *Sites of Memory, Sites of Mourning: The Great War in European Cultural History*. Cambridge: Cambridge University Press.

流感大历史：一部瘟疫启示录

——and Robert, J. L. 1997. *Capital Cities at War*, London, Paris, Berlin *1914—19*. Cambridge: Cambridge University Press.

Wolffe, J. 2000. *Great Deaths*: *Grieving*, *Religion*, *and Nationhood in Victorian and Edwardian Britain*. Oxford: Oxford University Press.

Worboys, Michael. 2000. *Spreading Germs*: *Disease Theories and Medical Practice in Britain*, *1865—1900*. Cambridge: New York, NY: Cambridge University Press.

Yamada, T., and I. Yamanaka. 1996. 'Invasion of Brain by Neurovirulent Influenza A Virus after Intranasal Inoculation', *Parkinsonism and Related Disorders* 2: 187—93.

Young, Allan. 1995. *The Harmony of Illusions*: *Inventing Post-Traumatic Stress Disorder*. Princeton, NY: Princeton University Press.

Yudofsky, S. C. 2009. 'Contracting Schizophrenia: Lessons from the Influenza Epidemic of 1918—1919', *Journal of the American Medical Association* 301: 324—6.

致　谢

　　这本书是我对流感五年研究的成果，如果算上前一本书《与恩扎一起生活》（*Living with Enza*）的话，时间就更长了。在某些方面，那本书可以被看作是当前这本书的姊妹篇。在那段时间里，我有许多人需要感谢。

　　首先，我要感谢我的博士生导师罗德里·海沃德（Rhodri Hayward），因为这本书是基于我的博士论文写就的，同时也是他最早鼓励我投身于迅速发展的情感史学。他从一开始就对这个项目充满信心，并帮助我避开了几个思想上的"弯路"。此外，他还把我从制度的死胡同里救了出来。当我需要支持时，他会毫无保留地支持，在需要严格要求的时候，他又会十分严厉，我恐怕找不到第二个如此尽职尽责的学术引路人了。

　　对本书的最初设想是作为一部社会和经济史的作品，虽然后来我走上了与此大相径庭的道路，我还是要感谢安妮·哈迪（Anne Hardy）邀请我进入伦敦大学学院惠康信托医学史研究中心（遗憾的是该中心现已不复存在）。此外，我还要感谢她对一些章节早期草稿的敏锐评论。我还要感谢迈克尔·尼夫（Michael

Neve)，他在午餐时间（还能有什么时间呢？）给了我一个"疯狂"的建议，让我更深入地研究 19 世纪 90 年代流感的历史。当时，我们几乎没有意识到，对于 1918 年的流感大流行来说，俄国流感大流行既是发端，也是重要组成部分。

2009 年 4 月，我参加了在克利夫兰举行的美国医学史协会（AAHM）年会（会议召开之时，正值一种新的大流行性流感毒株出现的首次报告）。同年 9 月，我参加了在海德堡举行的欧洲医学和健康史协会（European Association for the History of Medicine and Health）年会。在这两个年会上，我收到了许多反馈意见，本书从中受益匪浅。在后来这个会议上，医学社会历史协会（Society for the Social History of Medicine）授予我的一篇论文罗伊·波特学生论文奖（Roy Porter Student Essay Prize），这篇论文最初发表于《社会医学史》（Social History of Medicine），题目为"大恐慌：1889—1893 年俄国流感的文化和心理影响及英国的反应"（"The Great Dread"：Cultural and Psychological Impacts and Responses to the "Russian" Influenza in the United Kingdom，1889—1893），本书的第二章和第三章所利用的就是这篇论文的研究。我还要感谢《医学史》（Medical History）的编辑圣乔恩·巴塔恰里亚（Sanjoy Bhattacharya）和该杂志的匿名审稿人对我的文章《规范 1918—1919 年的大流行：流感、坚忍和诺思克利夫出版社》（Regulating the 1918—19 Pandemic：Flu, Stoicism and the Northcliffe Press）的评论。这篇文章经过微调，成为本书的第六章。同样，我还要感谢在《疫苗》杂志发表的论文《俄国流感：吸取的教训，错过的机会》（"Russian" influenza：Lessons Learned, Opportunities Missed）的各位审稿人。

致 谢

虽然我们只是短暂地共事了一段时间，但我还要感谢玛丽女王大学情感研究中心（Queen Mary's Centre for the Emotions）的托马斯·狄克逊（Thomas Dixon），感谢他鼓励我更深入地思考"恐惧"的概念；感谢米里·鲁布林（Miri Rubrin）作为研究生导师做了如此出色的工作；感谢蒂利·坦西（Tilli Tansey）对我博士论文初稿的详细评论。我也非常感谢我的博士论文审稿人弗吉尼娅·贝里奇（Virginia Berridge）和马克·哈里森（Mark Harrison），他们对如何展开这本专著提出了富有洞察力的批评和建议。

尽管大部分艰苦的脑力劳动是在伦敦大学学院惠康信托医学史研究中心和玛丽女王大学情感研究中心完成的，但是如果没有苏黎世医学史研究所和博物馆（Institute and Museum of the History of Medicine）的所长弗洛林·康德拉（Flurin Condrau）的支持，我是不可能完成这项工作的。他邀请我在 2011 年以助理研究员的身份加入该研究所，并给了我充分的时间和空间来完善自己的思想，让我接触到苏黎世世界级的研究设施，他对这项工作的贡献是多方面的，这恐怕连他自己都没有意识到。在很短的时间内，他就组建了一支优秀的团队。我非常感谢这个团队的同事尼克劳斯·英戈尔德（Niklaus Ingold）、贾尼娜·凯尔（Janina Kehr）和桑德拉·埃德（Sandra Eder），感谢他们提出的许多有见地的评论和建议。第六章的早期版本也出现在 2011 年 7 月于伦敦玛丽女王大学情感研究中心举行的主旨为"掌握情感"的会议上，以及 2012 年 4 月在巴尔的摩举行的美国医学史协会年会上。最后，我要感谢惠康信托基金会资助我把工作转移到玛丽女王大学，也要感谢我的妻子珍妮特，感谢她的爱、宽容和始终如一的支持。

图书在版编目(CIP)数据

流感大历史:一部瘟疫启示录/(英)马克·霍尼
斯鲍姆著;马百亮译. 一上海:格致出版社:上海人
民出版社,2021.1(2021.2 重印)
ISBN 978 - 7 - 5432 - 3198 - 6

Ⅰ.①流… Ⅱ.①马… ②马… Ⅲ.①流行性感冒-
历史-西方国家 Ⅳ.①R511.7 - 091

中国版本图书馆 CIP 数据核字(2020)第 254299 号

责任编辑 郑竹青 程 倩
装帧设计 人马艺术设计·储平

流感大历史:一部瘟疫启示录
[英]马克·霍尼斯鲍姆 著

马百亮 译
张文宏 王新宇 校

出 版 格致出版社
上海人民出版社
(200001 上海福建中路 193 号)
发 行 上海人民出版社发行中心
印 刷 常熟市新骅印刷有限公司
开 本 890×1240 1/32
印 张 11.5
插 页 2
字 数 253,000
版 次 2021 年 1 月第 1 版
印 次 2021 年 2 月第 2 次印刷
ISBN 978 - 7 - 5432 - 3198 - 6/K·208
定 价 65.00 元

A History of the Great Influenza Pandemics: Death,
Panic and Hysteria, 1830—1920
By Mark Honigsbaum
Copyright © Mark Honigsbaum
This edition arranged with PEW Literary Agency Limited
through Andrew Nurnberg Associates International Limited
Chinese Simplified Copyright © 2021 by Truth & Wisdom Press
上海市版权局著作权合同登记号
图字：09-2020-1205